U0040004

**Change** | 記疫的技藝

Change 12

Net and Books 網路與書

**記疫：臺灣人文社會的疫情視野與行動備忘錄**
Taiwan in a Pandemic

編 著 者 ｜ 林文源與「記疫」團隊
計畫助理 ｜ 許雅筑
責任編輯 ｜ 江瀚
特約編輯 ｜ 余韋達
美術設計 ｜ 弓長張

出版者 ｜ 英屬蓋曼群島商網路與書股份有限公司臺灣分公司
發行 ｜ 大塊文化出版股份有限公司
www.locuspublishing.com
臺北市 105022 南京東路四段 25 號 11 樓
讀者服務專線：0800-006689
TEL ｜ (02) 8712-3898 FAX：(02) 8712-3897
郵撥帳號 ｜ 18955675
戶名 ｜ 大塊文化出版股份有限公司
法律顧問 ｜ 董安丹律師、顧慕堯律師

版權所有　翻印必究

總經銷 ｜ 大和書報圖書股份有限公司
地址 ｜ 新北市新莊區五工五路 2 號
TEL ｜ (02) 89902588（代表號）
FAX ｜ (02) 22901658

製版 ｜ 中原造像股份有限公司
初版一刷 ｜ 2022 年 12 月
定價 ｜ 新台幣 580 元
ISBN ｜ 978-626-7063-14-9

Printed in Taiwan

記疫

臺灣人文社會的疫情視野與行動備忘錄

林文源與「記疫」團隊◎編著

# 目次

**處長序**（林明仁）　　　　　　　　　　　　10

**總計畫主持人序**（蔡甫昌）　　　　　　　　12

**出版者序**（郝明義）　　　　　　　　　　　14


**前言：記疫的三種練習**（林文源）　　　　　16

**團隊記疫**

1 ──記疫現場的蝴蝶（王盈舜）　　　　　　24

2 ──人如何判斷真假（陶振超）　　　　　　28

3 ──疫情對醫學教育的三個挑戰（蔡博方）　30

4 ──疫情之下的醫學人文教育省思（鄭昌錡）33

5 ──見微知著，反思不止（蔣顯斌）　　　　36

**疫情時間軸／大事紀**　　　　　　　　　　40

第**1**章 經濟與科技新常態 .................................................... 46

　　記疫風景 ................................................................................. 48

　　人社分析 ................................................................................. 62

　　　　新冠疫情的經濟衝擊與未來發展（林建甫） ............. 62

　　　　新冠疫情的新經濟危機（連賢明） ............................. 71

　　行動記疫 ................................................................................. 80


第**2**章 後疫情時代的自然、生態與風險 ............... 84

　　記疫風景 ................................................................................. 86

　　人社分析 ................................................................................. 98

　　　　疫情時代：臺灣的環境風險與轉型契機（杜文苓） .... 98

　　　　原鄉記疫：一個傳統生態知識的觀點（林益仁） ....... 108

　　行動記疫 ................................................................................. 120

第**3**章　後疫情社會的公民、人權與民主治理 —————— 126

　　**記疫風景** ——————————————————————— 128

　　**人社分析** ——————————————————————— 142

　　　COVID-19疫情下的民主法治人權圖像：
　　　臺灣視角（李建良） ——————————————— 142

　　　新冠疫情時代的臺灣網路公民科技：
　　　新型態協力治理模式的崛起（林子倫、蔡甫昌）——— 150

　　　臺灣COVID-19疫情的風險治理初探（林宗弘）—— 166

　　**行動記疫** ——————————————————————— 182

第**4**章　心靈與情感的新日常 ————————————— 188

　　**記疫風景** ——————————————————————— 190

　　**人社分析** ——————————————————————— 204

　　　「礙」在瘟疫蔓延時：
　　　身心障礙者的防疫經驗（邱大昕、陳美智）——— 204

　　　由物出發，終歸於世：疫情中的針具以及其他（陳嘉新）—— 214

　　　民主之神：抗爭、仲裁與宗教防疫（趙恩潔）—— 222

　　**行動記疫** ——————————————————————— 232

## 第5章　後疫情時代的知識與文化 ——————— 240

**記疫風景** ——————————————————— 242

**人社分析** ——————————————————— 258

在原來的生活裡流離失所：
疫情下的人際互動與學習情境（李宜澤）——— 258

新冠肺炎疫情的最壞與最好時代：
疫苗、謠言與傳播（徐美苓）—————————— 269

假新聞、陰謀論與意識形態：
疫情中的科學溝通（黃俊儒）—————————— 280

**行動記疫** ——————————————————— 290

## 第6章　防疫第一線新日常 ——————————— 298

**記疫風景** ——————————————————— 300

**人社分析** ——————————————————— 316

拆解「人與人的連結」：
性／別、污名與科學防疫（陳美華）————— 316

反思防疫：掙脫個人主義，
回歸預防性、公共性、集體性與組織性（陳美霞）——— 326

國產疫苗緊急使用授權之反思（蔡甫昌）——— 338

**行動記疫** ——————————————————— 352

第**7**章 後疫情國際衛生治理與臺灣定位 ────── 360

**記疫風景** ──────────────────────────── 362

**人社分析** ──────────────────────────── 376

疫病與政治：COVID-19與美國大選（李尚仁） ── 376

COVID-19與後瘟疫政治：
重新想像全球傳染病防治（李柏翰） ────── 384

WHO、新冠病毒與臺灣例外的國家治理（蔡友月） ── 393

**行動記疫** ──────────────────────────── 408


第**8**章 後疫情共同體的心理社會價值 ────── 412

**記疫風景** ──────────────────────────── 414

**人社分析** ──────────────────────────── 428

暗影下透光：後疫情/新常態下的共同體（林耀盛） ── 428

擺渡紀錄，為了驀然回首後的省思（劉紹華） ──── 436

告別三年疫情之後與之前（郝明義） ──────── 448

**行動記疫** ──────────────────────────── 462

# 處長序
## 記疫，不僅是記錄現在的自己，
## 也是給未來的社會留下一份行動指南

◎林明仁

國家科學及技術委員會人文及社會科學發展處處長

2020年1月我到任科技部人文司長，當時根本無從預知緊接著的COVID-19大浪來襲，會如此深刻地影響到所有人的生活。猶記得疫情開始前幾個月，部務會報的討論重點都聚焦在如何借助科技力量度過此一難關，因此檢測、疫苗、治療這三項就成了討論重點。雖然檢測很快就有了一些初步成果，疫苗與治療方法的研發，短期內卻很難有突破性進展，也沒有突破性的進展。不過在那幾個月，臺灣的防疫成績，特別是感染與死亡人數控制方面，在全世界卻是名列前茅。而原本擔心COVID-19黑天鵝對景氣與供應鏈的干擾，會影響臺灣的經濟景氣，沒想到卻加速供應鏈的移轉，也同時對半導體及電腦周邊產業產生拉抬效果，科學園區營業額也從2019年的2兆6千億，到今年（2022）應可衝破4兆。2020年成功擋下病毒的第一波攻擊，主要還是臺灣社會將資源與制度重新調整，以及民眾自律合作的成果。而臺灣也藉這次機會，向國際社會、更重要的是向自己，展現了成為一個「韌性社會」的可能。

而行為改變與韌性社會的記錄與分析，以及面對疫病時人性的展現，不就是人文及社會科學研究的專長嗎？因此我在當年3月就開始召集人社學者展開討論，並於6月起推動一年期「新冠

肺炎影響人文社會反思與治理計畫」，請臺大醫學系蔡甫昌教授擔任總主持人，就知識平臺、法律倫理、社會經濟、公共衛生、風險溝通及防疫策略等六個議題面向，規劃跨領域之人文社會科學研究，並拍攝紀錄片。規劃內容除重大危機事件之社會回應與研究社群平臺建置外，也就新冠肺炎防治的法治反思與公共治理、防疫政策的成本效益分析、產業衝擊評估、社會疏離、非藥物介入、風險治理、防疫策略與醫學倫理等面向展開討論，從中建構學理依據，並提供政策建議。

其中林文源教授所負責的「記疫」計畫，除了在各地舉辦座談會，邀請學者從經濟、生態、情感、治理、心理等面向做出分析外，更耗費大量心力蒐集了疫情中的吉光片羽，希望這些稍縱即逝的片段累積，能提供公共反思的素材，讓大家理解大疫來襲時，人性的各種面向如何展現。本書即是集結了這兩年多來的團隊工作成果。書中的八個主題，都包含了「記疫風景」、「人社分析」與「行動記疫」三個部分，理性與感性、紀錄與分析，紮紮實實地從人文與社會科學的角度，重新審視與觀看我們受創與復原的過程。而除了書籍之外，我們也邀請金馬獎最佳紀錄片導演蕭菊貞參與製作了《記疫臺灣》系列紀錄片，並已於2022年8月在各大平臺上架。由於本次計畫的研究成果相當豐碩，人文處也在2021年10月起繼續推動第二期新冠肺炎人文反思的計畫，持續地以研究與紀錄，深化我們對疫情與社會的理解。

我在21卷3期的《人文及社會科學簡訊》中〈發行人的話〉一文中，藉邱吉爾所言：「不要浪費好危機。」（Never let a good crisis go to waste.）為題，做出「面對每一次的衝擊，只要我們能真誠面對、深刻反思，應當都能為下一次衝擊做出更好的準備」的呼籲。疫病或風險事件的發生已是常態，希望團隊的努力，能讓大家更理解在大疫來襲之時，不論好壞，「我們」是如何一起走過。面對未來，我們可以有更好的準備。Together, stronger.

# 總計畫主持人序

◎蔡甫昌

「新冠肺炎影響之人文社會反思與治理計畫」總計畫主持人、臺大醫學院教授、臺大醫院主治醫師

2020年初、當臺灣總統大選選情方酣，一場百年首見的疫病正悄悄地從中國武漢向世界散播。臺灣由於在2003年歷經SARS疫情慘痛教訓，疾病管制署所建立之疫情監控系統在平時即有所戒備；當防疫醫師十分警覺地從社群媒體討論中察覺人傳人疫情可能正在武漢地區發生，而資訊不透明國家官方聲稱「可防可控」殊不可靠，欲確認大流行危機是否已然發生，唯有派遣感染症專家前往實地勘查方能釐清事態。在臺灣專家抵達武漢地區確認疫情之後，這場至今歷時已近三年之對抗武漢肺炎戰役序曲於焉揭開，也由於有此洞燭機先與超前部署，雖然歷經許多波折、挑戰、挫折，臺灣在整體防疫成果之展現仍有不錯成績，獲得國際肯定；加上其他地緣政治因素，新冠肺炎全球大流行（Covid-19 pandemic）讓世界更看見臺灣。

2003年SARS疫情之後，當時筆者與江宜樺教授正共同執行教育部顧問室「人文社會科學教育改進計畫」，我們著手規劃了三天的「疫病與社會研討會」，論文發表者是橫跨人文社會與生物醫學領域的學者，並在臺大法商學院與臺大醫學院接續舉行。如此跨領域學術交流在當時是難得的，也獲得極熱烈的參與及迴響。這一場來得急也去得快的「區域性流行病」（endemics），卻

開啟了臺灣社會對「醫學與人文」之對話反思。在會議結束後的第九年（2012），在筆者經年鍥而不捨地催稿聯繫下，此研討會論文終於集合發表為《疫病與社會：臺灣歷經SARS風暴之醫學與人文反省》一書，成為少數為2003年疫病留下歷史見證的學術文獻。

當2020年Covid-19疫情襲捲全球，我國的人文社會領域學者已較當年更敏銳迅速地投入對疫情之研究與反省，科技部人文司林明仁司長很快便召集了筆者、林文源、李建良、劉錦添、詹長權、周桂田等教授，組成「新冠肺炎影響之人文社會反思與治理」研究團隊，次年又加入了林子倫、楊培珊、馮品佳等教授，每位教授都在其學術領域領導個別研究團隊，開啟了這三年的研究歷程。林文源教授主導的社會學研究領域擘劃寬宏、活力十足，積極展開「記疫」之一系列活動，除了辦理座談會、出品《記疫臺灣》紀錄片，亦完成了本書《記疫》的編撰，提供了寬廣面向之「記疫風景」與「人社分析」，為2020～2022年的臺灣新冠疫情留下許多學生、庶民、學者、媒體的「記疫」書寫，殊為可喜可賀。相信本書的出版是重要的學術成果與歷史紀錄，也感謝文源老師及團隊同仁們的辛勤耕耘與豐碩成果，並特別感謝國科會人文處對本研究計畫之支持。

# 出版者序

◎ 郝明義

大塊文化董事長

　　2020年林文源教授提出《記疫》的出版構想，和我們開始討論時，怎麼也沒想到最後持續了三個年頭。

　　這段時間，臺灣從最早防疫「加零」的全球模範生，到後來出現防疫破口而有疫苗動盪，再到今年終於走入與疫情共存的階段，這本書的內容和結構也一再有調整。

　　感謝林教授和他的團體鍥而不捨的努力，讓《記疫》在2022年底終於得以成書。

　　這三年時間，我在參與編輯這本書的過程中學習很多，也曾經因為對疫情相關議題的思考，在林教授的引介下訪問過十二位學者，後來綜合寫了〈告別三年疫情之後與之前〉一文放在書末。

　　文中我寫道：「適當地告別哀傷，和適當地反省過去同樣重要，都是邁向新的未來的起點。」

　　我相信這也應該是林教授發想《記疫》這本書的源起。

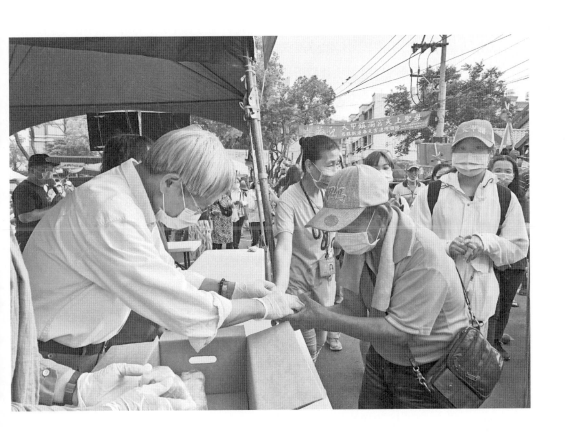

前言

◎ 林文源

國立清華大學通識教育中心教授／記疫團隊主持人

# 記疫的三種練習[1]

2020年起開始全球擴散的百年大疫，是本書的啟動機緣。這項機緣最後匯集為費時近三年，由數百個組織、上千名作者團隊累積的成果。本書是這些的精選。

記疫是為了記錄疫情。未知的病毒一開始只是遠方的災難。由遠方中國武漢的傳言與影像，恐慌逐漸迫近，疫情的現實感在臺灣的搶購口罩、囤積衛生紙與各種政治爭議中實現。各界摩拳擦掌，醫護、篩檢、疫苗與邊防積極動員，嚴陣以待，口罩與工具機廠商史無前例成立國家隊，而藥局、超商、鄰里基層也陸續組織，集體投入防治。在這過程中，人文社會研究者能做什麼？

相較於個別事件的記錄，疫情衝擊各界，在不同情境、對不同社會群體產生各種影響，而這些正是人文社會研究的主題與職責。我們以記疫為名，精選以人文社會視野關注疫情的各界經驗與行動，累積為臺灣社會面對未來重大危機的備忘錄。而這些備忘，除了各位作者文字中所關注的焦點，在此我希望介紹其中共同凸顯我們共同經歷的三種練習。

---

1. 本文改寫自：林文源，2022，〈「記疫」：朝向公共化的在地認識論〉，《思想》44：155-160。

## 記疫做為集體參與的練習

　　然而，疫情瞬息萬變。從2020年3月討論，到5月底正式啟動，臺灣已經進入全面戒備狀態。疫情的起伏牽動著記疫的推動方式。在各種考量下，記疫的原始構思，尤其是其中建置累積專家評論與各界經驗交流的平台，在疫情處境下化為各種線上與線下，規模與形式不一、嘗試深入各地的活動，並藉由社群平台推播，也將相關成果與過程皆累積於「記疫」網站。其中，記疫網站的三個主要單元累積了記疫推動的成果：「疫想」為人社專家之評論；推廣大眾記錄的「培力工作坊」累積為「微課程」與「人社誌」，後者也持續包含大眾自發投稿、各種網路發表轉載與相關課程之記錄；「對話」為辦理全國「後疫情時代的展望」之座談會、推出Podcast與書展活動；「疫見」匯集相關影像紀錄。而在這些過程的推動中，除了記疫網站，最終我們也拍攝「記疫臺灣」系列三集記錄片，並精選其中片段編輯本書。

　　這項工作由許多機構與參與者投入，若非這些支持，本書很難成形。一開始，國科會人文處林明仁處長召集討論，而後蔡甫昌教授領導「新冠肺炎影響之人文社會反思與治理」團隊，召集包含李建良、劉錦添、詹長權、周桂田、蔡甫昌與我一同合作，這些集體討論與成果構成「記疫」的豐富養分。「記疫」由我總籌劃，各階段的規劃中，陶振超、蕭菊貞、程惠芳、黃于玲、黃俊儒、蔡博方、蘇至弘、郝明義等師友提供許多建議，尤其是陶振超老師與團隊立即扛起網站建置，奠定良好基礎。北中南的工作坊，更要感謝交通大學的陶振超與魏玓、長庚大學的張淑卿與鄭昌錡、成功大學的王秀雲與楊倍昌等同仁籌辦支持。「後疫情時代的展望」座談會與Podcast則有賴大塊文化、鴻梅文創志業股份有限公司（或者書店）、 ACC Cafe de Coeur真心豆行、左轉有書X慕哲咖

啡、中央研究院社會學研究所協助場地，沈瑞源導演團隊協助紀錄。書展則要感謝中華圖書資訊館際合作協會柯皓仁理事長，水木書苑蘇至弘先生的大力號召。而在最終成果，更感謝汪宏倫編委策畫《思想》之記疫專輯，風不動王盈舜導演、視納華仁文化傳播有限公司（CNEX）蔣顯斌董事長、蕭菊貞老師，還有眾多受訪者與單位協助《記疫臺灣》紀錄片的完成。更要感謝國家圖書館、國立臺灣歷史博物館合作進行記疫網站的永久保存。最後更要感謝郝明義先生與大塊團隊一路以來不厭其煩地指導與討論，對於規劃與催生本書是莫大支柱。

在有限篇幅之外，還有無法細數的上千位學者與各界作者，都是構成記疫的集體動能，在此希望彰顯記疫工作的核心企圖：促成人文社會學者以集體之力介入社會對話。規劃記疫的初心之一是驅動人社學群嘗試更為立即投入貢獻，尤其是在重大危機中，建立危機導向人社跨領域知識協力網絡。在這種方向下，以記疫推動的匯集與串連，一方面是針對社會急需，加速人文社會研究者以普及文字、培力課程、面對面座談及書展對話、影像與語音媒介反思等型式，提供視野與方法啟發更多思考。另一方面這也是針對學術社群，希望有助於讓各領域碰觸專業外的視野，尤其是在座談與對話中，跨界共同思索讓我們瞭解差異、正視各自強項與弱點。

更重要的是，人社知識的獨特洞見與觀點也不限於學界。記疫串連起國內外大專機構、官方組織、學會、期刊、社會團體、圖書館、書店、傳媒、個人社群平台等全國數百個組織與上千個人，一同累積此次危機的可能與想像。如同本書所累積的學者分析，包括法制、經濟、倫理、污名、政治與傳播等面向，這些經驗與反思中所交錯折射浮現疫情的在地人文與社會樣貌，都是此重大社會危機的堅實後盾，不但證實疫情不斷開啟人社領域參與貢獻的可能性與必要性，也是累積人社知識社群共

同學習的機會。

## 記疫做為共存的練習

本書共有八大主題，涵蓋疫情間與後疫情階段的各項議題，每個議題都由「記疫風景」、「人社分析」與「行動記疫」構成。其中的人社分析來自我們在全國各地舉辦的座談會時，各領域專家學者深入淺出的對話發展而成。此外，本書嘗試匯集各界經驗與行動。事實上，在過去兩年多的時間，我們應當都能體會防疫體制並非單一網絡，其運作仰賴各界合作。如同疫調過程彰顯出個人在疫情中的各種活動、連結與蹤跡，其中，面對疫情的考量交織著各種慣性與情境理性，如醫護、警消、鄰里長的使命與壓力、移工的污名與日常、各種產業的經濟考量、運輸業的責任與壓力、分眾的兩岸情結與政治偏好、各種弱勢者看不見的壓力、母職的工作負擔、眾人生活變與不變、生涯規劃與展望、鄰里凝聚合作與猜疑獵巫、全球移動者的新常態、海外臺灣人的世界觀察與自救、科技產業與股民的起伏、邊緣群體的恐慌與污名、政客的投機與見獵心喜等，這些都不是翻轉社會的決定性事件，但卻點點滴滴地，以各自方向位移著社會。

相較於每天記者會與媒體版面集中在官方的資訊與政治攻防與算計策略，本書的「記疫風景」與「行動記疫」蒐集了疫情中的大眾日常，盡力保留這些轉瞬即逝的片段，期待有助累積公共反思的資產。由這些無數記錄可以發現，不是政治惡鬥才會撕裂社會，也不只有疫情會使社會恐慌，也不是單靠指揮中心就能控制疫情。社會中你我的無數行動都在同時在切割、縫補，也同時有更多持續介入、想像著更好社會的努力。這些就是人文社會本身的樣貌，也是我們共存的多重面向。

其中凸顯搶購、謠言、排擠與分化的各種爭議，也有各種積極面向，無論是「我OK你先領」的互助、協助弱勢者對抗污名的共存、「Taiwan can help」與「護國神山」的新國際定位、以及「防疫第一」、「世界看見臺灣」、「同島一命」的國族等。環繞著這些是每個人在防疫的、產業的、知識的、認同的、情感的各種貢獻。這些在重大災難中，練習如何共存的各種行動，都是面對疫情的全民學習，也是臺灣民主化過程的的公共資產。如同各地都有各自學習如何與疫情共存的軌跡，臺灣在此次疫情一開始即走出自己的策略，在全球蔓延慌亂中維持近一年半的平行時空，經過數波緊急學習，最後開始面對與病毒近身共存的挑戰。

這些練習共存的在地經驗具有普遍性也有特殊性。比如率先以口罩捐助臺灣的立陶宛，讓我們看到臺灣並非唯一，不但有比臺灣更小的國家在面對殖民力量時的韌性與勇於追求自由的志氣，又如日本與美國等國家在急遽變動的疫情與國際局勢中重申對臺灣的友誼與協助，還有捷克、波蘭與斯洛伐克等等陸續對臺灣表達的友誼，都凸顯災難中的普世價值。這些呼應著「島嶼生態學／智慧」：在充滿外來異質性人事物、災難與殖民力量的長期經驗中，持續在獨特條件與危機中學習以求生存。[2] 相對的，臺灣在自身的地緣政治與社會變遷中，也需要努力地自我探索與展望世界，學習與內外差異共存。

## 記疫做為認識在地的練習

以上這些有的已在人社研究的理解範疇，但也有不少有待釐清。尤其

---

2. 請見本書林益仁教授的討論。

是其中不同連結與割裂彼此的方式，正是社會持續變遷的動力，更是人社思維如何能與不能正視自身職責的機會。由此，記疫有其學理啟發。如同疫情衝擊各界，社會科學，尤其是科技與社會研究（science, technology and society studies）已深知當代社會的複雜體制中，牽涉各種異質社會與技術系統。不但各自本身有其不確定性外，多系統耦合點的潛在相互影響愈形複雜，更容易造成非預期的「常態意外」（normal accidents）。在此處境下，難以既有單一學科視野與知識掌握問題本身的脈絡情景、利害關係人之關注點與社會變動，因此仰賴單一視野下的決策與知識方案的風險也大幅提高。尤其是新興重大災難議題都以無法以單一學科方法、問題界定或知識生產模式處理。緩解方向之一是投入更多利害關係人與專業視野共同探索。也因此，需要擴大知識社群的廣度，嘗試以跨學科性質的「後常態科學」（post-normal science）方向，釐清各種複雜性與介入後果。

學術上，我們可以說記疫是一種「在地認識論」（situated epistemology）。如同臺灣長期處於全球化經濟與產業長鏈，在地的人文社會知識也鑲嵌在歐美主導的全球知識長鏈中。當疫情暴露全球化產業長鏈的及時（just in time）模式的缺失，因而必須轉向以防萬一（just in case）的在地短鏈模式。[3] 臺灣的疫情策略與表現，不正是改變臺灣習於歐美知識與政策風潮的及時快速追隨慣性，轉為正視在地萬（中選）一、獨特處境的短鏈模式。指出這個不同的認識策略，希望有助於提醒各種意義下的知識與政策模仿慣性，轉向在地公共經驗資產，探索未來。因此，關於疫情，我們不是談太多，而是談太少，記疫紀錄的也相

---

3. 請見本書林建甫教授的討論。

當不夠，尚有更多看不見的位移與想像。臺灣經驗不只是防病毒，也不只有指揮中心與疫苗，更不只有國家驕傲。指揮中心、媒體與官方紀錄下的全民合作、奉獻與榮耀是重要的，而各種層面的疏失檢討與爭議引發的「破口」與「危機」討論也必須予以注視。

本書也嘗試捕捉「記疫」的疫情百態中的各種努力。[4] 有限篇幅與工作階段中，我們捕捉臺灣各界經驗與視野的吉光片羽。這些片段可能處於平行時空、或者部分連結，但也可能競爭，甚至對抗，因而以不同方式與防疫體制連結與失連。但無論是政治的、經濟的、倫理的、醫療的，或是中央部會的、市井小民的、不同群體與政治立場的，不同地方區位的，甚至是那些在疫情中消失、看不見的人們與他們的經驗，這些連結與失連共同構成臺灣疫情的「例外」與現況。其中還有更多面向，需要持續投入關注與反思。

然而疫情如同人世間的各種問題，充滿波折與變種。正當本書編輯過程時，臺灣與世界都仍在為與Omicron變種共存努力著。儘管在一波波磨練下，各界也展現更為純熟應對，甚至因為新常態的穩定而逐漸無感。但挑戰推動一次次集體學習與轉向，更催生各種契機。「記疫」只是其中一段過程，而本書收錄也僅是滄海一粟，希望這些備忘錄有助未來提醒我們曾有的行動與學習。

---

4. 更為動態的記錄請見《記疫臺灣》系列紀錄片。

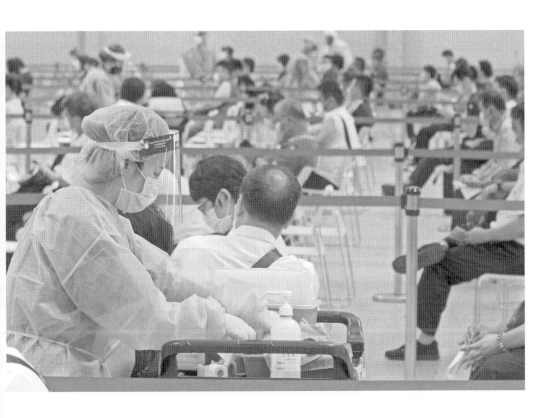

# 記疫現場的蝴蝶

團隊記疫

◎王盈舜

《記疫臺灣》導演／風不動影像工場有限公司導演

　　一隻蝴蝶振翅，也許很渺小，但無以計數的蝴蝶漫天飛舞，拍翅聲響將無比巨大，而且美麗，足以跨越任何界線，擾動氣流。

　　因為拍攝《記疫臺灣》紀錄片的緣故，我們常常置身於蝶群之中。

　　2021年5月中旬開始，全臺確診病例迅速增加，這三級警戒下的一個月著實令人心驚。因為拍攝的需要，我們有好幾天出沒於疫情重災區萬華。剝皮寮快篩站設立的第一天，我們在茶室街街口拍攝，街頭一片空蕩。一名中年男子帶著老媽媽走近我們問說，快篩站在哪裡，他的媽媽好像有症狀，我們指了指方向，目送他們希望一切平安。然後心裡冒出一絲警戒，剛剛聽他問路時口罩不知道有沒有拉好。

　　此時的萬華像是被劃了界一樣，快篩站排了長人龍等待篩檢開始，空氣中充滿了憂懼，乃至漸漸轉為焦躁不安。置身於現場的我們感受到了無法言喻的身體感，全球疫情已經延燒一年多，此刻我們宛如處於第一線戰場的壕溝中。但是萬華已經中彈了，媒體上破口、抗疫如作戰等隱喻性話語四處蔓生，萬華已被劃界成

為紅區，而且放大了以往的污名。

　　紅區之內，弱勢族群的生活首當其衝受到衝擊，萬華的各NGO迅速集結募集緊急物資發送。我們在深夜的街頭拍攝芒草心協會發送物資給無家者，他們說最怕的是假如自己被感染了，連帶會讓社工們都被隔離，街頭服務工作就會停擺。

## 對我們來說，這群社工真是美麗的蝴蝶。

　　除了萬華之外，醫院更是一般人想像中的紅區。2021年6月26日，我們拍攝團隊到了臺北慈濟醫院，預備向院方說明希望進入ICU加護病房拍攝醫護照護COVID-19病患的計畫。當天全臺確診病例有80例，距離5月下旬每日4、500人的確診高峰已經一個月。

　　進入醫院時，那股在萬華經歷過的身體感又出現了。我們在瀰漫著紅區的空氣感中向院長報告我們的拍攝規劃，但院長聽完後卻微笑著向我們說起這一個月來醫院發生的事，然後邀我們共進午餐。

這著實令人吃驚，一個月來，全臺灣人與人之間的接觸頻率降至最低，我們出外拍攝也只敢在便利商店買個三角飯糰回車上果腹，這一下子要一起吃午餐喝咖啡，而且還在一般人想像的醫院紅區裡，這也跳躍太大了。

　　那頓午餐、咖啡，在祥和的氣氛中愉悅進行，但在我們心中卻是驚險萬分。後來真正穿上隔離衣，進到ICU病房裡拍攝，我們體會到這才是真正的醫院紅區。身穿三層以上密不透風的兔寶寶裝、幫病人插管時被感染的風險、承受病人隱形缺氧無法順利救治的心理壓力，這些都是他們的日常。而除了照顧確診病患的專責病房、ICU是紅區，其他地方則是綠區，是醫護同仁能夠喘息、吃午餐喝咖啡的安全之處。

　　台北慈濟醫院的ICU主任後來告訴我們說，這波疫情讓醫護同仁面臨創傷後症候群的威脅。對他來說，因為有些COVID-19病人的病程變化太快，無法被順利救治，他常常會在半夜醒來痛哭一場，覺得自己很渺小。

這群醫護，也是美麗的蝴蝶。

　疫情之下，人群間的劃界更形深化，紅區綠區的界線更加嚴
明。但我們拍攝的許多行動者們，在崗位上努力消弭這些隔離與
界線，守護著大家的健康安全。他們真是人世間的蝴蝶。但蝴蝶
雖美，也需要有良好的生態環境滋養它們。如何建構完善的制度
與社會支持，讓生態環境更好，我們才能期待蝴蝶滿天飛舞，陽
光之下色彩斑斕。

# 人如何判斷真假？

團隊記疫

◎陶振超

國立陽明交通大學傳播與科技學系教授

從疫情爆發後，突然發現這可能是我們一直在從事、但瞭解相當有限的心理過程。

疫苗就是一個例子。從最早疫苗應該進口哪個廠牌？哪個廠牌最有保護力？各個廠牌的副作用為何？要不要打疫苗？要不要打第三劑？第三劑要打哪個廠牌？到最近受到大眾關注的孩童要不要打疫苗？打哪個廠牌？從傳統媒體、網路媒體、社交媒體、即時通訊、到口耳相傳，我們看到政府官員、專家學者、名嘴網紅、親朋好友、到陌生人鋪天蓋地傳來各式各樣的訊息。人們到底憑藉什麼判斷這些資訊的真假？

或許我們不是判斷真假，而是選擇相信什麼。當你有機會聽到打不同廠牌疫苗的人彼此分享或爭論選擇特定廠牌的原因，或你自己有這樣的親身經驗，你可能會發現這根本是雞同鴨講。原來疫苗是一件這麼主觀的判斷，因而打不同廠牌疫苗的人不是不可能、但很難能達到什麼一致的意見。選擇相信什麼，可能是一個信任問題。信任就涉及在瞭解自己可能遭遇負面風險下，基於對資訊提供者的認同而接受資訊。真實在這過程中似乎變成是相信的產物，而不是反過來因真實而相信。

五花八門的宣稱，需要時間驗證。而這次疫情拖得相當長，正好提供了一分高下的機會。有趣的是，是否一旦選擇相信什麼，就不容易被結果改變？人們判斷真假與相信的心理過程，真是有趣又實用的研究題目。

# 疫情對醫學教育的三個挑戰：
# 從SARS到COVID

◎蔡博方 臺北醫學大學醫學人文研究所副教授兼所長

COVID-19疫情爆發至今，對全世界與臺灣社會都造成一定程度的衝擊。作為一個在醫學大學從事教學與研究的教師來說，更是有許多機會近距離觀察到醫護與防疫人員受到疫情影響的各種樣態，其範圍從仍然在學的醫護相關科系學生，到已經在職場工作的各種醫事職類人員。然而，在承接他／她們跟我分享這些寶貴經驗與情緒之餘，自己作為一名教師，仍然不禁嘗試著思索：除了第一線人員的感受之外，從醫學教育的視角來看，疫情究竟帶給我們什麼啟示？

這個問題從疫情持續至今的兩年多，一直反覆地在我心中徘徊。我想，可能的方向或許是：從SARS到COVID-19的這將近二十年的時間，醫護專業社群如何去認識疫情帶來的三種考驗與臺灣社會回應的進步為何？

第一個挑戰無疑是關於防疫的措施與回應。經歷SARS的衝擊，臺灣社會在這次COVID防疫工作的表現，是世界有目共睹的成功。不論在衛生福利部疾病管制署（CDC）指揮調度與資訊提供上，或是SARS過後開始大幅且陸續修正的《傳染防治法》，都可以看見臺灣社會明確地記取了SARS的教訓，並在COVID展現

出「充足準備」的姿態。

　　第二個挑戰則是防疫人力的問題，特別是在SARS過後被遺留下，而在COVID-19衝擊下被再次提起的關鍵議題：「公衛師」專業證照制度的建立。雖然疫情的防治工作有賴大量醫護人力的支援，但是，對於「公衛師」可以擔任更前端的疫調與監測、衛生行政的協調整合的認識，臺灣社會很可惜未能在SARS過後立即審慎討論並通過《公共衛生師法》，而在COVID-19衝擊之下才再次倉促地回應這個挑戰。所幸，公衛師立法的通過與正式招考，預示了臺灣社會為下一次重大疫情提前做好防疫人力的準備。

　　若從公衛師的議題回到醫護人員自身，第三個挑戰就是從SARS過後開始正式啟動的畢業後一般醫學（Post Graduate Year，縮寫為PGY）訓練。首先是針對西醫師進行為期三個月，陸續為半年、一年，最後是配合醫學系改制（由七年改制為六年）的兩年期PGY。有鑑於SARS衝擊凸顯了醫師們過早進入專科訓練，PGY以不分科訓練為主軸，讓醫師們先進行「內外婦兒急」與「社區醫學」的訓練，以培養新世代的醫師們具有跨科別支援與社區防疫的基本能力。這樣的PGY訓練在西醫師開辦之後，擴及牙醫

師、中醫師，更從2007年開始陸續在其他醫事職類人員。然而，當PGY訓練在醫學教育逐漸體制化之後，很可能遺落了當初由於SARS疫情衝擊，而具有的「臺灣特殊基因」。

這個具有歷史偶然性的特殊基因，讓PGY訓練制度至少有以下特色：重視醫護人員防疫能力的特色（例如：對社區醫學、輪調支援的重視）、強調教學者未必有經驗，卻必須先行規劃並實行的視野（例如：對新議題的師培規劃）、從訓練思考人力部屬與「學習／工作」融合的勞權意識。相對於防疫措施與公衛人力，疫情給臺灣社會的第三個衝擊，也是較少受到關注的衝擊，正是PGY制度的實踐經驗。對於下一次疫情到來之前，醫學教育者可以自我檢視：作為回應疫情而生的PGY醫事訓練，有多少程度上仍保留著這樣的特色基因，而不只是將其視為一種已然體制化的醫學教育？換言之，PGY訓練之核心在於「讓醫事人員以其專業保衛社會，而非僅是完成特定專業的必經階段」的程度還能保持初心多少呢？

對於從事醫學教育的人來說，這是一個深刻且不易回答的問題，也是一個需要謹記在心，而非等到下次重大疫情來臨時才被再次拾起的議題。

# 疫情之下的
# 醫學人文教育省思

團隊記疫

◎ 鄭昌錡　長庚大學醫學系人文及社會醫學科、林口長庚紀念醫院醫學人文中心

　　兩年多以前，突如其來的COVID-19疫情瞬間席捲全球，至今造成5億多人染病，超過6百萬人死亡。所幸，臺灣在正確的防疫決策與全民的協力合作之下，人們除了需要戴口罩與配合防疫相關規定之外，幾乎能一如往常地生活。雖然近日每日確診人數已數日破萬，總確診人數已突破15萬人，所幸這一波病毒的高傳染性與低致死率特性，讓死亡人數能在可控範圍之中。

　　回顧歷史，疫情幾乎是伴隨著人類一起出現，在甲骨文中就發現對於瘟疫的記載。疫情也出現在希臘羅馬神話、宗教經典，以及著名的文學作品裡，顯然無所不在。進到二十世紀之後，1918-1920年一樣是造成全球5億多人染病，卻有超過兩千萬人死亡的西班牙流感，2003年那場至今仍令國人聞之色變的SARS，仍不定期地喚醒我們對於疫情的警惕。

　　德國總統法蘭克・華特・史坦因邁爾（Frank-Walter Steinmeier）在2020年4月疫情一發不可收拾之際提到，COVID-19是一次人性的試煉。的確，在疫情之中，許多危難考驗著人性。在強調全人照護的醫療環境中，如何能在疫情壓力的籠罩之中、在口罩面罩的阻隔之下，還能夠關心到病人的身心靈，是醫學教

學教育的重大挑戰。醫學人文的思維源自醫學教育界。日治時代臺灣總督府醫學校校長高木友枝的一句：「為醫之前，必先學為人」，道出了醫學人文的精髓。謝博生教授也提到，醫學人文宛如整個縱貫課程之靈魂，有了人文素養才能賦醫學技術知識予生機。因此，在醫學的學習道路上，面對病人也必須伴隨著人文的視角，才能將病人視為「人」，而非僅見其「病」，才能給予人性的關懷。

　　人們面對災難的反應，可以輕到一點也不難過，也可能重到罹患精神疾病。在疫情肆虐之下，面對每天陡升的確診人數曲線，面對周遭親友染疫或需要居家隔離的消息，甚至面對自己確診需要住院治療的噩耗，都可能讓人們的身體產生症狀、行為出現異常、情緒無法掌控、或是認知能力受到影響。在醫學文化史上，學者所觀察到的人們面對疫情同時存在希望平靜卻不時恐慌的矛盾心理反應，在此次的疫情之中處處可見。醫者在彼此都戴著口罩之下，能否細膩地觀察到病人一些細微的表徵，以及病人內心深處的掙扎，是應該訓練的課題。在疫情之下，如何建立公眾信任與促成團結互惠？如何避免歧視與污名化？在醫療資源短缺之

際，如何顧及公平正義與病人自主，又能兼顧易受傷害族群與達成人口健康最大化目標？也是疫情之下值得深思的倫理議題。

疫情之下，醫療專業人員是確保全民健康的保護傘，期待在培育這些專業人員的過程中，藉由醫學人文教育建立專業型塑與專業認同。透過以古鑑今，以及資深教師傳承處理疾病大流行的經驗，讓後進們掌控可以理解的恐懼。從瞭解基於行善原則的道德義務，讓學生們能負責任地管理稀缺資源。理解行醫生涯必將遇到不可避免的風險，培養學生們的職業道德與願意自我犧牲的勇氣，但非魯莽。也期待能夠培育醫療專業人員們在不確定之下做判斷的臨床推理能力。

隨著科技的進步，很多人醫療專業人員擔心未來會被人工智慧取代，但我想，跟Siri講話的時候，我們還是能夠察覺與跟真人說話的不同。人性，應該不是那麼容易可以複製模仿的。或許在疫情的驅動下，能讓我們增加醫學教育中對於人文的探討，促成醫者能妥善照顧病人的身心靈，也能呈現不會被機器取代的人性光輝。

# 見微知著，反思不止

團隊記疫

◎蔣顯斌 CNEX董事長、《記疫臺灣》紀錄片監製

今年（2022）3月，Omicron在臺灣才剛蠢蠢欲動，本土確診者約莫每天50幾例。有日接近午夜，我太太突然接到健康中心來電，說我們三天前在餐廳跟確診者足跡重疊了。當晚全套的強制居家隔離立即啟動，一連十天，不得出戶。第二天早上天色剛亮，門鈴聲大作，警察登門說我的手機訊號不在家，原來是我習慣睡覺開飛航模式，害他們空跑一趟。當時的匡列規定還是10+7天，讓我對於過去從媒體及紀錄片中看到所謂的疫調、匡列、隔離、篩檢，有了第一次完整初體驗。我只能說，防疫作戰系統是非常細緻的工作，我們結束隔離的當天，警察再度上門，因我們搭防疫專車去做PCR以至於手機訊號違規離家。在我們解隔那天，本土確診超過800例，因密切接觸而匡列人數還須乘上5到10倍。窗外救護車聲整天此起彼落。當時我跟朋友說，這Omicron肯定往上飆，再不放寬匡列規定，基層防疫人力遲早要潰堤。

而就在隔離期間，我也正在製作收尾一部疫情系列紀錄片。這是2021-2022年的一個機緣，CNEX偕「風不動」製作團隊與清大林文源教授所帶領的團隊，合作三集《記疫臺灣》專題系列紀錄片，與本書同屬「記疫」計畫，目的是透過這百年一遇的全球疫情，呈現這片土地上因疫情而起的現象與人文社科的反思。

然而拍攝計畫卻是一波再三折。因疫情難測，不僅許多原定的拍攝對象深陷防疫工作，外部的「劇情」也不斷變化。由於紀錄片製作有固定期程，只能先跟蹤至2022年3月階段性完片。儘管疫情仍方興未艾，我們在影片中抓緊回顧了很多重要事件與思考。比如在第一波口罩風波中，大家目睹了世界各國生產分工原則從解決浪費的Just-In-Time（及時生產），變成了對抗風險的Just-In-Case（以防萬一），不禁令人探問這世界真的全速進入了逆全球化工程嗎？疫情期間的媽祖遶境，讓人思考科學信仰與媽祖信仰之間該如何對話與折衷？在醫療資源匱乏時，如何命命等值？人民容許政府擴權指揮抗疫，抗疫結束後又該如何？身體的染疫需要疫苗，言語的染疫又靠什麼呢？《記疫臺灣》系列影片目的不是給予答案，而是迫使我們去問了該問的問題。執筆為文此時，臺灣剛跨過每天通報9萬人確診，躍升全球單日確診人數前三之列。政策大幅調整，採取與病毒共存的策略，衍生出全民檢測幾乎壓垮醫療量能、保險業者面臨龐大疫情理賠等危機。種種挑戰，仍迎面而來。但願面對種種變化，見微知著，反思不止。因為，我們身處在這世紀疫情所帶來的變局中，能繼續問出什麼樣的關鍵問題，將定義了臺灣社會特質、價值與未來。

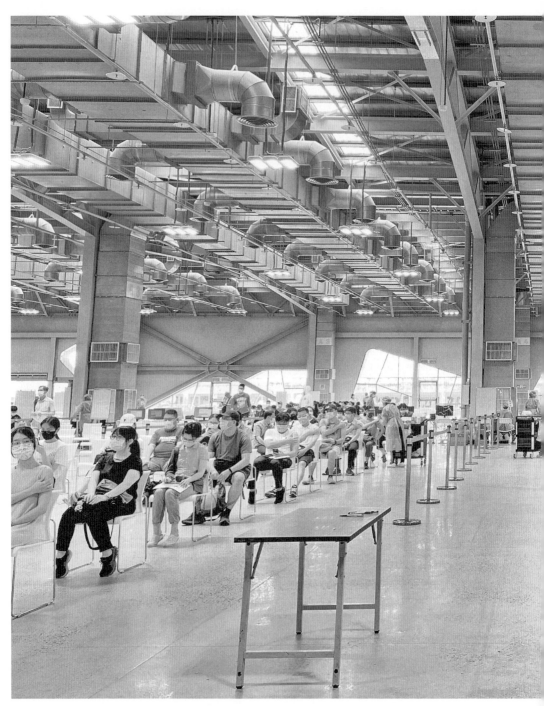

記
疫

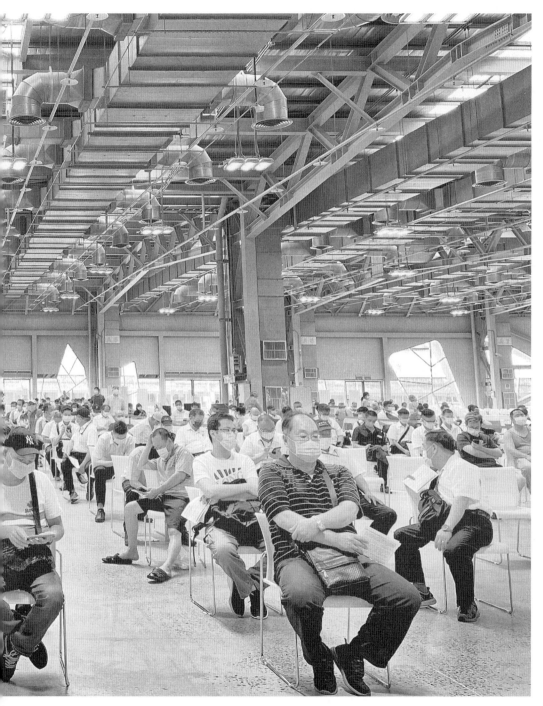

# 疫情時間軸｜大事紀

| 年 | 月/日 | 事件 | 本書相關文章 |
|---|---|---|---|
| 1985 | | 推動「籌建醫療網計畫」等政策，公衛體系商品化 | 反思防疫：掙脫個人主義，回歸預防性、公共性、集體性與組織性 |
| 1995 | 3/1 | 實施全民健康保險 | |
| 2003 | | 爆發SARS | COVID-19與後瘟疫政治：重新想像全球傳染病防治 |
| 2005 | | WHA通過《國際衛生條例》修訂版，涵蓋所有類型的疾病和傳播模式 | |
| 2019 | 12 | 中國武漢出現不明肺炎病例 | COVID-19與後瘟疫政治：重新想像全球傳染病防治 |
| **2020** | 1/15 | 列為第五類傳染疾病 | |
| 2020 | 1/21 | 成立三級中央流行疫情指揮中心 | |
| 2020 | 1/21 | 臺灣出現首例確診 | |
| 2020 | 1/22 | 召開首場記者會（連續開了164場記者會。6月7日將從每天至少一場改為一週一次，訂於每週三下午2時舉行） | 假新聞、陰謀論與意識形態：疫情中的科學溝通 |
| 2020 | 1/23 | 升級二級中央流行疫情指揮中心 | |
| 2020 | 1/30 | WHO宣布，將新型冠狀病毒疫情列為「國際公共衛生緊急事件」 | COVID-19與後瘟疫政治：重新想像全球傳染病防治 |
| 2020 | 2/6 | 擴大邊境管制（全中國與港澳列二級以上流行地區，陸人暫緩入境） | |
| 2020 | 2/6 | 口罩實名制上路 | 探臺灣COVID-19疫情的風險治理初 |
| 2020 | 2/12 | WHO祕書長譚德塞於記者會宣布，再將2019新型冠狀病毒所引發的疾病「武漢肺炎」，更名為「COVID-19」 | 「礙」在瘟疫蔓延時：身心障礙者的防疫經驗 |
| 2020 | 2/16 | 臺灣首起死亡病例 | COVID-19疫情時代的網路公民科技 |

| 日期 | 事件 | 相關章節 |
| --- | --- | --- |
| 2/25 | 立法院三讀通過《嚴重特殊傳染性肺炎防治及紓困振興特別條例》 | 新冠疫情的新經濟危機、COVID-19疫情下的民主法治人權圖像：臺灣視角 |
| 2/27 | 行政院院長蘇貞昌宣布中央流行疫情指揮中心提升為一級開設 | |
| 2/27 | 白沙屯遶境、大甲鎮瀾宮遶境停辦 | 民主之神：抗爭、仲裁與宗教防疫 |
| 2/29 | 首起醫院群聚事件 | |
| 3/12 | 口罩實名制2.0上線，增加網路預購通路，民眾可透過健保卡、自然人憑證登入平台，或可藉由健保快易通行動ＡＰＰ進行認證預購。 | 「礙」在瘟疫蔓延時：身心障礙者的防疫經驗 |
| 3/16 | 美國聯準會降息四碼至零利率、執行７０００億美元的購債計畫 | 新冠疫情的經濟衝擊與未來發展 |
| 3/19 | 限制非本國籍人士入境，所有入境者都需居家檢疫14天 | 臺灣COVID-19疫情的風險治理初探 |
| 4/9 | 各縣市地方政府列管八大行業場域中，有男、女陪侍之酒店及舞廳，即日起全面停業，未設停業期限。 | 拆解「人與人的連結」：性別、污名與科學防疫 |
| 4/18 | 發放磐石艦群聚感染 | |
| 4/30 | 指揮中心宣布正式啟動「防疫新生活運動」 | 反思防疫：掙脫個人主義，回歸預防性、公共性、集體性與組織性 |
| 7/15 | 發放振興三倍券 | 新冠疫情的新經濟危機 |
| 11/3 | 美國第59屆總統選舉，拜登勝選，川普連任失利 | 疫病與政治：COVID-19與美國大選 |

疫情時間軸｜大事紀

| 事件<br>年 | | | | | | | | | |
|---|---|---|---|---|---|---|---|---|---|
| **2021** | 部桃醫護人員群聚感染 | 首批AZ疫苗開打 | 調整國籍航空公司抵臺航班之機組員檢疫防疫措施 | 諾富特群聚感染 | 萬華等地出現群聚感染，本土疫情擴大 | 宣布臺北市、新北市進入第三級警戒 | 宣布全臺學校停課 | 全臺進入三級警戒，推出「簡訊實聯制」 | 中央流行疫情指揮中心首度公布因通報程序「塞車」導致的「校正回歸」病例 |
| 月/日 | 1/12 | 3/12 | 4/15 | 4/20 | 5/9 | 5/15 | 5/18 | 5/19 | 5/22 |
| 本書相關文章 | 臺灣COVID-19疫情的風險治理初探 | 擺渡紀錄，為了驀然回首後的省思 | 臺灣COVID-19疫情的風險治理初探 | | 拆解「人與人的連結」：性別、污名與科學防疫 | | 原鄉記疫：一個傳統生態知識的觀點 | 臺灣COVID-19疫情的風險治理初探；流離失所：疫情下的人際互動與學習情境；「礙」在瘟疫蔓延時：身心障礙者的防疫經驗、在原來的生活裡 | 假新聞、陰謀論與意識形態：疫情中的科學溝通 |

全臺校園將自9月23日起施打ＢＮＴ疫苗，年齡資格為12歲至未滿18歲青少年

為有效利用COVID-19疫苗，當日最後一瓶開瓶剩餘劑量將開放候補接種

衛福部核准高端MVC-COV1901疫苗專案

COVID-19公費疫苗預約平台上線

莫德納開打

枋山、枋寮群聚感染事件

疫情降至二級警戒

輝瑞ＢＮＴ到貨

發放振興五倍券

Omicron境外移入首例

| 6/8 | 6/11 | 6/25 | 7/6 | 7/19 | 7/27 | 9/3 | 9/23 | 10/4 | 12/11 |
|---|---|---|---|---|---|---|---|---|---|

新冠肺炎疫情的最壞與最好時代：疫苗、謠言與傳播

由物出發，終歸於世：疫情中的針具以及其他

國產疫苗緊急授權之反思

新冠肺炎疫情的最壞與最好時代：疫苗、謠言與傳播

新冠肺炎疫情的最壞與最好時代：疫苗、謠言與傳播

新冠疫情的新經濟危機

# 疫情時間軸｜大事紀

| 月/日 | 事件 | 本書相關文章 |
|---|---|---|
| **2022** | | |
| 3/8 | 中國上海以黃浦江為界分區分批開展測核酸，開展全員PCR檢測和封控管理，直到6月1日才解封。 | |
| 4/27 | 指揮中心宣布取消簡訊實聯制，並以臺灣社交距離APP取代 | 臺灣COVID-19COVID-19疫情的風險治理初探 |
| 5/2 | 6到11歲兒童之莫德納COVID-19疫苗接種作業實施 | 新冠肺炎疫情的最壞與最好時代：疫苗、謠言與傳播 |
| 5/9 | 入境居家檢疫天數縮短為7天，並維持第8天起接續自主健康管理7天 | 臺灣COVID-19疫情的風險治理初探 |
| 5/26 | 指揮中心修訂病例定義，民眾使用家用抗原快篩試劑檢測結果陽性，經醫事人員確認即為確診。 | |
| 6/15 | 放寬居家檢疫天數為3+4天；調整國籍航空機組員返臺「以篩代檢」的檢疫防疫措施 | 臺灣COVID-19疫情的風險治理初探 |
| 7/19 | 放寬口罩禁令，開放所有戶外工作者在空曠處，能與不特定對象保持社交距離時，可以脫下口罩；同時也允許機車騎士、腳踏車騎士免戴口罩。 | |
| 7/21 | 滿6個月至5歲（未滿6歲）嬰幼兒之莫德納COVID-19疫苗接種作業實施 | 臺灣COVID-19疫情的風險治理初探 |
| 8/15 | 所有來臺旅客，取消持搭機前2日內PCR報告 | 臺灣COVID-19疫情的風險治理初探 |

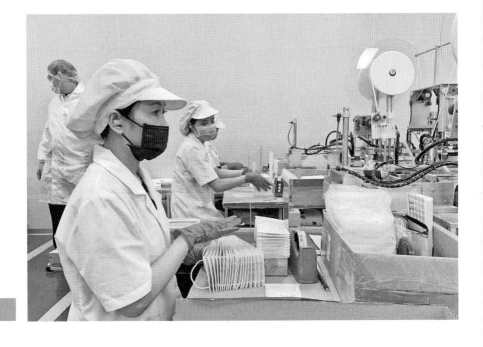

臺灣COVID-19疫情的風險治理初探

# 第 1 章

# 經濟與科技新常態

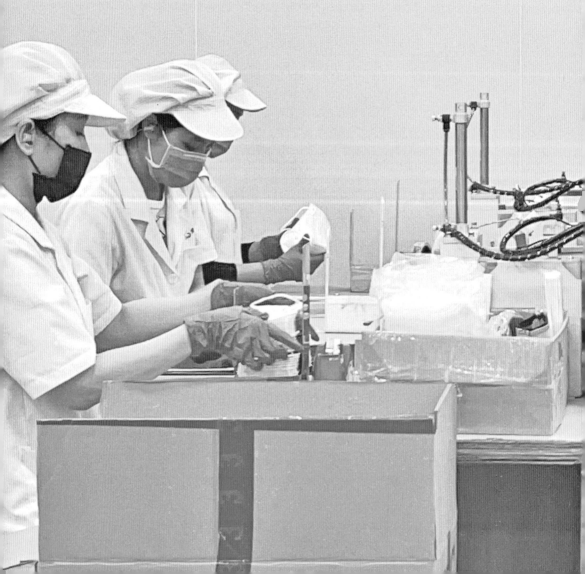

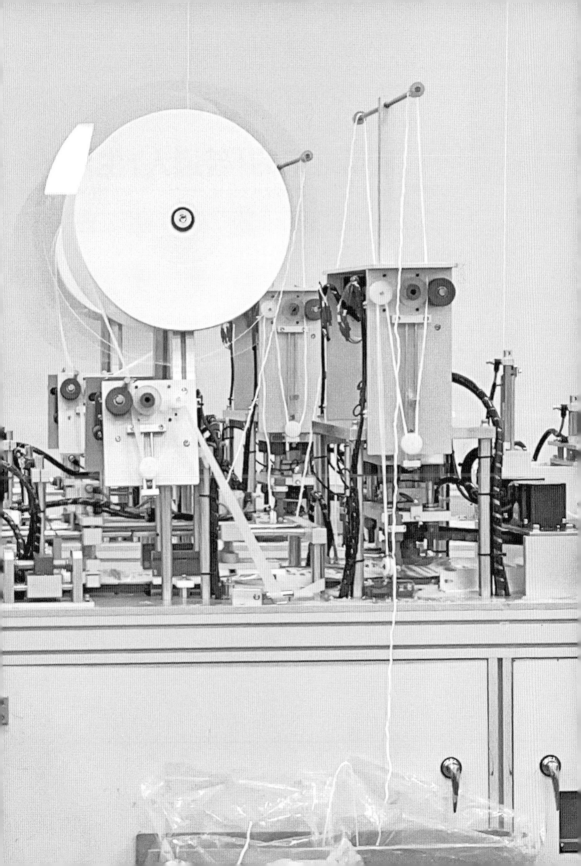

# 疫情之下的「普通人」生活

（節錄）

## 2021・1・13

◎黃佳薇

國立清華大學原子科學院學士班學士

　　還記得2020年放寒假時，和朋友一起去馬來西亞的沙巴旅遊，當時完全沒想到那會是近期最後一次出國玩。回臺灣後，一邊忙著準備過年，一邊聽到COVID-19的消息，社會上開始人心惶惶，超市裡的民生用品被搶購一空、口罩買不到，後來教育部甚至下令高中以下學校延後兩周開學，許多大學也跟進，而且開學後大多數課程也改為線上遠距教學，同學們課餘時間的聊天話題也從「欸，今天要吃甚麼？」變成「欸，今天有幾例？」。疫情從各種層面上影響了我們的生活。

　　除了走到哪都要戴口罩、量體溫之外，還有許多活動都得面臨取消。雖然國內疫情控制良好，國內大部分活動還是能夠照常舉行，像是澎湖花火節、國內藝人演唱會等，不過跨國合作的活動就得面臨延期或取消。所幸政府推出了藝文紓困專案，雖然無法完全彌補疫情造成的低迷，至少能夠幫助藝文產業度過這個難關。

看似平靜的疫情生活其實是得來不易的幸福，因為在臺灣，我們能夠到學校上課；因為在臺灣，我們還能舉辦演唱會、音樂會等等的大型活動；因為在臺灣，我們不會被限制出門。國際間不乏實施宵禁、封市、鎖國的消息，人民們抗議違反自由權的聲浪層出不窮，而臺灣只是進出某些大型活動需要實名制入場，就有些民眾嫌麻煩。綜觀世界再回頭看看現在的日子，我們真的很幸福。

　　在疫情襲捲全球的這段期間，活在臺灣的我們過著相對普通的日子。生為臺灣人，何其幸運。

# 猜測性的政策？

## 2021 • 3 • 23

◎ 廖美

經濟民主連合理事、紐約市立大學研究中心經濟學博士

「消費者金融調查」（Survey of Consumer Finances）是美國聯儲會委託芝加哥大學的國家民意調查中心（NORC）進行的調查。它可說是美國各種調查裡，最困難執行，也最不容易分析的資料，但它可以提供如下圖這般簡潔又精準的訊息：它讓我們知道，美國一半以上（51%）股票都由財富位居1%的家庭擁有；累積起來，占上層5%財富的家庭擁有美國85%股票。

現今，當疫情弄得一般人生活苦哈哈，美國股市指數卻創歷史新高。

每當股市有波動，遊說救股市的聲音都很大，真正救的，其實是擁有股票的少數人。可以說，股市已成為推動社會財富不平等的引擎。

臺灣，絕對無法做出這個分析，因為我們從不進行類似調查。經濟學家不規劃有意義的調查，做出的分析大概只能「很虛線地」去連結研究和政策之間，那麼他們提出的政策建議難道不是「猜測性」的？

# When the Stock Market Rises, So Does Inequality

Many Americans benefit from rising stock prices, but wealthier families own a far greater share of overall equity holdings.

Families grouped by percentiles of net worth:

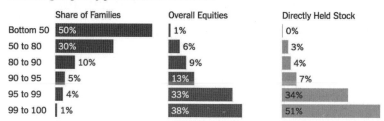

| | Share of Families | Overall Equities | Directly Held Stock |
|---|---|---|---|
| Bottom 50 | 50% | 1% | 0% |
| 50 to 80 | 30% | 6% | 3% |
| 80 to 90 | 10% | 9% | 4% |
| 90 to 95 | 5% | 13% | 7% |
| 95 to 99 | 4% | 33% | 34% |
| 99 to 100 | 1% | 38% | 51% |

Source: Survey of Consumer Finances, Federal Reserve Board • By The New York Times

本文首刊於2021年03月13日《廖美》臉書網站，獲作者同意轉載

# 疫情下的百貨業日常

## 2021・5・19

◎ 竹間小姐的備忘錄

花藝師、斜槓文字創作者

　　疫情動盪不安的日子，百貨公司沒有停業，依舊要正常上班，空蕩蕩的百貨，有一種全世界都去避難，只剩下我一個人的遺棄感。此時此刻還能正常上班是該感到慶幸，卻也不免焦慮擔憂著。雙北疫情宣布三級緊戒開始，櫃姐們都顯得躁動不安，彼此都有默契地遠遠避開減少接觸，間隔幾分鐘就往手上拚命噴酒精，彷彿能夠稍稍消除未知的不安感。

　　百貨公司整天下來進出最多的是外送人員跟收取宅配的大哥們，偶爾有路人經過大家都戴緊口罩神色緊張的快步走過。當人們不出門以後，生活型態快速被改變，食、衣、住、行、育、樂，排行越後面的產業影響越大。

　　想起老闆曾經分享的：人只會越來越懶，不用出門動動手指，咻一聲！想要的東西就會出現在眼前。實體店的存在是為了體驗，網路商店雖然又快速又方便，但唯有實體店可以透過眼睛欣賞、手去觸摸、鼻子感受，更真真實實地體驗美好，也能依照不同的需求提出專業的建議。唯有人與人之間才能激盪

創造出更多火花，這也是網路商店永遠無法取代的溫度。

　　雖然還正常上班著，但沒有客人經過，櫃姐們等同零績效，相對的工作上也會受到影響，一起安全宅在家的日子，若經濟許可的情況下，不妨也動動手指線上支持那些喜歡的品牌跟商家吧

　　期盼疫情真正結束的那天，人們再次走回熱鬧的街道，一起快樂的談笑著，也期盼終於能夠相聚的那一天。

　　一定加倍提起精神，鞠躬微笑大聲說句：您好！歡迎光臨！

本文首刊於2021年05月19日《方格子vocus》網站，獲作者同意轉載。

# 彭博資訊戴上墨鏡看臺灣！

## 2021・5・26

◎ 謝金河 中信金融管理學院講座教授

　　彭博資訊（Bloomberg）一向是金融業非常倚重的資訊來源，像是高燦鳴（Tim Culpan）先生的科技產業分析，向來受到關注。不過今年以來，彭博資訊對臺灣的報導似乎都偏向負面，例如，彭博資訊最早說，臺灣過度依賴半導體產業，會像當年的荷蘭，一個產業獨好，其他產業陷入困境，臺灣會得到荷蘭病，但臺灣其他產業這一年來都有不錯的表現，臺灣似乎沒有得到荷蘭病。

　　接下來，彭博又報導缺櫃嚴重，威脅全球經濟，臺灣受到影響的有汽車零組件，工具機，塑化，紡織……這兩天，彭博又說臺灣疫情升溫，全球晶片供應瀕臨危險，經濟的不確定性，加上美歐日增產，臺灣在半導體產業的主導地位可能逆轉。這些都有主客觀因素的依據，可以討論。

　　不過，彭博又衝著週六引發大家熱烈討論的「校正回歸」發言，彭博資訊認為校正回歸削弱官方公信力，臺灣政府修正新冠病例數，使未來疫情發展更加充滿不確定性……彭博資訊說，臺灣拒買中國疫苗，將自己陷入無疫苗可打的窘境，將衝

擊全球晶片產業……。臺灣是不是因為拒買中國疫苗，才會造成沒有疫苗可打的窘境？這有討論空間。另外，校正回歸是把篩檢的確診病例歸到原來的日期，這樣做，也許有理說不清，但可以讓大家比較好判斷疫情發展的趨勢，這是個數字的問題，但不同黨派的人就會出現完全迥然不同的看法，彭博的報導也有被討論的空間。

一個國家的經濟發展，不會一帆風順，偶爾會遭遇風浪，像這次疫情失控，是大家都掉以輕心了，這一段時間國旅大行其道，喜宴照常，還有特種營業……這次疫情又給臺灣一次考驗。遇到問題，我們只有全島一命共同面對問題，天天口舌相爭，對臺灣不會有什麼幫助。這次臺灣缺水，缺電，再加上疫情擴散，這是天降大任給臺灣人民，這幾天大家自動封城，臺灣人民展現智慧，我相信可以渡過危機。也許彭博資訊也可以換副眼鏡看臺灣！今天高盛看台股目標高點19000，看法好像比彭博資訊樂觀。

本文首刊於2021年05月25日《謝金河》臉書網站，獲作者同意轉載

# 疫情下阿公阿嬤的生活(節錄)

## 2021 • 5 • 29

© Ai-Lun Huang 編劇

　　前幾天去全聯買蟑螂餌時，遇到一位阿嬤，她就在門口東張西望著。我想了想，靠近問她，「有沒有什麼我可以幫忙的？」

　　她轉頭，口罩很明顯戴了兩層，小聲地跟我說，她沒有手機、也不太會寫自己名字，怕沒辦法進去全聯。我最初第一個想法，就是「那我幫妳寫妳的名字。」但後來，看阿嬤行動也不是太方便，我就問阿嬤是要買什麼特定的東西嗎？我可以幫忙買。

　　想起，曾經宅配不送貨上樓給我爸媽，於是我媽得下樓去搬，後來還受傷的事情。

　　我知道不該群聚，我也知道外送不該上樓。但我曾經也回不了家，擔心家裡兩老的狀況，卻束手無策。

　　真的會有獨居夫婦或老人，可能沒太多跟鄰居來往，兒女們也獨立有家庭，他們甚至可能真的不太會寫字也沒有手機。他們沒辦法上網訂蔬菜箱，只能用現金去傳統市場交易。

　　真的有。真的有。真的有。

甚至如果好一點，兒女可能困在其他縣市回不來，但是很孝順周到地訂了補給用品，卻因為貨運不送貨上樓，而得自己扛著一堆物品爬老舊公寓的樓梯。

　　我想起去年疫情剛開始時，有幫忙兩個老家在高雄的朋友，用機車送貨去給他們的爸媽，都是營養品和不可或缺的尿褲。

　　沒有尿褲很辛苦的，真的。

　　那些靠著國民年金，節儉過日的老人們，沒太多選擇，真的是去傳統市場買菜。

　　是，有許多基金會和社會局，但一定也是有人無法被照顧到。

本文首刊於2021年05月29日《Ai-Lun Huang》臉書網站，獲作者同意轉載。

# 從基隆的幼幼幼兒園停業，想想私立幼兒園的生存課題

（節錄）

## 2021 • 6 • 25

◎ 鄭婉琪

幼稚園老師

　　這十幾年來，在政策上，比較是朝向幼兒園公共化的方向走。私立幼兒園能秉持理念，也遵守教育部一些指導原則的，可能反而不好經營了。小的幼兒園特別如此。因為面向非常地多，挑戰之難，可能都不是幼兒教育系畢業或是園長班上完，就能夠去處理幼兒園的多方挑戰。各種限制，簡單說，真的就是讓經營可能，幾乎是空集合。

　　真的。幾乎是空集合。我對於那些有理念，而現在還存活著的幼兒園，都致上敬意。疫情之故，幼兒園又特別難做替代的方案。老師能轉換成有遠距能力，就已經是一大門檻。

　　如果說教育部本來國小國中還有去思考遠距教學的事，我想對於幼兒園大概是要想也很難想的。疫情來時，對於經營者，雖然有紓困補助，但是申請了還不一定能得到補助，更不用說金額何時核定下來？然後，薪水要發，不能少，不能對家長收費，材料費活動費要退費。這時候會覺得經營者應該都是本來口袋滿滿，不會再同時記得政府對於收費有很多很多的管制，可能會有這樣的本能反應：業者要自付盈虧啊。下學年要怎麼做？我想這還煎熬著很多人，做與不做，都是非常艱難。

本文首刊於2021年06月25日《鄭婉琪》臉書網站，獲作者同意轉載。

# 身為社會學者的擔憂與建議

（節錄）

## 2021 • 6 • 27

◎李明璁 探照文化執行長

請容我認真說兩點身為社會學者的擔憂與建議：

1.接下來疫情可能會不好不壞地持續就這麼每天百人上下的確診數量，以至於警戒級數也會介於三級還難解而二級有風險的窘況。然後民眾的防疫疲乏明顯出現，人潮車潮已經慢慢回流。這可能導致一個治理上的公平與兩難問題——如果仍維持三級，那表示很多餐飲書店藝文等服務百業場所等等都還是不能正常營業，但其實民眾的生活與工作，相對的可能已經自行恢復到「二級感」。有點諷刺，對這些場所經營者與工作者來說，他們咬牙遵守法規，卻沒能換來大眾的自律配合與足夠的集體安全，坦白說並不甚公平。

反之，如果政府大膽宣布7月中降至二級，整個市況當然會隨之回流（可以想見媒體推波助瀾又將歡樂過high），而這可能意味著其實並沒有完全撲滅的疫情，又有很高復發風險。這要怎麼做才好，真的艱難，總需解套（且有配套）。

2.紓困補助立意很好，我個人也支持就這件事來說，並非齊頭式的全民發給。但目前補助的方式如果沒有一些更積極、甚或是能打破既有政府預算或租稅框架的配套政策，很有可能最

後各家小業主、自僱者們申請拿到的微薄補貼，終究都只能拿去支付原本就佔營運成本頗高比例的房屋租金。雖然最近我們已經聽說很多房東釋出善意給予減租，但這畢竟仍是少數特例，如果沒有制度性的規範設計，僅仰賴個人善意其實杯水車薪。

我一直在想，如果三級狀況還會持續，政府對於房東減租是否能有更積極的介入要求、或提供誘因（比如抵稅）。這等於是配套於紓困方案的必要做法，能稍緩小本經營者與自雇工作者蠟燭兩頭燒的壓力。此外，對於各類場所停業的時薪工作者、或自僱接案的計件工作者，他們的實質失業狀態，也應該更積極地給予協助。這件事刻不容緩！

我想說的是，疫情不只是病毒感染問題，也更涉及經濟所得與財富分配的公平問題，以及當然還有很多因為工作生活壓力所導致的心理問題。整體來說，接下來可能不好不壞的疫情狀態，我們要面對的絕對不再只是CDC每天記者會上報告的確診數據，更是大街小巷裡、人們每天要辛苦處理的帳單、報表與荷包窘困狀態。

本文首刊於2021年06月27日《李明璁》臉書網站，獲作者同意轉載。

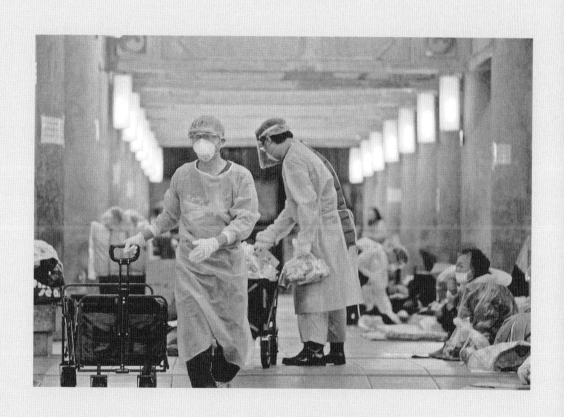

經濟與科技
新常態

# 新冠疫情的經濟衝擊與未來發展[1]

◎ 林建甫

中信金融管理學院講座教授、臺灣大學經濟系名譽教授

## 疫情

新冠病毒疫情從今年1月起在中國大陸的地區流行（Epidemic），到3月後發展到歐美，迄今已經演變成為全球大流行（Pandemic）。各國為控制疫情的擴散，紛紛採取必要的隔離措施和保持社交距離的舉措，也讓整個世界陷入「大封鎖」（great lockdown）的狀態。

世界各大經濟預測機構大幅調降原本今年的經濟成長預測值。尤其是國際貨幣基金會（IMF）顯示極度悲觀，2020年的全球經濟成長率一度從1月份預測的正3.5%降為6月份的負4.9%，到10月份再微修成負4.4%，這是從1929年世界經濟大恐慌以來，最嚴重的不景氣。

各國政府為了救社會、救經濟，窮盡所有力量推出不同的政策。我們可以歸納成最重要的兩項工具：貨幣政策及財政政策，也就是政府的「倚天劍」與「屠龍刀」。利用先揮倚天劍，緊急

---

1. 本文初稿完成日期為：2020年11月21日。

地救「市」；之後再耍屠龍刀，用財政政策來救「世」。日後產業要因
應消費型態的改變，藉此找出新機會，進行調整就是要透過「乾坤大挪
移」。

## 貨幣政策救市

　　疫情在中國大陸蔓延開來，農曆過年後，中國人民銀行就不斷透過公
開市場操作釋放流動性，包括調降逆回購操作利率、貸款市場報價利率
（LPR）、中期借貸便利利率（MLF）等來救市。歐美疫情發酵後，影響
到企業經營，導致企業短期融通困難。美國聯準會3月3日出乎意料地緊
急降息兩碼。雖然聯準會主席鮑爾隨後在記者會上表示：「我們看到美
國經濟前景面臨風險，因此選擇採取行動。」但市場解讀：「聯準會是
不是看到我們沒有看到的？」恐慌因此更加嚴重，逐漸導致市場無差別
拋售金融資產，讓美公債及優質企業流動性一度出現問題。

　　財務槓桿很大的資產證券化商品，如房貸型不動產投資信託
（mortgage REITs；mREITs）甚至宣告他們無力支付保證金追繳（margin
call）。也引起被動型指數股票型基金（ETF）及槓桿型交易與避險基金
等流動性出問題，加重市場美元荒。因此3月16日，聯準會採取了更大
力度的政策組合，包括降息四碼至零利率、執行7000億美元（以下幣值
同）的購債計畫，聯合主要央行操作流動性互換，確保國際美元流動性
充沛，緩解全球對美元資金需求的壓力。

　　後來更進行2009年救市都未曾採用過的無限量QE（Quantitative easing
，量化寬鬆），去除購買規模的限制，把一般公司股票及從投資等級剛
被調降成BB等級的新垃圾債券都納入合格抵押品範圍，幫助修復企業和
金融機構的資產負債表。可以說把貨幣政策都做到了極致。換句話說，

為了救市，倚天劍已經精銳盡出。

## 財政政策救世

　　接著各國也都開始耍起屠龍刀，實施財政政策來救世。這是積極的作為，幫助受災情影響的企業度過難關並順利轉型，也避免企業倒閉帶來的失業潮，影響到國家社會的安定。

　　其中最為重要的就是紓困。這包括受到鎖國或封城衝擊的行業如航空、交通、旅遊、酒店等；為控制疫情的擴散紛紛採取必要的隔離措施和保持社會距離的舉措，減少人與人之間接觸密集而因此關門的酒吧、餐廳；以及娛樂場所、百貨公司等相關行業的公司及員工都是紓困的對象。其救急紓困的方式有：低利貸款、現金補貼、租稅優惠等。至於貸款的部分，大部分還是透過銀行或金融體系才得以融通，各國都大同小異。但美國規模已是有史以來最大。各國把屠龍刀耍得威風凜凜，頗有不計代價，先做了再說。

## 後遺症

　　然而倚天劍與屠龍刀，貨幣政策及財政政策的極致不是沒有副作用。以美國來說，2008年金融海嘯後的QE，不但利率降到了零，也把聯準會的資產負債表從8000億膨脹到2017年的4.5兆，其後升息縮表，好不容易降到3.8兆。

　　但現在全吐回去了，利率再度回到零利率，聯準會的資產負債表更加膨脹超過7兆。而美國整體國債在川普當選就任後，2017年初為19.8兆，在今年2月初首度突破22兆，代表過去三年債務已大增2.2兆。現在三輪

密集的紓困及對企業及地方政府的低利貸款，也讓美國整體國債到2020年10月已經突破27兆大關，估計兩年內會再增加3兆，達到30兆之多。這是此前摩根士丹利（Morgan Stanley）預測美國要等到2025年才達得到的水平。

在確定的解藥及疫苗發明以前，未來的環境唯一的確定就是「不確定」。但目前除了持續防疫外，全球疫後新常態已出現，很多往日大家熟悉的場景，可能都回不去了。

## 新經濟

接下來筆者想談一些科學的進步然後說明：疫情後經濟的對應改變，就是我們發展的機會。AI（Artificial Intelligence，人工智慧）現在的發展非常的快，非常多的東西被發展出來，而背後是工業4.0。這是從工業1.0、2.0、3.0演變來的。1.0是機器取代手工、2.0是生產線開始、3.0是IT自動化，到4.0是智慧生產。4.0也是郭台銘所說的「關燈生產」。

> 貨幣政策及財政政策，就是政府的「倚天劍」與「屠龍刀」。先揮倚天劍，緊急地救「市」；之後再耍屠龍刀，用財政政策來救「世」。

阿里研究院他們說，第一次還是一樣是蒸汽機的時代來臨，是動力革命，第二次則是電力革命，是能源的革命，第三次他們一樣講是開始自動化，可是著重的是計算革命，是IT時代，現在是第四次，叫做數據時代，就是DT革命。從Information Technology（資訊科技，簡稱IT）到現在Data Technology（數據科技，簡稱DT），這是一個很大的突破。對應這個演進的過程，人類的經濟組織單位演變就是工廠，到公司（跨國公司），再到產業鏈，現在則是平台經濟的時代。

# AI

現在最重要的是資料，因為有各式各樣的資料，這些資料不只是傳統的數據資料，還包括非傳統的：人們在社群網路上面的互動，消費者的購買行為、遙測的瞬間回應、股市的高頻價量。AI可以分析客戶資料，幫助精準行銷。而巨量資料、大數據的時代來臨，AI相對應有發展就有各式各樣的改變，形成各種的新的研究領域、新的工作機會。很多人擔心AI會把人類工作取代掉，可是有很多新的工作其實是我們現在都還看不到的。我們不用杞人憂天地說，以後的工作都被AI搶走了，就像當年馬車伕看到汽車來臨了，馬車伕要失業，可是他沒有想到後來的汽車使用，就有各式各樣的工作機會又被創造出來。

另外一個重點就是AI的應用可以到萬物相聯，那就是物聯網（Internet of Things，簡稱IoT）。什麼東西都可以相聯：Anyplace, Anywhere, Anyone, Any device, Anybody, Any time, Any context, Any service, Any business, Any path, Any network。IoT的應用，舉例來說馬上要來臨的就是車聯網的時代。因為美國已經在2015年就規定，未來五年所有車子都要加裝防撞IoT，所以車聯網馬上改變人類的生活。車聯網結合未來無人駕駛車的新世界，任何人上車，只是進入一個房間。一個移動的房屋的概念，不再去駕駛，要辦公、要休息、要娛樂，可以非常自由自在。

## 經濟學的改變

經濟學的生產資源，過去講四大要素：勞動、資本、土地、企業才能。現在一定要加上大數據。因為大數據可以協助精準生產，幫助精準行銷。而且可以幫助平台經濟與共享經濟的發展。

過去經濟學講規模經濟，強調找最適規模，「寸有所長，尺有所短」。不同規模的最低成本包括成長期成本曲線。科技的進步，那現在的結果是什麼？整個長期成本曲線，是往下一直降，因為成本越來越低。現在的製造可以用3D列印，經濟批量為一，甚至可以量身訂做，其成本都很低的。生產成本大大減少，所以可能已經不需要有長期成本曲線的概念了，這對經濟學的理論也是一個很大的改變。

更大的影響是共享經濟，以前根本沒有辦法推行。因為共享或共產主義的運作沒有效率、沒有誘因、沒有辦法分辨工作努力與否。共產主義的罩門是沒有財產權、沒有工作的誘因，而且致命傷就是「共有財的悲劇」。因為沒人要負責，不但沒有改良的誘因，反而竭澤而漁，焚林而獵，殺雞取卵，不留餘地。但現在的共享經濟，建構在私有權的資本主義下，不會有上面的問題。

> 市值只要超過 10 億美金的就是獨角獸，全世界已經有很多獨角獸。我們現在也要培養更多的臺灣中小企業變成獨角獸，要升級轉型，這就是臺灣的機會。

傑瑞米・里夫金（Jeremy Rifkin）的書：《物聯網革命：共享經濟與零邊際成本社會的崛起》（*The Zero Marginal Cost Society*），講的是物聯網時代，因為任何東西在網路上都可以出租，都可以租得到，租用的成本是很低的。對比要擁有資源，成本是很高的。甚至人們有多餘的東西也可以拿出來供給別人，所以每個人也是生產者也是消費者，所以產銷合一者（prosumer）[2] 的觀念就出來了。因為資產價格一直漲，年輕人無法擁有資產。但共享制度，可以讓年輕人租用，而因為使用資源的成本非常

---

2. 編註：此一名詞結合英文生產者（producer）與消費者（consumer）。

的低，讓年輕人用得起，也造成了整個世界會變得更公平。可以幫助年輕人創業，世界就容易進步。我們不必懷疑共享經濟的趨勢。最近大陸有幾家共享單車失敗，那是因為他們的商業模式（business model）有問題。臺灣的YouBike就很成功，大家也都可以便宜地騎乘。放棄自由自在亂停，需要停回基柱，反而好管理。

## 平台經濟

新常態已出現在我們生活的各個方面：社會、文化、經濟和政治制度，種下改變的因子，未來的面貌可能與從前大不相同。

　　回到平台。Uber是世界最大的租車公司，Airbnb是世界最大的旅館，市值已經超過萬豪酒店（Marriott）。世界最大的媒體現在是Facebook，可是Facebook沒有內容，裡面的內容是使用者上傳（upload）上去的。所以這變成一個非常有趣的社會，這種就是平台經濟。各式各樣的平台，市值只要超過10億美金的就是獨角獸，全世界已經有很多獨角獸。所以我們現在也要培養更多的臺灣中小企業變成獨角獸，要升級轉型，這就是臺灣的機會。

## 產業新機會

　　疫情後，產業新機會則是要注意最近業績因為疫情反而長紅的相關企業。例如，不出門與減少接觸的宅經濟、遠距經濟，電子商務等等。所以最近的網上娛樂、視聽會員、上網購物、外送平台一片火紅。為了在家工作，各品牌的筆記型電腦都賣到缺貨。而利用人工智慧及新科技來防疫與偵測病毒的新興科技；對抗疫情，包括「採檢快篩、治療藥物、

預防疫苗」的生化科技，醫療器材等行業都重新獲得肯定。生產面方面，因為擔心國安與醫療安全等問題，各國都要開始有自己的口罩、防護衣、醫療用品生產線。而長鞭效應引發擔心斷鏈危機，因此造成供應鏈改變，各國製造業都要重新布局，工具機行業及智慧生產就特別地被看好。這種產業的乾坤大挪移不是三、五年內就會調整完畢的。

再舉一個例子，農業，過去我們講農業是看天吃飯，因為作物需要大自然，現在在貨櫃裡面可以養農業，貨櫃裡面可以精準地控制溫度、濕度、連光都可以控制，甚至研究指出，LED中的紅光、藍光是影響生長最重要的特定波長。這就是精準生產，條件搭配得好，可以讓植物生長得更好、果實的甜度可以精準地控制。所以大家可以吃得更健康。

所以就連農業，也不用再看天吃飯。貨櫃農業，根本是可以不受颱風的影響。而且經濟學過去講產品，分析農產品是完全競爭，因為消費者沒有辦法分辨吃的稻米來自於那個農夫，也無法分辨牛肉來自於哪裡牧場。可是未來所有東西都可以有產品履歷，所有東西都可以寫在QR code裡面、寫在二維碼裡面。消費者願意付更高的錢去買更健康的產品。所有的產品都可追蹤產品履歷，都是具壟斷力，或者說壟斷性競爭，就不再有完全競爭這回事了。

## 結論

歷史總會有驚人的相似。此次新冠病毒疫情影響嚴重，現在已持續近十個多月，何時結束仍遙遙無期。但畢竟疫情的病毒，科學家一定會找到解藥，發明疫苗。疫情對經濟的影響是短期的，相信瘟神一過，經濟一定反彈。可是糟糕的是，倚天劍與屠龍刀的副作用，未來都要小心面對。貨幣政策是短期有效，長期會造成金融資產膨脹，加深貧富不均。

財政政策的大量舉債，債務大增，終究成為後代子孫的負擔。後續的解決方法要未雨綢繆。

　　新冠肺炎疫情帶給我們的不只是個人防疫或生病醫療的問題，而是還將會產生前所未有的連鎖反應。新常態已在我們生活的各個方面：社會、文化、經濟、和政治制度，種下改變的因子，未來的面貌可能與前大不相同。我們要有前瞻的思維，趕快在新常態中找到合宜的立足點，超前部署，取得未來的先機。

　　當務之急還是需要各國更加緊合作與協調，共同抗疫，並確保金融市場的穩定，全球經濟才能復甦。疫情之後寄望未來的乾坤大挪移，能找到新的機會，進行調整，讓經濟重返繁榮的軌道。

# 新冠疫情的
# 新經濟危機[3]

◎ 連賢明　國立政治大學財政系教授兼創新國際學院副院長、臺灣研究中心主任

　　新冠病毒（COVID-19）於2019年年末於中國武漢出現。短短兩個月間，全球病例數已破萬，病毒蔓延超過五十多個國家，世界衛生組織（WHO）於2020年1月宣布此為國際突發公共衛生事件，並於3月將COVID-19歸為大流行病，同年6月底全球突破千萬確診人數。迄今全球已約2.19億人確診，455萬人死亡，堪稱是本世紀前所未見的疾病災難。

　　臺灣雖和中國有緊密的貿易連結，但在第一時間得知武漢具備可疑疫情，即刻採取行動限制中國旅客入境。接著採用許多方法來進行防疫，諸如使用數位工具（推出應用程式，如健保快易通APP、口罩供需資訊平台等）、每日召開記者會讓民眾瞭解疫情資訊、開設疫情中心來有效整合防疫資源。這些措施使得臺灣民眾能在知情下進行個人防護，造成臺灣自疫情爆發以來，是全世界較少遭受疫情衝擊地區，2021年4月累計1,078例確診病例，其中11人死亡。然而，病毒不斷演變且變成更具傳染性，2021年5月臺灣出現了第二次大流行，累計確診人數快速升至6月的

---

3. 本文初稿完成日期為：2020年11月21日。

14,804例，8月底為15,995例，累計死亡人數達835人。

　　新冠肺炎可怕的傳播力使得世界各個國家相繼淪陷，世界經濟因此遭受到巨大衝擊；為降低肺炎傳播的速度，各國先後採用封城隔離措施，這些措施雖有效減緩病毒的傳播，卻也造成經濟活動的停滯，不少國家經濟直接陷入嚴重蕭條，經歷比2008年全球金融海嘯更嚴重的經濟衰退。為防止經濟長期停滯和衰退的風險，各國紛紛祭出過去70年來最大規模的紓困措施，期望能減緩經濟墜落的速度。要理解因疫情所引起自1930年以來最大的經濟衰退，我們下面區分四個部分來討論。第一，疫情造成的影響有多大？第二，各國政府如何紓困？第三，疫情對哪些民眾的衝擊最大？第四，疫情對經濟的衝擊會持續多久？

## 疫情下的經濟損失

　　新冠肺炎以驚人的速度傳播，感染數每每以百萬計，隨著患者傷亡的增加，肺炎所帶來的直接經濟損失顯而易見，而阻止病毒傳播所實施的隔離限制，更造成整體經濟活動停滯。以美國為例，從3月陷入新冠病毒危機以來，大量民眾居家防疫，商家被迫暫停營業，導致第2季國內生產毛額（GDP）較前一季萎縮9%，創1947年以來最低紀錄；同時期失業人口在短短三個月內期增加了1,400多萬，失業率從2月份的3.8%開始飆升，短短兩個月上升至5月份的13.0%，且同年7月，請領失業給付人數達到3,020萬。

　　和美國類似，歐洲亦遭受重大疫情衝擊。根據歐盟執委會於2021年5月的春季經濟預測報告，2020年經濟成長率修正為負6.1%。在勞動市場表現上，2020年8、9月歐盟平均失業率達7.7%，且據預測2021年歐盟平均失業率將為7.6%，2022年為7%，另外通貨膨脹率將在2021年達到1.9%的

高峰，繼而在2022年放緩至1.5%。而在亞洲部分，世界第三大經濟體的日本在經濟衰退相當嚴重。2020年第二季GDP較前年度下滑9.9%。失業率更是創三年來的高峰。韓國第二季經濟表現則相較前年度收縮2.7%，失業率於5月攀升至4.5%，為2010年1月以來的最高水平。

　　相較之下，臺灣雖然疫情維持可控，但經濟仍舊受到相當影響。2020年的國內生產總值較去年增長0.78%，失業率則由3月的3.8%竄升至4月的4.1%，後續則慢慢復甦改善，臺灣同年9月失業率已降回3.78%。但即使如此，許多行業仍受到大流行的嚴重影響。舉例來說，疫情爆發後國際旅客幾乎都被暫停，航空業和國際旅館有不少員工被解僱或休無薪假。此外，隨著2021年5月中旬國內疫情升溫，全國進入疫情三級警戒，管制措施趨嚴使得內需產業受到嚴重衝擊，5月失業率竄升至4.11%，飆上七年半新高。6月失業率續攀至4.8%、創逾十年半新高，就業人數亦月減9.7萬人，因經濟因素致周工時未達35小時的低工時就業者也暴增至98.4萬人，如此數據皆表明，COVID-19對臺灣經濟產生極大的影響。

> 為防止經濟長期停滯和衰退的風險，各國紛紛祭出過去70年來最大規模的紓困措施，期望能減緩經濟墜落的速度。

## 疫情下的政府紓困與經濟刺激

　　為應對這場危機，世界各國紛紛大灑幣來降低這次經濟下墜的風險。美國是全世界確診案件最多的國家，其紓困規模也是前所未見的1.9萬億美元，占GDP約14%。要是納入目前在討論的第二波紓困，光是美國的紓困規模就上看4兆美金，占美國GDP約20%，總金額是2008年金融危機政府紓困的5倍左右。也因此，美國2021財政年度預算赤字將達到

3兆美元，接近2020年歷史高點。考量到2021年推出的1.9兆美元疫情紓困措施，美國國會預算辦公室（CBO）今年的預算缺口將相當於GDP的13.4%，是1945年以來的第二高，僅次於2020年的14.9%。此外，CBO亦指出，美國2020年的赤字為3.13兆美元，而2021財政年度的前八個月即已經達到2.06兆美元，可以看出疫情爆發帶來的經濟活動中斷以及應運而生的紓困案，持續讓政府赤字承受壓力。

而歐盟最新的紓困方案，金額也拉高到1.8兆歐元。德國提供的各種紓困措施（包括直接補助、減免稅，和貸款與擔保等）已達GDP的20.3%；法國的振興措施約占GDP的15.8%；義大利與英國紓困計劃則約相當於該國GDP的13.0%與9.0%。而亞洲地區紓困規模以日本為最，其共推出的刺激計畫，金融和財政政策的總預算規模逾33兆日圓，約占GDP的42.8%；南韓紓困總預算約36兆韓元，占GDP約為14.1%。從上述這些紓困規模，不難看出對應這次的疫情危機，各國政府僅能透過紓困來維持經濟穩定與生機。

而臺灣因應COVID-19疫情，在第一波疫情中編列高達2,099億的特別預算，除用於防疫外，亦提供受疫情衝擊的勞工、產業與企業給予紓困補助約達1,465.3億元。2021年5月爆發第二波疫情後，全國疫情首次提升至第三級警戒，衝擊許多內需型產業，政府因而通過2,594億經費，並提出「紓困4.0」方案。但相比較其他國家的政府額外支出占GDP比率，顯示臺灣紓困規模相對有限。根據國際貨幣基金最新統計，全球平均財政激勵規模為9.2%、G20前10大國平均為12.8%。而臺灣特別預算劃定之8,400億占GDP比率僅有4.24%，遠遠低於美國（25.5%）、新加坡（16%）與香港（15.9%）。

在這些紓困措施中，約可區分幾個不同層面。以美國為例，第一個層面在於加速擴大企業貸款，給予企業租稅優惠，來避免大規模裁員。這

個措施從源頭降低可能的龐大失業潮。美國針對危機影響最大的企業（如波音或航空公司）提供流動資金，確保這些大企業不因缺乏流動進而裁員。另外也由國會向社區銀行提供聯邦擔保貸款，用於激勵小型企業保護工人不受解僱，亦即「薪資保護計劃」。

第二，在社會保險保障上，則透過擴大失業保險覆蓋範圍，並向各州提供貸款以資助失業保險，直接透過社會保險保障失業勞工家庭，讓他們能夠維持基本生計。第三，除上述比較間接方式來確保民眾工作外，聯邦政府更接提供納稅人現金補助。只要個人年收入不超過75,000美元，可獲得1,200美元救濟金，未成年子女每個孩子額外補助500美元，為那些受大流行影響工作和企業的人們建立一個安全網。

臺灣主要紓困措施和美國類似。首先，在企業部分，針對中、小與微型企業之貸款提供低利率、延緩繳納本金，或展延借款期限等協助措施。在個人的部分，則以提供免除費用、政府擔保的貸款，和降低抵押貸款利率等債務支付展延與暫緩之協助，來降低個人債務無法償還的衝擊。其次，對於沒有工作的勞工、企業員工、自雇者以及其他類型勞工與弱勢族群，政府匡列超過千億經費，直接發放每人4,500元到6萬元不等的現金補貼。

比較特殊的除了針對特定勞工和弱勢族群提供現金補貼外，政府分別於2020年與2021年推出「振興三倍券」與「振興五倍券」計畫，以因應嚴重特殊傳染性肺炎疫情造成的景氣不穩定，藉此刺激民眾消費。相較於國外多半採取大規模現金補助，臺灣則是採透過紙券的方式來刺激消費。因臺灣國民儲蓄率極高，民眾很可能將補助替代掉原本花費。為達到提振經濟的作用，政府因而採用消費券來發放補助，透過限制使用時間和範疇，期在短期內達到較大的乘數效果。但臺灣的紙券發放亦引發幾項爭議與疑慮：一是針對採用紙券形式是否較現金發放效益高；二是

針對政府額外支出對經濟貢獻的效果是否得以發揮效益，但於目前尚缺乏實際數據，故紙券實際經濟效果仍有待觀察。

## 疫情下的勞動力衝擊

在探討相關紓困措施後，筆者也分析哪類民眾最容易受到經濟衝擊。

**這次經濟衰退的幅度可說是 1930 年以來最大的，但不幸中的大幸是，經濟復甦的狀況也隨著封城措施的結束，呈現非常快速的回復。**

因應疫情爆發下，世界各國政府採取許多限制措施與政策，像是邊境關閉、旅行限制和檢疫等。這些政策雖然達到其功效，但也對各國勞動市場造成了嚴重的就業破壞。以美國為例，2020年4月即有2,000萬人失業，失業率高達14%；加拿大則是自COVID-19經濟關閉開始到4月中旬，總就業人數下降超過300萬人；法國亦在封鎖期間解雇了超過1,000萬名員工。除此之外，依據OECD所發布資料顯示，2021年5月整體失業人數為4,350萬人，比2020年2月增加810萬人。韓國勞動報告亦指出該國零售與批發行業受到強烈影響，包含11.3萬人慘遭裁員，同時，製造業也有7.6萬人面臨失業。

這次的COVID-19衝擊傷害了需要與人接觸，或處於人力密集環境的行業和工作。像是集中於人際互動的服務業，或勞力密集的製造業，都因此災情慘重。根據美國國家經濟研究局調查，COVID-19大流行造成經濟關閉，給所有工人帶來了危機，但對婦女、非白人工人、低收入者和受教育程度低的人的影響更大（Stevenson, 2020）。在冠狀病毒危機最嚴重的時候，低薪工作的流失比例約為高薪工作的八倍，而收入最低的地區遭受的破壞最深。澳大利亞也曾針對受到COVID-19冠狀病毒影響的行業進行調查，也發現影響集中在製造業、批發業、休閒產業等；以社經地

位來說，則集中在婦女、非白人工人、低教育和低收入等。也因此，聯準會前主席班・柏南奇（Ben Bernanke）表示：COVID-19是一場比以往更不平等的衰退。

而觀看疫情下的臺灣。臺灣於2020年與2021年爆發兩波疫情，但兩波疫情卻對不同產業勞動市場產生強烈衝擊：2020年首次爆發疫情後受經濟衝擊最大宗為製造業，而2021年臺灣本土疫情爆發則主要衝擊住宿餐飲、支援服務業、及批發零售業等三個行業。根據勞動部統計顯示，2020年6月製造業無薪假人數即占整體無薪假人數之50.4%，而2021年8月製造業實施無薪假的人數僅占全體無薪假人數3.9%，住宿餐飲業人數則占總人數的46.7%，其他內需產業相關行業，如批發零售業占15.8%、運輸及倉儲業占10.9%。此外，根據統計2021年7月臺灣的失業率為4.53%，較6月的4.80%略微下降，但仍創下2011年以來的同月新高，亦反映疫情影響仍未消退。

## 疫情下的衝擊將持續多久？

最後一個問題是疫情所帶來的經濟衝擊預估會持續多久？這次的經濟衰退的幅度可以說是1930年以來最大的，但不幸中的大幸是經濟復甦的狀況也隨著封城措施的結束，呈現非常快速的回復。另外，2021年以來，隨著主要國家疫苗接種進度加快，民眾生活逐漸恢復正常，全球經濟強勁復甦態勢亦逐步明顯。而這迅速復甦可能有幾個原因：首先，過往衰退的本質肇因於實體經濟的問題，而解決這些實體經濟的問題要一定的時間。相形之下，此波經濟衰退則是由新冠肺炎的公衛危機造成，實體經濟並沒有嚴重的受傷。其次，各國政府憂心封城後會引發經濟大蕭條，紛紛祭出鉅額的財政和貨幣政策來應對這次的經濟危機，這些鉅

額的紓困政策相當程度提振了復甦速度。最後，新冠肺炎疫苗在2020年末終於問世，疫苗和治療的進展提振民眾的預期心理，並消除對經濟展望的不確定性，對全球經濟表現有加持效果。

但面對不斷變異的冠狀病毒，各國依然須審慎追蹤疫情變化，並加快疫苗接種速度及採取更有效行動，方能為下波疫情提前部屬或者嘗試避免再度爆發疫情，將可能有效減緩疫情對世界的強烈衝擊。

**這次的 COVID-19 衝擊傷害了需要與人接觸、或處於人力密集環境的行業和工作。像是集中於人際互動的服務業，或勞力密集的製造業，都因此災情慘重。**

根據美國最新公布的數據，雖然美國第二季GDP衰退8%，但第三季則迅速恢復，顯示類似「V型反轉」的復甦路徑。雖說GDP仍較去年水準萎縮3.5%，但經濟復甦仍較原先預期的快。美國9月份失業率下降了0.5個百分點，降至7.9%，雖仍較2月份高出4.4個百分點（或680萬人），但也說明了五個月來，半數失業者順利找回飯碗。

此外，美國房市復甦也極為強勁，其價格幾乎沒有下跌，許多產業部門亦回到危機前的活動水準。儘管這並不表示美國經濟已完全回穩，或是回到危機前的水準，但卻能有力得看出，在第二季GDP經歷過歷史性負成長後，經濟能量具備極強勁的反彈動能。

在歐洲經濟與就業形勢上，根據歐盟統計局（Eurostat）發布之2021年第一季經濟數值，歐盟第一季GDP成長年增率為負1.2%。其中，法國是歐盟主要經濟體唯一達到正成長的國家（1.2%）。在就業市場表現方面上，歐盟於2021年5月的失業率為7.3%，較前一月失業率下滑0.1個百分點，但較2020年同期增加0.4個百分點。

此外，在歐洲經濟展望方面，參考歐盟委員會公佈的綜合經濟觀察指標（ESI），歐盟2021年6月的ESI為117，較前一個月數值上揚3.0。另

外，在歐盟ESI相關細項方面，製造業、營建業、服務業、零售業與消費者信心指數亦均較前一個月數值有較高之水準。

　　而在臺灣，景氣呈現「內平外溫」，2020年上半年消費呈現負成長，下半年民間消費則轉正。根據行政院主計總處公布之經濟數據，2020年臺灣全年經濟成長率為3.11%，第4季GDP成長率達5.09%，顯示臺灣經濟復甦相當穩健。

　　雖然2021年5月中旬臺灣爆發新一波本土疫情，染疫人數甚至超過去年，但依據主計總處評估，假設疫情在第三季內有效控制，且疫情僅衝擊內需產業，不影響以出口為主的製造業生產活動，臺灣經濟所受到之衝擊將減小，並預估2021年經濟成長率可達5%。

　　另外，即使疫情在國際間持續蔓延，只要在2021年持續加強疫苗接種率並確保疫苗有效性，接下來若臺灣在另一波大流行能守住，後續狀況應可以審慎樂觀。

# 5秒完成的簡訊實聯制，讓使用者需求擺第一！

## 2021・5・26

◎ 余虹儀

通用設計工作室創辦人

　　自從防疫升為第三級之後，出入各個場所都開始有了實聯制要求，連要進去便利商店買瓶水，也必須留下資料。如果被不肖人士偷拍張照片，上面的民眾是不是就有接不完的行銷或詐騙電話了呢？另外一些店家提供QR code讓人填寫電子表單，確實會比較安心，但當中有店家趁機要求消費者加入會員，也是一種讓部分民眾感到不悅的做法。

　　上述亂象發生沒多久，行政院就推出簡訊實聯制，有智慧型手機的使用者在掃描QR code後，會自動生成內有店家代碼的回報簡訊，也不用另外填寫個資。即使是陽春型手機，只要有基本的簡訊功能，也可以自行輸入店家代碼回報。而簡訊傳送的對象是防疫專線1922而非商家，不必擔心可能會受到店家行銷。實際操作後，果然如同政策宣導所說，5秒內就能完成。

　　對使用者來說，只要會傳簡訊，其他的事情都交由系統端處理，操作門檻降低許多，保護個資及隱私的做法，也考量到使用者的心理感受。這樣的機制讓不同知識差距、不同使用經驗，以及使用不同載具的使用者都可以快速自行完成任務，非常符合通用使用性（universal usability）。將使用者需求擺第一，是產品或服務獲得好評，且能夠擴大客群的關鍵因素。

本文首刊於《獨立評論》網站，獲作者及網站同意轉載。

# 抗疫微光計畫：送感疫者返家

**2021 • 5 • 31**

◎ 侯勝宗　臺灣計程車學院協會理事長

昨天我們計程車學院二位同仁掛病號，一位緊急送到醫院打點滴，大家都被我累壞了，真是對不起大家……

連續四天的緊急應變，新北長照車隊協助輸送了300多位感疫者安心返回家，說實話，從每一趟的上下車中，心中真是百感交集。因為我必須將他們當做感染者，一方面要幫助他們，但同時也要防範他們。

在這300多人中，太多種染疫的組合了。有看到一家五口染疫、三代同堂染疫，也看到媽媽和抱在手上的嬰幼童染疫、白髮夫妻染疫、更多的是新住民、小朋友和跟你我一般的青壯年染疫。他們回家的路真是漫長，必需先渡過在防疫所長達10–14天的不知道病情會不會惡化的複雜等待，過著與外界隔離的日子。

昨天晚上派車過程中有一個缺車空檔，跟二位各自要送去不同防疫旅館的朋友問了一下（當然要隔二公尺以上距離），才知道他們在檢疫所的生活全貌。某檢疫所有一百多間房間，每間只有床和桌子，沒有電視。一入住後，房內準備了隔離期間所需的飲用水和衛浴用品，其他沒有了。從進去這房門之後，從此不能再出門；除非病情惡化，需要就醫。期間若有身體狀況不舒服，一律用電話與醫護人員說明，醫護或人員不會進入房間。三餐全部吃便當，每天用廣播的方式，請大家於特定時間開門領取放在門口的便當，隔天收取前天三餐所遺留的拋棄式餐盒。

房間內沒有電視，如果入住者有帶電腦或手機，就還好可以跟外界連絡，老人家和小孩子就很辛苦了，他們真是度日如年。幾坪不到的空間，要關十幾天，真的像是在坐牢。

放出來雖然很高興，但後面還要有七天的自主隔離。有些家人不希望染疫者回家，要感染者去住防疫旅館，聽說代價還不低，除了政府補助2,200元之外，一個人一天還要自費2,000多元，視旅館等級而定。真是應驗了所謂的「花錢消災」四個字。

如果連家人都有顧慮的話，更何況是回到職場的公司同事。昨天一位解隔離的朋友分享，過去這十幾天公司沒有打一通電話給他，他想回去上班後應該會被貼標籤，甚至連工作都有可能不保。他對未來充滿了未知，只能走一步算一步了！但還好，身體沒有症狀，平安被放出來了。因為在檢疫所中有一些人後來出現症狀，送去醫院之後，就再也沒回來過了。這真的會是聖經啟示錄中所預表的末後世界嗎？

說著，說著，車子也來了，我也送他們上車，祝福他們早日安心返家。想著自己全身除了臉部有所防護之外，全身也曝露在病毒之中，心中難免有所擔心。送走返家民眾和抗疫司機之後，每天最重要的就是收站的清消工作，馬虎不得。背起後背式消毒桶開始清消，要將今天全天所有感疫者和司機曾經走過的足跡、摸過的地方、丟過的垃圾全部都要消毒完整。將所有人都當做有毒的人來思考，務必要殺滅所有病毒，否則隔天我們同仁也有風險。
在微光與雨中進行消毒過程中，心中忽然有一點感傷，我們人類怎麼會走到今天這個地步？

回家時已22點多，還好，今天在過午夜前到家。但難過的是，我也不能接近我的家人……

本文首刊於2021年05月31日《Medium》網站，獲作者同意轉載。

# 面對恐懼 更要選擇善良

## 2021・6・29

◎ 林彥廷、郭德慧　紅氣球書屋主理人

面對恐懼 更要選擇善良

深深覺得自己一向不是一個敏捷的人

在許多議題發生時

我並不常在第一時間表達想法

因為

總覺得

每一個事件 都可能有背後的緣由與延展

消化與轉換 對我而言都是必要的

不過

因為食通信的發行

這兩年面對農產的生產者

我知道我也能盡綿薄之力

請各位關心紅氣球的朋友們

我們一起吃當季 吃對時 吃好物

不僅是現在消費

未來也請持續關心這些生產者

用吃為你／妳理想的世界投下一票

本文首刊於2021年06月29日《紅氣球書屋》臉書粉絲專頁，獲作者同意轉載。

# 第 2 章

# 後疫情時代的自然、生態與風險

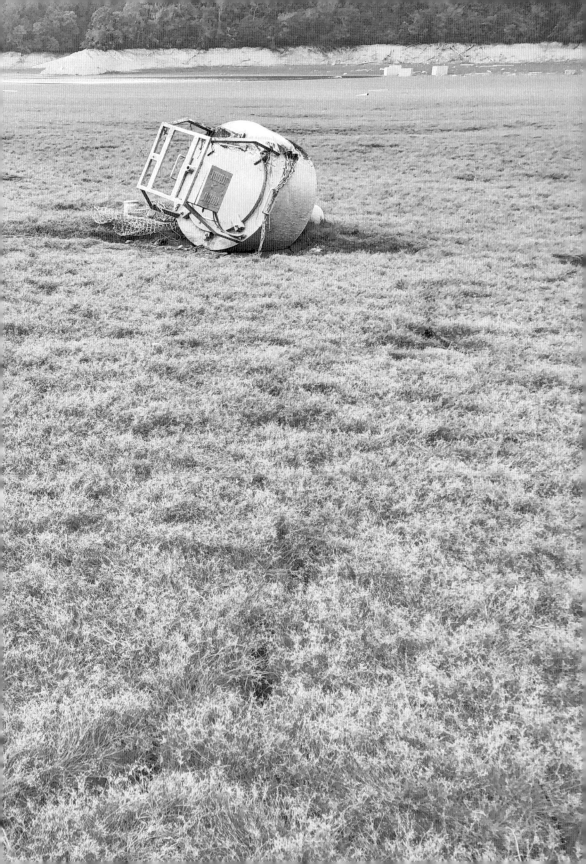

# COVID-19與 2050臺灣新願景（節錄）

## 2020・10・24

◎
趙家緯
臺灣環境規劃協會理事長

◎
周桂田
臺灣大學國家發展研究所教授

　　截至八月底，新冠肺炎全球死亡人數已超過80萬人，而在疫苗尚未研發之際，各國的染疫人數仍持續增加；另一方面，2020年前半年全球均溫，已達到歷史第二高，而夏季時，加州大火、亞洲洪災，均是氣候緊急的具體事證。新冠肺炎為時間尺度短、立即危害的「傳染」風險，而氣候變遷是時間尺度長、破壞深刻的「累積性風險」，但這兩者均是具有全球跨界、科學高度不確定性並外溢衝擊社會、經濟、族群、倫理的特性，均屬世代面臨的系統風險挑戰。

　　面對此類系統風險挑戰，我們更需要整合環境、公衛健康與社會構面的前瞻分析，如德國於2012年提出《防災計畫風險報告分析》，進而進行因應病毒大流行的先前部署，於此次新冠肺炎的防疫表現相當傑出。臺灣嚴重的少子化、耗能產業轉型遲滯、青年低薪與跨國人才競爭力，加上氣候脆弱性、疫病與老化社會，多重的雙伴效應下更逼迫臺灣逐步邁向系統崩潰的臨界點。

後新冠肺炎時代，全球各國重要智庫都傾囊探討國家永續路徑，或檢視國家治理弱項與變革。經濟合作暨發展組織（OECD）亦將「戰略前瞻」（strategic foresight）列為回應COVID-19的政策建議之一，藉此程序可鑑別未來挑戰與機會，針對現行政策進行壓力測試，並促成具有前瞻性的政策行動。

本文首刊於《鉅變新視界電子報【第三十五期】》，為該期「NO.35 COVID-19與2050臺灣新願景」系列文章之導文。獲風險社會與政策研究中心Risk Society and Policy Research Center, National Taiwan University 代表同意轉載。

# 身邊的風景，其實一直都在

（節錄）

## 2021・1・20

◎ 鄧婷安 清華大學學生

　　從小到大，經歷過H1N1、禽流感、腸病毒、伊波拉病毒等傳染力很高、也曾一度造成很多人傷亡、感染的疾病，但我卻從來都覺得自己會平安度過，甚至沒有一絲緊張跟焦慮，彷彿無感地躲在被保護的環境。頂多在新聞上看到嚇人的病例數，會小小震驚一下，但卻不會有過多的關注。

　　直到這次COVID-19，才讓我終於有些許的危機感。當我開始要排隊買口罩時，當我們不再能夠隨意地出國時，當很多燈會、演唱會、學校課程等都被安排延期、取消或改為線上時；或是當我們熟識的明星或政治人物居然宣布確診時，我才意識到，原來即使我沒有確診得病，我的生活已悄然有了重大的改變。

　　整個世界因為這次疫情，漸漸停擺，人類變得不再囂張。雖然，疫情爆發起初，股票暴跌、公司裁員或倒閉、全球經濟蕭條等，導致全世界的情緒漸漸低迷了起來。但當我們人類正在唉聲嘆氣時，此時的大自然似乎有了喘息的時間，野外動物似乎也有了自由的空間，地球得到了寧靜。

當疫情限制住人們的活動，而大自然日漸恢復繁榮時，我們視之為最美的景象，卻忘了那些景象一直都在，只是我們用了骯髒的空氣、灰濁的水質、蠻橫的手段，傷害了大自然，那些美麗的景象便躲了起來。希望當我們正積極研發新藥物、疫苗等解決方法時，不妨留意我們身邊的環境，珍惜此刻的奇蹟，找到能夠於大自然和平相處的默契。我的疫情回憶，獻給這一直都在的大自然，還有終於返鄉的野生動物們。

# 反思「廢棄口罩」(節錄)

## 2021 • 1 • 20

◎李亭妤　國立清華大學22級學生

　　隨著全球疫情的升溫，看似沒出現甚麼疫情的臺灣，市井小民早已為了口罩爭搶半天。還記得在政府尚未限制口罩購買數量以及設計相關配套措施之前，每家藥局每天早上皆出現長長的人龍，大家不論是真的需要還是想要囤貨都在排隊，每家藥局尚未營業早已大排長龍。

　　如此一來，我們不僅不知道排隊的人潮是否真的需要口罩，排隊領口罩的人潮也阻擋了真正需要前往藥局的人，間接地影響了藥局最原本也是最重要的功能。

　　好在過了不久，政府開始對口罩實施限制，限制了每個人每週可領取的數量，雖然確保了每個人都可以拿到口罩的權利，但各式各樣的限制對於一個所有人白天都需要上學或上班的家庭還是稍有不便，但兩權相害取其輕，至少每個人都可以買到屬於他的口罩，政府保障了每個人購買口罩的權利。然而，我覺得最大的問題出現了——口罩的丟棄與回收。

當人們使用完口罩後，政府往往宣導，要將口罩從裡面往外折並且以醫療廢棄物的方式回收。

　　但這一年來，路上隨處可見使用過的口罩，尤其我居住於大醫院的附近，在人行道以及路邊樹叢花圃中，使用過的口罩真的幾乎每日都隨處可見。如果說口罩的功能是防止自己被病毒所感染，那隨處可見的廢棄口罩就是將他人暴露在感染病毒的風險中。

　　若他人或動物不小心接觸了沾有病毒的口罩，不經意地將病毒傳播給他人，等於說先前大家對於口罩分配的犧牲與努力皆屬白費，病毒還是透過間接的方式傳播在人群中。

後疫情時代的自然、生態與風險

# 從什麼時候開始，我們戴上口罩脫下鞋子

**2021 • 3 • 26**

◎ 高耀威　書粥店長

　　當初開書店時，除了努力經營維運之外，我也希望書店能給人一種自由喘息的基地感：除了換宿的店長們住在書店樓下，融入一段暫時的長濱日常，一人座的漫畫區，也有一種專屬一席的情調，後來大家一起脫下鞋子，就像回家一樣，脫去整日包覆的某種束縛。嗯，沒錯，脫鞋就是「去束縛感」的一個儀式，戴口罩成為疫情之後的一種日常習慣，露出眼睛看不到表情的模樣，讓我覺得人跟人之間的連結少了一個管道。剛剛提到的基地感，需要的是連結，不只是買書賣書，而是某種細微的聯繫，透過特別的儀式創造出專屬的情感認同聯繫。某些獨立書店給我這樣的感覺，甚至可以說是獨立書店的優勢，這種很具體而微的確切的連結，是優勢，對比疏離的網路，無論是網際網路或人際網路。

　　於是當大家紛紛保持距離，習慣戴口罩的生活後，我們都想著有朝一日會回到正常的日子，但如果不會呢？如果這就是日常呢？還有什麼能讓我們不會變得越來越疏離？這變成書店除了買賣書籍之外，我所思考的事情。大媒體談國旅，大家往內

發展，是一個趨勢，我相信疫情發生後，閱讀是會因此助長的，只是載體不見得是實體書。為了保持距離，網路的買賣也會變得更必須且積極，那麼獨立書店該以什麼角色存在於未來的世界，「儀式性」、「基地感」、「專屬的內容」，是我想探究的方向。

　話說回來，就只是脫下鞋子這麼一件小事，竟然寫成一篇文章，不過，既然如此，就把它講完吧，最近，村裡出現了「門口的鞋子只剩一支」的離奇事件，初步判斷，某某鄰居家的花斑野犬「三十」是最大嫌疑犯。我的英雄牌夾腳拖少了一支，朋友的經典球鞋也不見一支；一位常來書店的孩子，親眼看見她那雙過大的粉紅塑膠拖鞋被「三十」咬走，大哭著衝出門去追回來，這個畫面成為記憶深刻的一幕。疫情之後，生活確實地發生變化，疫情之前，世界不也是如此無情有情的淘汰與新生。

本文為「後疫情時代的展望」全國同步主題書展之書店特稿。

後疫情時代的自然、生態與風險

# 「如何應對緊急危難」
# 的能力與能量　（節錄）

## 2021・5・29

◎林崇熙　國立雲林科技大學文化資產維護系教授

　　二次大戰時，日本海軍大將山本五十六對於日本將與美國開戰提出嚴重警告，這是因為他曾經留學哈佛大學，深知美國民間工業生產力強大，能夠很快地轉變為軍需工業。此的確是參戰後美國能夠源源不絕地補充盟軍戰力的關鍵。換個角度看，就是有充足的「日常」力量能轉變來應對「非常」之危難。

　　當前的疫情就是「非常」時期的危難之際。臺灣有多少民間能量能轉換為應對危難的力量呢？去年的口罩國家隊安定了民心。然而，今年5月中的疫情大爆發，卻只看到政客的口水與謾罵。或者轉個想法，是不是因為臺灣的產業（與學術界）太習慣於代工了？去年口罩生產是既有技術與產業而能快速組建擴張；不巧的是，疫苗必須自行摸索與開發，剛好是臺灣產業的阿基里斯腱。

　　最近看了一些國家科技政策規畫，數位轉型、物聯網、自駕車或5G等都很重要，但是，遺憾的是，卻看不到「如何應對緊急危難」的前瞻研究。應對緊急危難不在於特別預算，而在於平時藏富於民式地將各種應對所需能量涵養於民間產業或民

間組織中，此需要透過前瞻研究進行「思想演練」，或需類似
SARS之後各大醫院每年進行防疫演練（此在去年疫情之初即發
揮效用）。想想，醫療首善之區的雙北，兩週疫情下來就醫療
緊繃（然後又是政客口水與謾罵），臺灣的醫療能量如此淺碟
嗎？其實，就是缺少「如何應對緊急危難」的能力與能量吧。

本文首刊於2021年05月29日《林崇熙》臉書網站，獲作者同意轉載。

# 後疫情的地方創生 (一)（節錄）

## 2021 • 8 • 8

◎周易正

文化編輯者

　　疫情發展至今，我自身最矛盾的問題是：所有人（所有面對疫情的決策單位），甚至我自己都希望「回到」疫情前，回到佳玲的溫暖懷抱中，重返國際榮耀、彷彿臺灣是個乾淨純粹的聖地。但如果無法，政策會如何修正呢？

　　在那之前，我們可以看看一些臺灣也許正在發生的、關於地方創生一些「小」事：

　　自主分散人口：雖然數據不多，但疫情似乎讓許多人重新思考居住的問題：過去，我們總是選擇便利性最高的，但是，疫情如同淹水問題，讓人在純粹思考生活「機能性」的同時，另外一種「群聚」風險也開始出現，所以也許可以稍緩「人口集中」這個地方創生核心問題。今年5月份（疫情發生後），搬離台北的人數高達6,302人。就「地方創生」的角度，就等於是一種自主分散人口。

　　工作場所的必要性變弱：由於政策與疫情本身，大多數人「被迫」要在家上班，這時候，無形中會強迫大家慢慢習慣線上作業，如何把文件與流程導向雲端。這件事也會更促成第1點

變得更容易接受，因為靠近都會的優點少了一項。

正職、完全工作的必要性稍稍減弱：基於第2點，工作場合的直接關聯性變弱，所以有許多副業機會出現，例如外送、在家當網路小編等等。意思是，你不一定要在都會區生活，然後把每月薪資貢獻給房東。（雖然我覺得，如同自由主義只是將人從土地釋放出來進入工廠一樣，「斜槓」的論點也只是把人從辦公室釋放出來為平台資本主義服務，但原諒我從地方創生的實用角度，也利用一下平台資本主義。）

在（一）建立「新常態」、（二）鼓勵數位轉型的遠端工作，基於這兩點是整付應該推動「地方創生」的「風」，鼓勵民間順風而走，所以政府應該推動的青年房貸優惠就是應該在「地方」主推，而不要再一視同仁。畢竟，沒有設定方向的船，不管遇到什麼風都只會是逆風。畢竟，有了房子，我們就會落地為家，這會是「地方創生」最扎實的意義。

本文首刊於2021年08月08日《yi-zheng zhou》網站，獲作者同意轉載。

後疫情時代
的自然、生態
與風險

# 疫情時代──臺灣的環境風險與轉型契機[1]

◎杜文苓 國立政治大學公共行政學系特聘教授兼創新國際學院院長、創新民主中心主任

2019年末，始於中國武漢的未知肺炎疫情，於2020年2、3月在全球蔓延，至今超過660萬人死亡，累計超過6億的確診案例。各國莫不繃緊神經，採取封城、隔離、普篩、戴口罩、疫苗注射等各種手段，希望阻止疫情擴散。人類日常經濟活動大受影響，國際客運量大幅減少；傳統工作與生活方式也產生新的變化，遠距上班上學成為日常。原本塞車擁擠的道路沉寂了一段時日，2021年夏季在疫苗研發與施打稍有進展之時，部分國家在經濟活動停滯影響人民生活甚鉅的壓力下，逐漸恢復實體工作與上學碰面的日常。但變種病毒隨之帶來的威脅，仍時時刻刻為下一波生活秩序的安排帶來不小的變數。經濟和生活環境同時面對國內外的巨變，治理體系和公民社會如何面對這個系統性的挑戰，翻轉為韌性與永續的社會？

## 一、疫情帶來的全球化反思

過去兩年多來人類活動因為疫情大幅限縮，也為自然生態系統

---

1. 編註：本文初稿完成日期為：2022年07月14日。

帶來一些喘息的機會，人類世（人類活動對地球的恆久影響而在地質學上界定出一個新的時代）是否因為疫情帶來不同的發展面貌值得深思。在2020年疫情發展初期，中國與義大利北部封城讓人類製造的排放量一夕銳減，讓大家看到COVID-19驚人的副作用。而隨著疫情的發展，人類傳統活動型態劇烈改變，各種經濟、觀光交流等大受影響，使得該年的碳排放量比起往年劇烈降低。不過，短期碳排減少並不影響長期大氣中累積碳濃度，人類活動因疫情限制恐怕並非長遠解答，需要能源生產與消費體系結構性的根本變革。就污染排放而言，究竟是短多長空（鼓勵碳排成長的結構制度是否大幅變動，各國拉抬的經濟振興與紓困刺激方案是否仍持續支持石油化學產業），亦或促成消費生活形態結合政策與經濟效益的根本性改變，端看我們投資未來的步伐選擇，有待進一步觀察。

　　全球炙熱疫情帶給多數國家的大規模生活衝擊，臺灣社會直到2021年5月中才因發生社區感染而受到顯著影響。在此之前，國人上班上課依舊，餐廳、百貨、KTV、舞廳照常營業，旅遊景點更是人潮擁擠。放眼同時間的其他國家，臺灣防疫在世界中一枝獨秀，對照國外一波波此起彼落的疫情，過往國人假期出國旅遊習慣，轉化為島內的「偽出國」，進行「報復性消費」；當全世界多數國家因為封城、宵禁鼓吹大眾在家工作減少群聚的同時，臺灣街頭則是車水馬龍，各種產業生產活動不增反減，逆勢攀升的用電量，可能還羨煞不少無法自由出入的外國友人。猶記得筆者參與國際空污治理研究會議的時候，來自其他國家的與會者皆提到受到COVID-19的影響，當地空氣品質明顯改善，而臺灣在防疫成果上大有斬獲，反而看不到空氣品質的明顯變化。更有甚者，防疫醫材的大量製造、國內消費經濟的活絡，對石化產業結構性的依賴更難有反思的空間。即使2021年5月之後受到疫情社區傳播的影響，但隨著世界解

後疫情時代
的自然、生態
與風險

封趨勢，國內整體的消費經濟活動並無看到重大改變。不過，被突襲的2022年5月，臺灣確診人數衝到新一波的高峰，販買快篩試劑的藥局、核酸（PCR）篩檢站、醫院急診室外排滿了人潮，隨著Omicron變異病毒的快速擴散，臺灣開始與大部分的國家同步，選擇與病毒共存。面對疫情持續中的不確定性，以及，一旦國內外發生驟然變化，臺灣已經有足夠的韌性去回應和調適了嗎？

## 二、疫情下的選擇題：
   鞏固既有發展模式或洞察轉型契機？

我們目前可能還很難評估疫情所造成的生態變化，但這段時間還是可以看到氣候變遷為世界各地所帶來大規模火災、水災等劇烈影響，加以疫情期間的各種流動限制，風險不均質的分配效果顯得格外真實與殘忍。但防疫抗疫的緊迫性，使我們很難將目光放在長遠未來的永續擘畫。舉個例子來說，沒有產油的臺灣是石化生產大國，地緣政治（如去年俄羅斯與沙烏地阿拉伯的石油價格戰）與資源開採技術（如頁岩油）都會影響到油價大幅起落，而臺灣發展石化產業外部成本（污染、健康風險）高，資源、土地皆有限的臺灣，可能必須思考石化業的持續投資，是否是明智的產業發展選擇策略。但另一方面，疫情可能也會讓大家覺得石化業不可或缺，因為這個產業支持了各種醫療材料的供應，如口罩的生產。在疫情前對於產業轉型、能源轉型或農地工廠的各種檢討，在疫情發生後國家物資支援團隊的英雄光環下，未竟之管制基礎建設與轉型之聲浪檢討逐漸被埋沒，可能成為臺灣走向後疫情環境永續的最大挑戰。

在疫情肆虐之際翻轉結構與否的辯證，具體而微地放在地方發展脈絡

檢視尤其真實。舉一個石化工業重鎮，深受空污嚴重影響，轉型之路挑戰重重的高雄大社工業區為例：其地理區位在北高雄，早期因為後勁高雄煉油廠的設置而發展，鄰近仁武、楠梓等工業區，隨著工作人口移入的增加遂與社區緊密相連，周圍也有不少學校。區域內有最上游的煉油到下游的石化製品，形成綿密的石化產業鏈，並有臺灣唯一合法氰化物（Cyanide）的生產商。[2] 不過，隨著後勁五輕於2015年熄燈，大社工業區的轉型課題逐漸浮上檯面，政府早於1990年代承諾大社工業區應於2018年以前完成遷廠，要求地方政府透過行政程序將土地使用由容許石化重工的「特種工業區」降編為只允許輕污染工業進駐的「乙種工業區」。而2014年發生與大社工業區管線相關的高雄氣爆事件，造成市民嚴重傷亡，更引發大社居民對於政府降編遷廠承諾的關注。但是，時至今日，大社既沒有如期遷廠，也沒有降編為乙種工業區，[3] 甚至因為疫情來襲對口罩的高度需求，[4] 為降編決策方向帶來更大的變數。

> 經濟和生活環境同時面對國內外的巨變，治理體系和公民社會如何面對這個系統性的挑戰，翻轉為韌性與永續的社會？

　　大社工業區的降編爭議，反映出臺灣面對產業與城市轉型的困難，以及因應氣候變遷與健康風險新的治理型態調整之困局，呈現出Kim Fortun（2004）教授所提出晚期工業主義的特徵與疲態。在晚期工業主義的視

2. 房慧真（2019年2月15日）。〈【高雄環境難民大風吹】集體失憶的汙染歷史，大社被抹除的遷廠承諾〉。報導者。https://www.twreporter.org/a/kaohsiung-environment-refugee-dashe
3. 地球公民基金會（2022年7月13日）。〈內政部拖延降乙編 大社居民要提告〉。https://www.cet-taiwan.org/info/news/4160
4. 呂國楨（2020年10月13日）。〈讓臺灣人人有口罩的國家隊救星，為何成了高雄搬不走的不定時炸彈？〉。天下雜誌。https://www.cw.com.tw/article/5102287

角下，我們看到了政府透過法制的創設，調動資源扶植產業發展，但石化業擴增的風險，卻沒有相應的法規條例執行有效管制，而使得逐漸老舊而風險增高的工業設施，得以在法律灰色地帶得到掩護。尤其早期工業設施隨著時間推進所衍生出各項新興或未知的環境風險，舊有制度或思維，早已無法解決工業設施產生毒物流動與風險不均質的問題；復以新的氣候變遷課題所回應的國際減碳趨勢，傳統的制度框架，更難以提供問題的解方。而疫情帶來的變局，有沒有可能讓我們跳脫傳統發展模式的路徑依賴，掌握基礎建設創新與轉型的機會？

## 三、氣候政治的衝擊與臺灣的永續轉型

隨著氣候變遷的影響後果加劇，美國在拜登當選總統後，已重返國際減碳協定框架，並承諾在任期內投資2兆美元於再生能源科技，目標設定在2035年達到美國境內電力的完全零碳排，並於2050年達到碳中和。而拜登團隊上任後所名列之首要任務，為疫情控制、經濟復甦、種族平等、氣候變遷等四項，氣候變遷治理成為拜登政府的優先施政目標。而環顧世界其他國家，日本與南韓有2050年的碳中和承諾，歐盟與中國則設定了2060年的碳中和目標。以外貿出口經濟為主的臺灣，自然無法無視於此波國際潮流。2021年地球日，總統蔡英文提出政府開始評估及規畫臺灣在2050年達到淨零碳排目標的可能路徑，除了穩定推動中的能源轉型，也要製造、運輸、住宅、農業等部門提出系統性的檢討策略。淨零碳排進入臺灣政策議程，衝擊著社會各個層面的轉型，2022年3月，國發會更偕同相關部會發布「臺灣2050淨零排放路徑及策略總說明」，以能源、產業、生活、社會等四大轉型主軸，制訂行動計畫，鋪設國家淨零發展軌跡。[5]

可以觀察到臺灣這波淨零碳排的目標設定，不是疫情危機的驅動，而是跟隨全球推動零碳經濟腳步，為臺灣拓展國際生存空間理性評估的結果。我們或許關注到，近幾年中美關係的惡化、今（2022）年初開始烏俄戰爭等國際動盪與地緣政治影響，再加上疫情暫時阻斷一些國際交流與貿易往來的機會，產業鏈在新的地緣政治架構下不斷重組。臺灣在地緣政治衝突中，位居前線，唯有不斷強健自身面對危機的體質，才能因應層出不窮的挑戰。

儘管淨零碳排路徑提出，如果沒有發展出好的實務可行的策略方案，形塑轉型路徑，要從前文所提到的晚期工業主義特徵的社會，前進到一個零碳經濟的永續型社會，將面臨相當的難度。舉例而言，高喊減碳經濟的同時，我們是否仍然持續化石燃料補貼，因為路徑依賴而不檢討其產業對臺灣的必要性與影響？政策工具是否缺少節電誘因的提供或延緩電動車的成長速率？因應疫情的各種紓困方案，是否加註綠色條款，強化綠色基盤與重建生態韌性，協助製造業在這波危機中升級轉型？如同總統要求各部門針對減碳提出系統性檢討，我們需要針對氣候危機有更高的戰略部署，並採取貼近現實促成改變行動的戰術運用，才能有效回應氣候變遷帶來自然環境變化的危機（如高溫、旱澇不均、生態改變等問題），以及國際減碳趨勢所祭出各種碳稅、碳管制工具所可能帶來的產業經營的巨大風險。

因應氣候政治所帶來的重大衝擊，我們需要在環境社會永續的價值引

> 疫情帶來的變局，有沒有可能讓我們跳脫傳統發展模式的路徑依賴，掌握基礎建設創新與轉型的機會？

5. 國家發展委員會（2022年3月30日）。臺灣2050淨零排放路徑。https://www.ndc.gov.tw/Content_List.aspx?n=FD76ECBAE77D9811

領下，重新檢視我們的資源配置與產業發展策略、技術投資選擇與金融政策工具的運用。在新的架構下，更需要照顧到降低失業、加速減碳與振興經濟等公正轉型原則。換言之，我們需要發展可以強化生態永續兼具民主韌性的社會支持體系，將疫情與氣候帶來的危機，轉化成科技與產業檢討評估與驅動減碳的新契機。

事實上，永續轉型研究（sustainability transitions studies）為我們在面對變化時，提供可能的分析框架與解釋，挑戰既有經濟發展和產業結構的路徑依賴。其中，「系統性創新」（system innovation）（Markard, Raven & Truffer, 2012）不只探究工業化的產值或科學技術可不可以減緩污染等表面問題，而是可以進一步辨識根本性的機會與問題，強調必須正視社會和文化結構，以驅動「深層結構成分」（deep-structural ingredients of forces）（Geels & Schot, 2007），使某些讓人民幸福快樂生活的關鍵行動更容易出現，發生「轉型」（Paehlke, 1999；Cherp et al, 2018；Renn, 2021）。這包括了促進科技與社會的對話、強調科學知識生產與社會的互動與累積社會資本，以增進公民社會能量（Rozance et al, 2020）。

> 臺灣在地緣政治衝突中位居前線，唯有不斷強健自身面對危機的體質，才能因應層出不窮的挑戰。

## 四、發展綠色公正轉型的社會對話

疫情時代氣候變遷所帶來的環境衝擊並未減緩，病毒肆虐下所帶來各種經濟、政治、社會秩序的重組，人類如何面對與相信有一個比較永續的未來？有學者提出，只要未來十年間投注266億美元於生態保育措施上，可以大幅度降低人畜共通傳染病的風險。其具體建議的生態保育措

施為終止野生動物交易、減少森林流失、早期疾病偵測與監控等。該研究團隊並分析，相關生態保育政策推動所需預算與COVID-19所造成的損失為九牛一毛，而這些措施更同時具有減碳效益（Dobson et al, 2020）。而由於生物多樣性與公共健康相互交織影響，世界衛生組織於《從COVID-19疫情中健康復甦宣言》中，強調「保護與維護人類健康之源：自然」、「確保快速健康能源轉型」、「提升健康與永續的農業及食品系統」與「停止用納稅人的錢補貼污染」等列入政策建議。而環顧各國的振興政策，我們可以看到許多結合綠色復甦的政策，鼓勵低碳技術的發展、綠色投資計畫等的推動。[6]

如今，許多國家在淨零碳排的承諾下積極發展再生能源，不過，值得注意的是，採用風力、光電、水力發電作為減碳選項時，也有可能帶來未可預知的生態社會負面影響。而為降低衝擊，許多國家皆強調建立公正轉型機制的必要，意味著在轉型到零碳經濟的過程中，必須以公平且不遺落任何人的方式進行，而此機制的建立，更需要廣泛的社會對話與各種跨領域的支援協作。德國發表「2050年與自然共融的100%再生能源願景」（Naturverträgliche Energieversorgung aus 100 % erneuerbaren Energien 2050〔EE100〕）研究報告（von Haaren, 2018），即直指能源轉型需要公民社會的參與投入，一方面可以提高再生能源選址的正當性，另一方面可以找到自然資源開發利用與生態保育的平衡（Wiehe, von Haaren & Walter, 2020）。臺灣也在公民團體倡議下，促使政府發展「環境與社會檢核機制」，將公民社會的多元意見納入光電選址的考量，使

---

6. Carbon Brief (2021). Coronavirus: Tracking how the world's 'green recovery' plans aim to cut emissions (carbonbrief.org). Retrieved from: https://www.carbonbrief.org/coronavirus-tracking-how-the-worlds-green-recovery-plans-aim-to-cut-emissions.

得再生能源開發爭議可以被檢視與檢討。[7]

　　轉向淨零碳排的社會，不只涉及技術變革，也會牽涉到廣泛的政治、經濟、社會重組課題。因為發展階段不同，資源落差與轉型過程中自然與社會風險分配不正義等各項問題，都有可能加劇各種衝突。而如何消弭社會不公與環境不正義，則有賴我們在擘畫治理框架納入公正轉型原則、可操作執行的方法、實踐場域，積極促成民主協商的跨域社會溝通機制。

　　如同面臨疫情衝擊而必須開展的社會學習，如線上教學與遠距工作型態、「宅在家救臺灣」的生活調適、疫苗施打或各種公民合作運動，有賴社會連結與信任的建立，才能達成疫情控制的目標。面對多層次的變動，政府、產業、公民社會、跨專業領域的學術界，需要更多好的互動、理解與協作，系統性盤點關鍵社會需求與評估影響，據以拓展深度學習的網絡和對話空間，才有可能逐步建立社會轉型的願景共識，昂首闊步的走向低碳永續目標。

---

7. 趙家緯（2020）。〈建構生態友善能源轉型路徑，化綠色衝突為生態綜效〉。https://biodiversity.tw/newpage.php?id=24

李翰林（2020）。〈「光」發電不夠，還要放對地方：綠能、生態與社會如何共好〉。報導者。https://www.twreporter.org/a/opinion-electro-optical-environmental-and-social-considerations

【參考文獻】

- Cherp, A., Vinichenko,V., Jewell, J., Brutschin, E. & Sovacool, B.（2018）. Integrating techno-economic, socio-technical and political perspectives on national energy transitions: A meta-theoretical framework. Energy Research & Social Science, 37, 175-190.

- Dobson, A. P., Pimm, S. L., Hannah, L., Kaufman, L., Ahumada, J. A., Ando, A. W., Bernstein, A., Busch, J., Daszak, P., Engelmann, J., Kinnaird, M. F., Li, B. V., Loch-Temzelides, T., Lovejoy, T., Nowak, K., Roehrdanz, P. R., & Vale, M. M. (2020). Ecology and economics for pandemic prevention. Science (New York, N.Y.), 369(6502), 379–381.

- Fortun, K. (2004). From Bhopal to the Informating of Environmentalism: Risk Communication in Historical Perspective. Osiris, 19, 283–296.

- Geels, F.W. & Schot, J. (2007). Typology of Sociotechnical Transition Pathways. Research Policy, 36, 399-417.

- Liu, Z., Ciais, P., Deng, Z. et al (2020). Near-real-time monitoring of global CO2 emissions reveals the effects of the COVID-19 pandemic. Nature Communication, 11, 5172. Retrieved from: https://www.nature.com/articles/s41467-020-18922-7?fbclid=IwAR0YVAj9tgQ1WiYB182QMhxySeQoFA0P6cDCyRK3Zxx7ObuRKaBQ95vcXYQ.

- Markarda, J., Raven, R. & Truffer, B. (2012). Sustainability transitions: An emerging field of research and its prospects. Research Policy, 41(6), 955-967.

- Paehlke, R. (1999) .Towards Defining, Measuring and Achieving Sustainability: Tools and Strategies for Environmental Valuation', in E. Becker and T. Jahn (eds) Sustainability and the Social Sciences: A Cross-Disciplinary Approach to Integrating Environmental Considerations into Theoretical Reorientation, pp. 243-263. New York: Zed Books.

- Renn, O. (2021). Transdisciplinarity: Synthesis towards a modular approach. Futures, 130, 102744.

- Rozance, M., Krosby, M., Meadow, A.M., Snover, A., Ferguson, D.B. & Owen, G. (2020). Building capacity for societally engaged climate science by transforming science training. Environmental Research Letters, 15(12), 125008.

- Schot, J. & Kanger, L. (2018). Deep transitions: Emergence, acceleration, stabilization and directionality. Research Policy, 47(6), 1045-1059.

- von Haaren, C. (2018). Naturverträgliche Energieversorgung aus 100% erneuerbaren Energien 2050 (EE100). Retrieved from: https://www.umwelt.uni-hannover.de/en/working-groups/landscape-planning-and-nature-conservation/research/projects/naturvertraegliche-energieversorgung-aus-100-erneuerbaren-energien-2050-ee100/.

- Wiehe, J., von Haaren, C., & Walter, A. (2020). How to achieve the climate targets? Spatial planning in the context of the German energy transition. Energy, Sustainability and Society, 10(1):471. https://doi.org/10.1186/s13705-020-0244-x.

後疫情時代的自然、生態與風險

# 原鄉記疫：一個傳統生態知識的觀點[8]

◎林益仁

臺北醫學大學醫學人文研究所副教授兼人文創新與社會實踐研究中心主任

## 前言

COVID-19是大地環境變遷的後果，對人類有針對性，但也是人類所造成。先撇除人造的陰謀論不談，COVID-19病毒理應是在地球某個角落生存的微小生物，但是它竟然利用了人類所創造出來最進步的工業環境，搭乘著飛機、輪船等最快速的交通工具，在全球流竄，並且侵入了人類的身體。究其實，如果不是人類創造了所謂進步的文明，亦即「人類世」（Anthropocene）的環境，何以讓此病毒得以暢行無阻呢？世紀大瘟疫的關鍵根源，還是人類自己種下的惡因。自然界裡面本來就蘊有一種拮抗的道理，任何生命都有抑制它的對手。所以不意外地，COVID-19成了學者口中戲稱擅長「贏者宰殺者」（winner killer）的它者。這是病毒學界的一種有趣假說，就是病毒有一種專一性，它的生存策略就是寄宿在那些主宰自然界的贏家裡面，這樣子病毒也可以立於不敗之地。弔詭的是，經過某種病毒肆虐後，贏家不再是贏家，於是贏家便只能轉手他人。擅長捕獵與主宰非人生命與環境的人類，

---

8. 編註：本文初稿完成日期為：2020年11月21日。

自豪為萬物之靈，但自己竟然成為病毒的獵物，真是始料未及。

　　生態學家看待世界，很難跳脫食物鏈（網）的基本觀點，講白了是為了生存一事，COVID-19疫情或許也可以如此看待，比較不堪的是人類淪為獵物。2018年8月，我有幸拜訪瑞典斯德哥爾摩有名的Stockholm Resilience Centre，並且觀摩他們在「韌性研究」（resilience studies）上的最新研究成果。我參加他們的午餐座談，剛好是美國普林斯頓大學（Princeton University）的研究團隊來訪，他們做了簡報。簡報的內容是跟氣候變遷與食物文化有關。讓我感到興趣的是，其中一位研究者報告了在此頂尖大學的課程中，竟然以食物為關鍵，涵蓋了從生產到最後端上餐桌成為菜餚的整個流程。為了讓學生參與、體會，他們在學校中設立了廚房，找到五星級的廚師教學生做菜，但更重要的是認真討論不管是農業、物流業、文化界甚至到飲食的餐廳，在氣候變遷等環境變化影響之下的韌性能力。

　　在課程中，學生不僅吃到美食，更能深刻去體認氣候變遷所帶來的衝擊與回應的機制。僅是十分鐘的報告，卻成為我在這個有名的研究中心最深刻的記憶。取食的複雜現象，是我印象中的重點。普林斯頓大學的研究者將焦點放在人類與人類的社會，但如果人類成為「被食」的對象呢？又如果，人類如今被COVID-19這個「贏者宰殺者」逼到牆角，不得不採取防衛的姿態，其原因是因為我們過度或是無節制地「取食」其他非人生命的生態後果呢？恰巧，我在斯德哥爾摩隨性買了兩個維京戰士娃娃，看到他們拿著武器的防禦模樣很是可愛，表面上是在防禦，但卻顯露出有點不知為誰而戰的眼神。我不禁想到全球人類目前的處境。在臺灣，除了力圖保全生命以及任由政治人物彼此為了自身權力的短視攻防之外，這次疫情是否能帶來較為深入的自我反省呢？以下，我將試著分享一些在泰雅原民部落的貼身觀察。

## 在地知識的累積，是回應環境危機的基礎

　　一年多來，臺灣的疫情控制得宜與世界上絕大部分的地方都大有不同，今年5月疫情轉嚴，臺灣的情勢才真正與世界多數地方的處境拉近。

　　在尖石鄉的田埔部落，是我熟悉的田野，也是我與部落夥伴小米媽媽Pagung以及傻瓜農夫夏禾共創小米方舟行動的重要基地。Mayen是小米媽媽Pagung的孫子，國小停課，二年級的他變成了阿嬤的小幫手，在小米田幫忙做小米生長的紀錄。當平地的家長正為了「一打多」的困局煩惱之際，部落的傳統農耕生態知識的實際操作提供了一個出口給活潑好動的小孩。我注意到有些部落小孩跟著下田去，這不是不讀書，而是到田裡透過做中學的經驗學習長輩的勞動經驗，更能夠體會到生產過程的辛勞。

　　在這個田地中我們看到了Pagung插滿了她自己註記的小米品種與特性，像是「救救看」、「再觀察」等只有她懂的田野筆記，Mayen跟著阿婆在小米田間走動，自然也耳濡目染其中的知識。在我看來，「救救看」與「再觀察」等標記，簡直充滿了韌性機制中強調密切觀察與彈性適應等原則的深刻寓意。

　　在田間，Pagung跟我介紹兩種小米生長的樣態，我覺得特別有啟發性。一種是在「游泳」的小米，另一種是「盪鞦韆」的小米。前者是努力地將根系往下扎，認真地延伸去找水源的小米。小米是旱作，本來就可以耐旱，但它之所以能夠耐旱，是因為找水能力特強。所以會「游泳」的小米是認真的小米，所以可以存活。另一種是「盪鞦韆」的小米，指的是生長在淺土，根系外露，以至於植株無法挺直，而呈現傾倒的狀態，像是在「盪鞦韆」一樣，當婦女在間拔時，[9] 對於這樣的小米必須特別地注意，不要任意地去移動它，因為它也正認真地找尋扎根的機會，或許有機會可以長回來。但是，如果明顯地已經趴在地上的小米，

間拔時就必須除去，以免影響到其它小米的生長。

　　生存，其實是殘酷的，臺灣在這一波疫情的應對是謹慎且幸運的。在其他的國家，當醫療資源匱乏時，這種資源分配的選擇必須理性且冷酷，當然就不可能顧及所有，我心中祈禱臺灣不要走到那樣的境地。但我知道，現實本來就是殘酷的，這樣的道理在泰雅族人種小米的過程中，也一樣可以體會到。因為，在劃成一格一格的小米保育的實驗田地中，不同小米的成長有不同的結果：有些小格綠意盎然，有些小格則是稀疏幾株。顯然，環境的選擇發生了作用，而接下來人的選擇也一樣發揮關鍵的影響。我想像千百年來，泰雅族不知道經歷了多少像是COVID-19的環境危機，他們在充滿了韌性的小米田裡，勢必還留存了一些智慧於其中，等待我們去發掘。我又想到在這波疫情中，一度發生糧食不足的恐慌，雖然事後證明是過度恐慌，但如果真的發生，我相信在山上有小米田的原民小農可能會篤定許多。

> 世紀大瘟疫的的關鍵根源，還是人類自己種下的惡因。自然界本來就蘊有一種拮抗的道理，任何生命都有抑制它的對手。

　　在疫情嚴峻之際，新聞報導紛紛指出，偏鄉小孩沒有電腦、家長務農沒時間，以致無法線上教學的學習困境。在都市，小學老師忙著在短時間製作出有趣的線上教學內容，但我反而在想，Pagung的泰雅小米田，以及另一夥伴夏禾的自然農法農場，不是提供了很好的自然課跟語言課嗎？此時此刻，這裡不正是提供一個既安全又有意義的民族教育課程學習內容嗎？不必關在家裡，部落的空曠農地讓小孩可以暫時脫離主流教育，回到族人在地知識的懷抱中。這有什麼不好呢？

---

9. 編註：「間拔」是指將田地中生長過密或較弱小的幼苗拔除，以利後續作物後續生長。

## 疫情下，原民部落安全嗎？

　　同樣是5月嚴峻的疫情，我被迫必須跟整個5月要上山到尖石部落走讀的學生溝通，在政府與學校的規定，以及我們生態課程中關於韌性機制的認識之間來回辯證討論。我認為其實目前我們去的部落，並非一般觀光的部落，且走讀的路線多在人煙稀少、空曠的農地之中，論及風險，其實遠較於在都市生活來得低很多。但在旅行當中，學生將會接觸到其他同學，且是在密閉的遊覽車之中，這個風險是相對高的。更重要的是，我們進入部落，反而是帶進病毒傳染風險的媒介，這個「己所不欲，勿施於人」的倫理考量是相當值得提出的考量。幾經考量，我們終究取消了上山的行程，改由我與幾位助理上山拍攝上課內容作為線上上課的材料。

> 我想像千百年來，泰雅族不知經歷了多少像是COVID-19的環境危機，他們在充滿了韌性的小米田裡，勢必還留存了一些智慧，等待我們去發掘。

　　我們約了小米媽媽Pagung與傻瓜農夫夏禾，錄製了不少在小米田與部落地景的走讀影片。同時，我有機會第一手了解部落對於這次疫情趨嚴的反應與態度。首先，我注意到司馬庫斯率先停止觀光的所有接待活動，這是非常值得肯定的作法。這應該也是一個共同組織集體意志展現的結果。在我們的行程中，還是可以看到不少觀光客，持續地進入部落，相較於台北的信義區，上週六在山上的觀光景點似乎還是熱鬧不少。這些都是風險，我聽到部落不少的人有蠻高的憂心。但除了外來的觀光客，部落真的就沒有其他值得擔心的風險嗎？

　　那天晚上，我們在Pagung的家中用晚餐，席間就有一些討論。除了我與助教之外，家人還有幾位是從平地上山的，幾乎佔了三分之一。包括Pagung在內，都必須奔波在山上與都市之間。其實，這個現象已經普遍

地存在於各個部落之中，許多青壯輩的部落族人週間是在都市上班，只有週末會回到部落，這樣的流動在疫情期間確實已是可能的風險來源。部落不再是封閉的地方，這是一個相當值得注意的現實，不只是觀光客等外人，就連族人都在此風險流動的過程中。還有，就我所知，部落中亦有不少外籍勞工，甚至有不具合法身份的外籍勞工，透過祕密的仲介系統進入部落。部落真的安全嗎？本來我以為是的。但是，那幾天的觀察與沉思，我覺得事實並非如此。部落不再是隔絕在深山裡與外在世界分開的地方，反而她與外界聯絡密切。在一個快速流動的社會中，我們不宜以地點偏遠與否，或是族群的區別就輕易地判斷疫情傳播的狀況，反而每個人所應具備的敏感度與警戒心，以及為他人著想的同理心成為度過難關的重要關鍵。

　　因為疫情所致，Pagung也聽到部落族人在思考糧食安全的問題，萬一所謂的「封城」情勢發生，那麼部落的經濟作物會有怎樣的下場？又另外是否也要回到種小米自給自足的作法呢？部落的想法反映了如今整個鑲嵌在主流的市場經濟結構之中的真實處境。族人在地傳統的思維，又讓我們想到了泰雅族「大冰箱」的比喻。

　　所謂「大冰箱」，就是泰雅族的食物資源所在，取用的方式包括採集、狩獵與農耕。傳統上，一年四季泰雅族有時是採集者，有時是獵人，有時又是農人，而活動的範圍就是在與族人部落約定俗成的領域範圍內。在他們自己的傳統領域內，泰雅人擁有這些「開冰箱」的技能，例如：如何找到果實、蔬菜、菇類或是藥草以及狩獵等本領，運用這些技能找到食物，就可以養育一家人，所以這個大冰箱就是家園的一部分。對於大冰箱的認識就成了活下來的基本技能，在這個領域中男女各有分工，也各有本領。可惜的是，這個冰箱的想法現在不是被國家層層疊疊的法律封住，就是因為更多的年輕人口外流謀生而逐漸沒落。

## 疫情發生，也是分享精神發揚的時刻

尖石後山的水蜜桃在疫情嚴峻中成熟了。小米方舟協助的自然農法小農，基於友善土地的理想，不噴灑農藥，採取自然農法的栽種方式。在疫情的肆虐下，我們更清楚維持跟土地萬物和諧關係的重要性，現代COVID-19的病毒是搭飛機與現代化的交通工具而來的，我們害怕它是因為對它陌生且有致人於死的高度危險。但其實並非完全沒有防禦的方法，重點是我們必須了解它。它，跟其他生命一樣是來自土地，不同的是它脫離了母土，就跟人一樣，或是說就搭著人的社會系統的便車四處傳播。離開了母土，其實就是「異形」（alien），就是令人害怕的東西。

但我們必須問問自己，人是否早已成為其他生命的異形呢？自然農法的小農，不會將土地的非人生命當成異形，那些非人是夥伴，是彼此互相依存的，人與非人有一種生態支持的關係。套袋的動作，只是告訴非人的生命，這是我們維生的食物，但並未傷害這些生命。不用農藥，就是留著彼此互相依賴的空間與可能性，我們不知道大自然運作的微妙，所以不應該大肆殺生。

今年初嚴重的乾旱，是天災嗎？聯合國的科學家在氣候變遷的眾多研究中已經指出其中有人為的因素。雨水的形成，跟地球的暖化有複雜的互動關係，而地球的暖化跟我們的工業社會發展密不可分，跟我們怎樣面對土地也有關聯性，乾旱的後果還是影響到我們在土地上的努力。我問小農，沒有雨水會怎樣？他們回答，落果嚴重，今年的水蜜桃會偏小，但雨水少或許甜度普遍會上升。在疫情中，小米方舟夥伴持續為小農銷售自然農法水蜜桃。我們也認真思考「販賣」自然農法農作物的事如何參與在一起防疫的工作上？

一直以來，馬偕醫院長期投入尖石地區的偏鄉醫療，我們想到是否可

以送新鮮當季的水蜜桃給第一線的醫護表達原民小農挺醫護、同島一命的心意。於是我們開始默默地打起電話，尋求支持。奇蹟發生了，首先是友人傳來，教會所屬醫院的院長肯認此一愛心行動，樂意安排送桃給醫護的行政作業。接下來，小農也滿心樂意地以成本價提供新鮮健康的水蜜桃。再來是，坦白講也是最難以說出的募款的事，我們算一算整個行動，如果小米方舟全然奉獻所有行政聯絡與籌劃的事，要送5,000顆桃子給醫護大約需要二十萬的經費，這要去哪裡募集呢？

　有一天，我跟小米媽媽Pagung提及這個憂慮，她突然告訴我或許她的教會田埔教會有可能？我不敢置信。因為，我的刻板印象是原民教會多是出去尋求都市教會捐款協助，但是田埔教會竟然有可能當這次行動的giver（給予者）？於是Pagung娓娓道來為何有可能的原因。今年是田埔教會聖靈降臨運動的五十週年，這個教會是整個原民部落靈恩運動的起源地，教會的同工因為疫情的關係，有些福音的工作無法展開，牧師也正在苦思可以透過怎樣的方式來表達聖靈所結的果實。Pagung說要不要去跟剛就任不久的牧師溝通看看？

　奇事發生了！上週日當Pagung跟牧師提及此一事工時，牧師驚喜地回應說，為何不早一點分享此一有意義的事。於是，在上週牧師就積極地與長執聯絡溝通，昨天晚上我們開了一個視訊會議，牧師慎重地告訴我們，教會很樂意提供超過四分之三的費用，一方面回應這個小農挺醫護的行動，另一方面，更重要的是展望田埔的靈恩運動。聽到這番話，我的心中真是充滿感動，我感覺這次田埔的奉獻讓整個靈恩運動產生了更多新的意義。首先，這個運動就是在原民部落中，在五十年中茁壯成不同的福音宣教行動，這次連結到的則是在疫情中共同承受苦難，開展盼望；其次是，這個盼望來自原民辛苦地用貼近土地，愛護土地的方式種植出來的果實。水蜜桃作為仁愛，喜樂，溫柔，節制，信實等聖靈果實

的象徵，靈恩來自上帝所創造美好的土地，這個靈恩的經驗是深深地扎根在土地裡的信息；第三，原民往往被認為是主內的最小兄弟，但是在此一行動中卻勇敢地擔任領頭羊的角色，以五餅二魚的奉獻態度支持了這個行動，的確引發一股嶄新的啟導力量。山間靈風再起且與土地的健康緊緊相連，我們在此一看似苦難的變局中透過分享做新事，見證了宗教信仰的力量。

## 疫情與生態皈依

在思考疫情與宗教的主題時，教宗方濟各的《讓我們勇敢夢想》讓我印象深刻，就像是微聲盼望一樣。〈微聲盼望〉（Whispering Hope）是我年輕時很喜歡的一首詩歌，歌詞中描述了深刻的人生境遇。在羅馬書中，使徒保羅寫道：「當萬物在罪惡的轄制下痛苦萬般之際，聖靈用那說不出的嘆息為我們代求。」「微聲盼望」就是那種靈性的語言，教宗這本書就是這種在人性幽暗時，在既細微且親近之處的嘆息代求，更可貴的是它出現在此一COVID-19的危機時刻。

這本書也是一本反思「皈依是什麼？」的言語，而作為一個生態學者，我覺得它更是充滿著生態觀點的。皈依，在這本書中是按循著to see（看見）、to choose（揀選）以及to practice（實踐）的過程在走的。看見，是一種覺醒，教宗方濟各要我們脫離COVID-19病毒衝擊的表象，而進入到反省人性對此的自私反應，以及既有不義社會結構的轄制。他並指出，病毒並不可怕，可怕的是它所引起本來就在人類社會所存在的罪惡與衝突結構，是這個結構製造出層出不窮的災難，例如戰爭與種族的清洗屠殺。在臺灣，COVID-19的經驗有其獨特之處，首先它帶來了一種有點過度膨脹的整體社會尊榮感，主要來自去年防疫極為有效的成果；

其次則是今年5月疫情爆發的惡性恐慌，兩者都反映了臺灣特殊的社會與政治結構與處境，其實這也是教宗在「看見」的層次上所要指出的。皈依，其實就是要轉變，而轉變的前提是必須先看到關鍵的問題所在，而不是在表象上打轉。

揀選，是一種標準的確立與團隊的形成。我很喜歡教宗提到一個關於discernment of spirits的概念，書中翻譯成「神類辨別」，我覺得更直白的宗教語言就是「認出聖靈」：這不是靠著理性計算，而是在仔細聆聽中，在禱告中明辨上主的動機、邀請與意願。教宗特別提到了「山上寶訓」（The Sermon on the Mount），用我們所熟悉的八福作為揀選的標準，這些標準是心靈貧窮的、哀慟的、溫柔的、憐憫人的、飢渴慕義的、愛好和平的、心裡潔淨的以及為義受逼迫的人，這些標準必須總結在愛的主題之上。如果不是出於愛，以上的都將成為空口白話。揀選，並非順從人的意念與利益考量，而是來自聖靈的帶領。仔細想想，我們現在迫切的問題在於醫療量能的資源分配，疫苗的取得以及更重要的分配公平性的問題。在此情況下，有太多的個人或是政治精算與利益考量將導致更多的紛爭與窄化我們的視野，而教宗超越性的眼光卻反而帶出一股具有深層反思的社會力量。這豈不是一個皈依之人必須具備的能量嗎？

實踐，是歷經轉變的見證與責任的表現。信心，沒有行為的搭配是死的。一個人空談皈依，但卻都沒有行為的見證，就是光說不練。教宗在實踐的面向著眼於聖，公同的教會肢體互通的傳統，指出往往天災會喚起解放與團結交織的原始記憶。對於在疫情嚴峻的考驗下，盛行的新自由主義與新達爾文主義的個人主義傾向提出異議，反向地提出團結並在肢體互助的協力下，讓人人都可以在土地，居住以及勞動尊嚴的條件上得到照顧。其實，土地、居住與勞動的結合就是建立家園的基本條

件，教宗呼籲的實踐之道就是回應上主在創造之初，交付給人類的管家（stewardship）職分，而不要忘記上主在創造的每個過程，祂都說：「這是好的」。但我們回看當前COVID-19病毒橫行的結果，真是如上主所說嗎？何以所致。

生態學的eco-logy的字首eco-在希臘原文就是家園的意思。教宗Jorge Mario Bergoglio[10] 效法中古世紀的天主教生態聖者方濟各，以此為聖號，有其深意。中世紀出生在阿西西（Assisi）的方濟各，傳說中可以跟鳥雀溝通，並且為野狼講道，為富商之子，因悟道而甘願守貧，倡議人與自然和諧相處以及生態家園的道理。當代的教宗方濟各，秉持此一精神在COVID-19的衝擊下，以簡潔洗練的文字以及寓意深長的反省，呼應前人留下的至理，如微聲的聖靈語言一般，帶來激勵人心的盼望。

## 結語：回到泰雅傳統生態知識

最後，還是回到了我長期對於原民生態知識的考察。臺灣是一個災難之島，自然的、社會的都有。災難就是一個大的衝擊，COVID-19也是，說它像是颱風或是地震，或甚至是外來殖民統治帶來的鎮壓與殺戮，都一樣考驗人類社會的韌性機制。原住民防災，特別是自然災害的第一原則就是懂得逃避。人無法跟大自然直接對抗，就像是人文地理學者段義孚所說，人的文化簡單來講就是逃避自然。但逃避並非消極被動的作為，而是有意識地積極行動，逃避必須很機警且有強大的觀察與適應新環境的能力，我曾用泰雅族的傳統小米文化案例說明了，這種以游耕、燒墾、作物混種的遷移式農耕方式就是過去千百年來泰雅族度過無數次環境變遷衝擊的韌性

10. 現任教宗方濟各的本名。

機制。這個機制包含了對於周遭生態環境的認識、農耕技術的掌握、有效率的社會分工以及儀式信仰的象徵意義支撐。泰雅族古老的生態智慧透露了面對氣候變遷或是COVID-19衝擊的某些參考機制。

此外，我在泰雅族的射日神話中也找到了一些線索。泰雅族的射日傳說其實就是面對氣候變遷或是對於災難的回應。射日，其實是最戲劇化的部分，也比較陽剛，但另外的故事情節我覺得更有意思。就是射日英雄其實有經過失敗而折返，後來經過思考後改組成團隊的方式再次行動，這個團隊還包括了三位射日者都各自背了一個小孩，因為他們深知這是一個長期的奮鬥，所以組成了跨世代的團隊。此外，還有一個跨物種的團隊，就是在射日者的耳垂都穿洞放入一個耳管，裡面有小米粒。小米是團隊的夥伴，一方面提供必要的食物，另一方面則是小米將指引著回家的道路。夥伴、小孩與小米，就是射日者的「生態它者」（eco-others），他們不是射日者自己，但卻是為了共同維護一個家園運作的異己，這些異己彼此之間是互相依賴的，是共創家園的夥伴。度過巨大的環境衝擊，我們需要異己，就是「生態它者」。

泰雅射日神話中最值得深思的是太陽。故事中被射中的太陽留了很多血，後來慘白地變成了月亮，所流的血變成了星斗。泰雅族認為凡有生命的東西都有血，太陽也是有生命的，所以也有血。太陽，也是一個「生態它者」，它對人與大地的傷害是來自它沒有適得其所，並非它本身邪惡。經過射日後，它轉化為月亮與星斗，仍與人類與大地共存。射日的動作並非陽剛的動作，它其實可以看成人類自己的反省行動，在無數的死傷，包括射日者被太陽的血噴濺所致死的後果。我讀到射日的故事，回想COVID-19豈不也是故事中的太陽嗎？或許它本來也是侷促於地球一個角落的生命，但卻被人類發展的文明所喚醒，而釀致災害。我們需要思考的並非消滅它，而是如何讓它安居其所，找出彼此共存的道理。

# 不能出國嗎？這正是你重新認識臺灣之美的好時機

（節錄）

**2021 • 3 • 18**

◎ 郭瓊瑩

中國文化大學環境設計學院景觀系教授兼系主任與所長

　　隨著國人旅遊體驗與休閒價值觀改變，加上此次疫情帶來出國限制，大家似乎也開始回過頭來，用不同的視角看待自己的土地、山川、水景或海景。個人心中追逐自我療癒的那般驅動力，似乎在此非常時期，也啟動了另一股「尋找祕密花園」的夢想實踐。

　　是的，每個人心中都有個不同的祕密花園。在疫情中，有朋友向我吐露，他的祕密花園就在某條無名小溪畔的大石頭縫中，也有人說他記憶中有棵從小爬上爬下的大樹；有人的祕密基地是故鄉鄰家的大果園，有人是山林中的防空洞或五分車經過的小月台……

　　過去，我們從未如此熱烈討論過對鄉土的懷念，卻在這次疫情中讓土地依附感浮現出來。這是否也是傳染病帶領我們看見的愛鄉情懷？

　　一個人登郊山，一個人健行，一個人騎車，一個人寫生，一個人賞鳥，一個人看海，一個人喝咖啡，一個人品茗，一個人上網學習新知，一個人閱讀。這樣的生活孤獨嗎？在我們學習獨處、學習簡單生活、學習自我照顧的同時，也有更多機會回頭發現自己的家鄉，甚至發現自我。這也正好是一個讓我們重新檢視自己與家鄉土地關係的契機。

　　全球性的傳染病，是世界的不幸。而在不幸之中，讓人性有機會重回原點，又是何其有幸！

本文首刊於《獨立評論》網站，獲作者同意轉載。

# 我的南部夢與疫外的旅程

(節錄)

## 2021 • 6 • 12

◎ 陳詩寧　海鮮回台的企業人

　　因為疫情已經整整在南部住超過三個星期，這是有史以來在南部住最久的一次，而且也不是住在原來計畫好的地方，只能說，一切都是命運的安排。

　　回來的第一年，幾乎是半強迫自己來來去去，心裡既喜且憂，不只是要去鄉下long stay的興奮，更多是上班時間要脫離城市的離心感。城市沒有我會不會少了什麼，當然不會。但我不在城市會不會失去什麼，我就不那麼確定了。

　　茫茫的直覺只是告訴我，人到中年，如果有機會建立一個獨立於城市外自己的生活主軸，應該是件美事。但跳脫了熟悉的節奏，熟悉的家電，熟悉的人群，問題來了，自己想要的生活到底是什麼？

　　我沒有親戚在當地，也不會種田，剛開始純粹是個觀光客。偶爾打開筆電，但夜裡太靜鳥鳴太響，總讓我腦中一片空白。這次因為疫情自願滯留在南部，因為打發時間，開始將產地產品在網路上介紹給城市朋友。我發現賣他們親手生產的產品，讓我更了解他們的生活，也跟當地人事展開真實的關聯。

　　在注意力轉換之際，我終於知道如何對付遠離城市的離心力恐懼，以及回答我為何不總在城市的善意關心。人有聚焦的需要，但對於城市的一切我已經知道得太多，不需要再聚焦了。儘管疫情難以預測，但過往的人生經驗、國內外報導追蹤終究有跡可尋，不會太牽掛。

本文首刊於2021年06月12日《一起，好好說生活》臉書網站，獲作者同意轉載。

後疫情時代的自然、生態與風險

# 原住民日

## 2021・8・1

今天是原住民日，在疫情蔓延的這一年別具意義，在資本主義邏輯下，人類以文明為名卻一再迫害地球，而經驗著大自然的反撲。原住民總是開朗樂天，敬畏大自然，與這塊土地共生共存。從小學習聽著海浪的節奏、風的聲音、傳承生態永續的法則。原住民日是如此提醒著我們，我們要和他們學習，讓臺灣可以有更多的樣貌在這塊土地綻放著，傳遞更多先人千百年的智慧。為了文化傳承不凋零，歡迎大家支持我們原住民好朋友阿美族「全母語河邊教室」集資計畫。

在花蓮玉里、秀姑巒溪畔，成立於2019年的「Pinanaman」，是部落裡不分老小的族人們，親手拔草、整地、整建的「河邊教室」。在那裡，唯一的規矩是全程母語；「課程」不只在教室，也在河邊、在原野、在田裡；孩子們不是用教材學習語言，而是學習透過語言認識自己、認識文化、認識世界。蘭嶼鄉居家關懷協會自設立起，致力服務蘭嶼在地的老人及鄉民，已即將邁入第23年，經歷廿多年後的今天，長輩們在協助之下已獲得大幅改善，但受傳統文化信仰禁忌影響，泛惡靈觀念仍深根在部落，因此末期病人至今心靈仍未得到安適實質的空間，以致孤獨且心靈不安面對死亡的故事仍在部落當中，不斷地發生……他們渴望建造一個希望療園，以尊重生命的真理。也將有牧師為每一位病者禱告、陪伴。更有著從不同地方來的專業換工團隊，讓每一位披掛失溫的靈魂不再孤單失落，而是充滿尊嚴與希望。

本文首刊於2021年08月01日《無論如河》臉書網站，獲作者同意轉載。

# 疫情下的機智小村生活 (節錄)

## 2021 • 8 • 3

◎ 蔡晏霖 國立交通大學人文社會學系副教授

　　5月15日，雙北進入三級警戒，全臺於5月19日跟進，5月22日指揮中心開始公布「校正回歸」數字，每天下午兩點都有一種矇起眼睛看恐怖片、想知道最新確診數字卻又不敢面對疫情蔓延現實的焦灼感。

　　然而也就從這個時候起，幾個在地生活支持系統成為我混亂疫情生活中的穩定力量。

　　首先，當媒體陸續出現超市生鮮菜肉架全空、網路蔬菜箱訂不到，連主婦聯盟都無菜可買的新聞時，我和家人日常生活所需的菜蔬魚蝦、雞蛋豆腐等生鮮產品依然以持平的價格穩定供貨無虞，一次都不曾斷貨或延遲到貨。而且最棒的是，這些食材有一部份由我每週開車到離家七分鐘的地方自取，另一部分則固定在每週五下午直接來到我家門口。

　　這樣的在地性供食系統，在平日具有節省運消過程的碳排放，同時也達到支持在地友善農業、維護在地生態環境的多重目的。我每天餐桌上的食材，除了調味醬料以外幾乎都來自熟識的生產者，碗中米飯則是自己種的——這樣的飲食常為我帶來營養健康之外更踏實的滿足感。

　　疫情期間另一項意料之外的鄰里機制，則來自每週一次的菜園共耕。這原本是我在今年春天發起的計畫，邀請幾位善耕的鄰居一起

用懶人農法種樹豆、樹薯等多年生作物。太陽西下後，坐在草地上隔著距離一起乘涼，無論身心都有種久違的充實與暢快感。看來，人與人的實體連結、人與植物的實體連結、人與風土大地的實體連結，畢竟是無論在家聽了多少場精彩線上演講、或讀了多少本好書都難以取代的啊。

本文原刊於「芭樂人類學」，後擴寫為〈疫情下的機智小村生活〉，收錄於《異溫層迷航記【芭樂人類學2】》

# 塑膠袋抽取盒

## 2021 • 8 • 29

　　雖然我是環保袋支持者，也是塑膠袋重複利用的力行者，但是防疫三個月，小孩及老人家午餐的外食因素，家裏短短時間跑出好多塑膠袋待收納。感謝收納高手侯老師簡易教學，我改裝西點盒為有實用的「塑膠袋抽取盒」，哈哈，真的一盒解決好多困擾。

本文首刊於2021年08月29日《余憶如》臉書網站，獲作者同意轉載。

◎ 余憶如　上班婦女

後疫情時代的自然、生態與風險

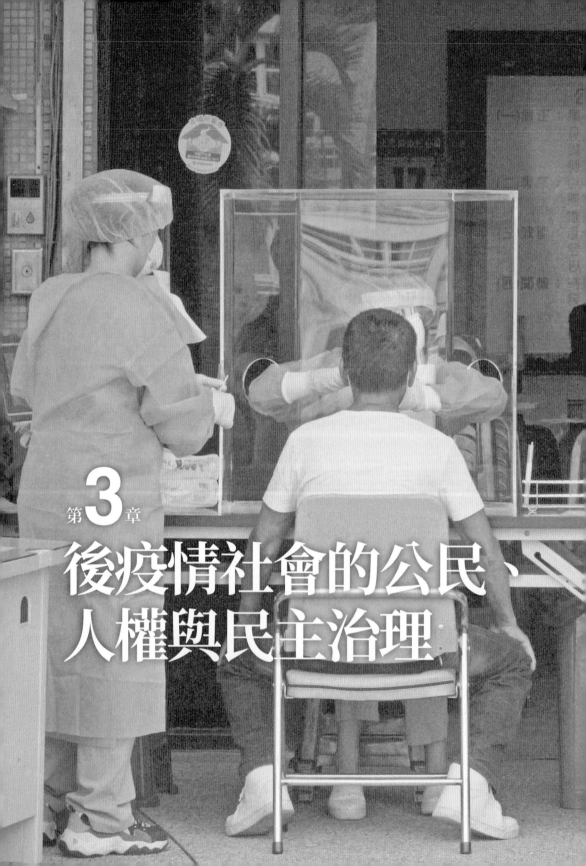

第 **3** 章
後疫情社會的公民、
人權與民主治理

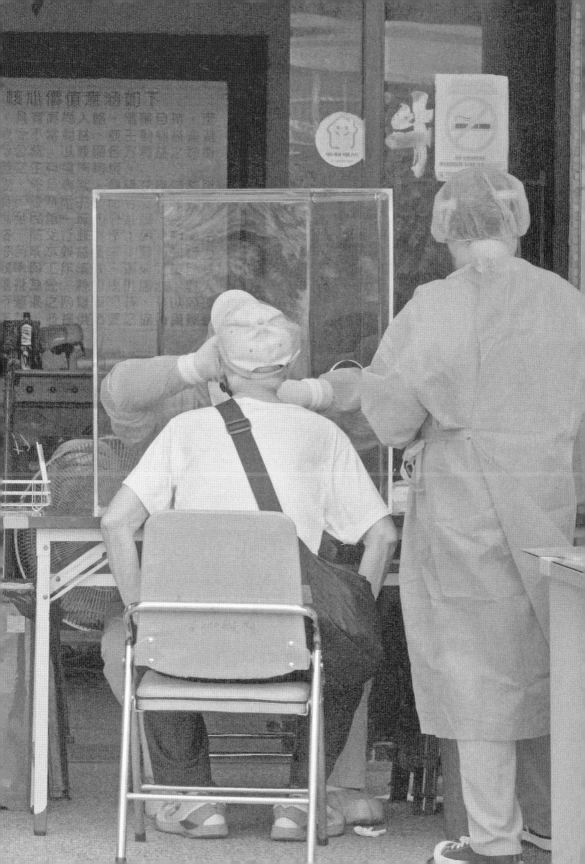

# 你所不知道的封城：
# 以澳洲經驗為例 （節錄）

## 2021・5・29

© Phoenix Wei

旅澳軟體工程師

　　其實很不願意聊封城，因為封城是件非常嚴肅的事情，需要負責任地聊，不是喊喊口號喊爽的。

　　每個人都可以有自己支持與不支持封城的理由，我只希望大家在討論之前，可以先靜下心來花點時間讀讀這篇正在經歷維州[1]第四次封城的我，對於封城的一些想法。

　　是的，封城一定可以即時為醫療量能止血，問題在於能止多久。如果封城一個月、兩個月、或是像維州封了五個月，如果無法在最短時間藉由封城鎖住壓制縮小範圍甚至清零疫情，那麼後續社會成本的急遽上揚以及暴動自殘，對於醫療量能也是再一次重擊。於我而言，封城對於醫療量能來說是短多長空的做法，能不能在短多期就徹底止血？沒有人能保證。

　　站在一個普羅大眾的角度，我認為封城是民主國家最需要審慎考量的激烈決策之一，而且每一次封城對於民主而言一定是重傷害。該不該封城，各國國情不同，狀況不同，我尊重當權

---

1. 編註：指澳洲的維多利亞州（Victoria）。

者審慎評估後的最終選擇。當然，每個人心裡都有一把尺，你可以自行量測，針對國情與疫情，「不封城帶給你的染疫甚至生命喪失風險」vs.「封城帶給你的身心靈與經濟損失」孰輕孰重，然後做出你支持與不支持的決定，我都能理解。但喊封城與否，這個議題始終是需要很負責任的談，而人民的素質，也絕對決定了政府有多少決策籌碼。

　　疫情期間，沒事別出門。幫醫護，幫警消，幫政府，更是在幫自己。

本文首刊於2021年05月29日《Phoenix Wei》臉書網站，獲作者同意轉載。

# 防疫兩樣情：第一線人員 VS.政府主管官員 (節錄)

## 2021・6・2

© Clarence Wu　政論評論人

前兩天火氣很大，尤其知道某夜臺北有十幾台救護車在街上跑，病人送不進急診，急診收不了病患，病患上不了病房，臺北醫療滿載，病人卻送不出去的時候，真的很想貓人。有些事早點做起來，根本不該發生這種狀況。

這波疫情炸鍋，衛福部到底有沒有動用健保工具逼私營醫院下水？私營醫療體系配合度到什麼程度？其實一直是個黑洞。而且，直到前幾天臺大院長爆火新聞爆開，衛福部才介入協調外縣市醫療支援、病患外送、與救護車跨區問題，不覺得太慢了嗎？

今晚，很多網友又同步貼圖支持CDC，也許這是一種對花籃的反制，但我沒有很同情CDC。指揮中心這次犯了許多錯，有些錯就像上述這個案例，是經年累月的輕忽造成的，中級官僚就把案子捂死了，高層可能根本不知道。現在請問，指揮中心與CDC，真有心把這些漏洞補起來嗎？還是把這次案例當作另一次意外，事過境遷，船過水無痕，期待歲月靜好，一切照舊？

簡單點講，指揮中心或衛福部，根本沒有戰時思維。我國各公私營醫療體系，就跟尖石鄉的聚落一樣，一個鄰就一個山頭，玉峰村一鄰還在新竹邊上，十四鄰司馬庫斯已經跑到宜蘭花蓮交界了。平時為了營利，各自護盤或壓低成本沒有關係，但總得有個戰時機制來配合，才應付得了這種緊急狀況啊？

　　伯公[2] 在當臺北市長時建立義消義警系統，當時他講了句名言：「政府資源有限，但民力無窮。」現在的官員們，除了動員網軍，辦事時何不多想想這句話呢？

　　大家一起做點對社會有意義的事，很難嗎？

本文首刊於2021年06月02日《Clarence Wu》臉書網站，獲作者同意轉載。

2. 編註：指前臺北市長吳伯雄。

131

後疫情社會
的公民、人權
與民主治理

◎郝明義　大塊文化董事長

# 沒有一面救火
# 一面放火的三級管制

## 2021・6・6

　　要平靜地請教中央和地方政府一個問題。

　　攝影家陳愷巨在臺北濱江市場拍了一張照片，很象徵性也很清楚地說明了我們現在的一個困境。

　　一方面日本飛機在送疫苗來救急，一方面市場裡人群摩頂接踵，毫無保持安全距離可言。

　　這很像是一方面我們在請別人來幫忙救火，一方面又同時在放火。

　　我們不是全國都在三級管制嗎？臺北市和新北市疫情一直在悶燒，不是還在準備要進入四級管制嗎？怎麼會放任傳統市場如此人擠人？

　　大家這樣子上菜市場，臺北市說現在感染主要是同戶感染，有什麼奇怪嗎？對應之策，為什麼只要一家人不要同桌吃飯，卻不從根源整頓這個起火點呢？

　　到處都在提醒大家不要亂跑，要留在家裡，結果卻放任大家去市場裡擠來擠去，這是什麼道理？

全國的電影院、公共場所、藝術表演場所都早早就停業，連梅花座都說是危險不行，結果卻放任市場成為這麼大的可能傳染源，這是什麼道理？

地方政府注意不到這些，無法改善，中央政府的疫情指揮中心怎麼也都不出聲？

有這麼大的放火源，這叫什麼三級管制？全國三級管制再持續多久，又有什麼意義？

本文首刊於2021年06月06日《郝明義Rex How》臉書網站，獲作者同意轉載。

# 疫情社會階層新常態

**2021 • 6 • 11**

◎林文源 國立清華大學通識教育中心教授

　　疫情社會階層新常態，在地試金石，動態區分，非互斥、未窮盡。

1、一染疫，全體被限制行動自由，例如移工。

2、一人染疫，全體被停業，例如八大。

3、面對防疫無法說不的階層，例如醫護警消公務員。

4、因疫情而加重負擔與風險的階層，例如物流。

5、受疫情影響而生計緊縮的階層，如餐飲。

6、有潰縮空間不用直接面對風險的階層，例如白領居家工作。

7、有餘裕主張立即封城的階層。

8、有心思說三道四、挑三揀四的階層。

9、超越接種順序，偷竊醫護疫苗的無心肝階層。

10、趁疫情之亂收割各種災難財的階層，如名嘴。

11、以救火之名放火，以蒼生之命續一己政治命脈的階層，所謂父母官。

本文首刊於2021年06月11日《林文源》臉書網站，獲作者同意轉載。

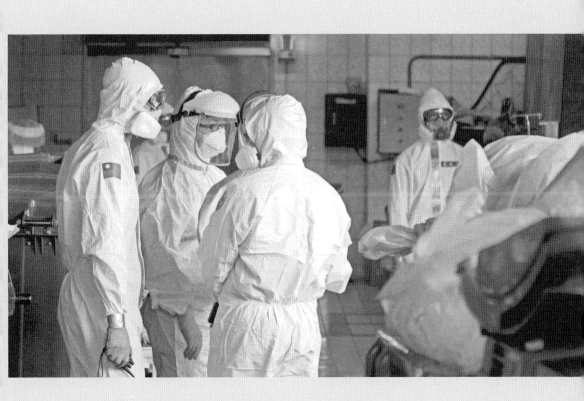

# 關於這一場前線救援行動

(節錄)

**2021 • 6 • 14**

◎謝小蜜 編劇

　　三天之內，三百多台的HFNC [3] 就會陸續送到每個有需求的醫院。我不知道該怎麼形容內心的激動，這是疫情三級警戒以來最正向最令人振奮的消息！

　　但是，人生最可惜的就是這個「但是」。

　　不管再怎麼周到，再怎麼善意，一定還是會有人說話。

　　週四半夜當我知道永婕已經募到了252台時，其實我除了開心以外還有擔憂，因為根據本人混跡網路多年的經驗（本人從上個世紀就開始混了），消息一旦曝光，肯定會讓許多人抓到機會就開始砲轟政府，罵政府怎麼都不做事，還要民間來捐贈？！（酸民體質我太了解了！）

　　我真的不是仙姑（雖然我常開玩笑說我是），但我擔心的事情就是發生了。網路上痛罵政府慢半拍，甚至說永婕打臉政府等等的聲音，讓我看了其實很難過。

---

3. 編註：高流量濕化氧氣經鼻導管系統（High Flow Nasal Cannula）。這種非侵入型的呼吸器除提供病患氧氣外，還具備加濕與加溫的功能避免呼吸道的黏膜損傷。同時，也能不讓COVID-19病患噴出氣霧，減少空氣傳染的風險。

因為不管是永婕、姊姊、或只是單純擔任傳話筒角色的me，我們當初的起心動念都絕對不是想打臉政府。我們就是非常單純地想挺醫護挺臺灣，甚至就是因為想挺政府，跳過繁瑣的採購程序，才會火速做這件事。我們都非常明白，民間的捐贈就是最直接快速地送達前線，誰還有那個心思這時候還在想著要算計要打臉！？還有時間算計的話，就不會有這麼迅速直達前線的支援了！永婕做這件事，不是為了給特定人士拿來當武器攻擊政府，然後再度製造對立。

我想說的是，什麼時候臺灣變成了做善事也要被噴被拿來無限上綱解讀的地方？臺灣最美的風景不是人嗎？酸民們你們到底是不是臺灣人？（好啦，我知道有些真的不是⋯⋯）

來吧，善良的臺灣人，我們乾一杯（不會喝酒的去喝汽水我可以），一起堅持做對的事情，抬頭挺胸走正確的路，把負能量拋開，讓善意循環下去，我們都不要再恐懼了，好嗎？！（打勾勾）

本文首刊於2021年06月14日《謝小蜜》臉書網站，獲作者同意轉載。

後疫情社會
的公民、人權
與民主治理

# 「這樣也很好」
# 照護與科技防疫的共舞(節錄)

## 2021 • 8 • 2

◎ 李梅君　中央研究院民族學研究所助理研究員

　　我是一個研究數位的人類學家,我關心數位人權,也討論資料政治。疫情期間,數位監控系統是否有違害人權的問題一直是我所在意的。已有不少社群伙伴與前輩學者在探討「電子圍籬」的隱私與法律授權,又或者邊境系統和健保的勾連是否會有侵害隱私的疑慮。

　　這些都是重要的發問。但一路從美國返臺,親身體驗臺灣科技防疫的作法,我卻備感安心。安心的是,我感受到,在科技後滿滿的人以及關懷。那些藏身在1922專線或LINE對話框後的服務人員、那些在機場內引導我們如何使用系統的邊境人員、那些在海關第一線接觸潛在染疫者卻仍保有溫暖微笑的海關人員、那個協助我們消毒搬運行李的運將大哥。是這些人,撐起了「臺灣模式的科技防疫」。是這些人的關懷與照護,讓我們願意暫時讓渡權利,去換取社區的安全。

　　臺灣科技防疫的成功,並不是英雄式的故事。在鎂光燈下抗疫明星的背後,是不斷在危機與挫敗中學習的指揮總部、醫護人員、邊境守衛、科研人員、社區學校的服務者,是「反英雄

式照護」與防疫科技共舞的成果。兩者相加，才能大於二。

科技與社會研究（Science and Technology Studies，簡稱STS）學者María Puig de la Bellacasa說：「照護可以在『與憂患共存的當下』（troubled presents），打開『這樣也很好』的可能性（as well as possible)。」

這樣也很好。在疫情肆虐一年多，對人們的身體與心靈已造成不可抹滅的傷害後，能夠一家人平安返臺，只是在暫時被關在電子圍籬裡，我想，這樣也很好。

本文原刊於「芭樂人類學」部落格，後擴寫為〈有人情味的防疫科技：一趟跨境隔離之旅的隨想筆記〉，收錄於《異溫層迷航記【芭樂人類學2】》

# 在東京，我的女兒成了新冠確診者 (節錄)

**2021 • 9 • 14**

◎新井一二三 日本作家

　　日本疫情下的第二個暑假結束了。說暑假，其實不過是學校不上課而已，不僅不能出國旅行，而且日本國內的移動也不方便，連出去吃飯都不自由。

　　我本來打算在8月初去西日本跟在那邊工作的兒子團聚，趁機去一趟四國香川縣、愛媛縣，吃讚岐烏龍麵，泡泡道後溫泉的。然而，東奧開幕後，日本的確診人數越來越高。過了一週，大二的女兒發了高燒。

　　我考慮了該採取什麼步驟才能留下最多選擇，最後打電話給女兒從零歲到高中畢業一直去看的小兒科大夫。到了那邊才得知，小診所只能做跟流感一樣的抗原檢查，是從鼻孔插進棉球去的那種。抗原檢查就抗原檢查吧。不到10分鐘，在檢查棒上出現了明確的紅線：驗出病毒了。

　　確診是新冠肺炎後，小兒科醫生能做的事情不多了。首先是處方解熱劑，其次是向地方保健所報告。從那天到一切症狀消失的總共11天，女兒一直在家裡休養。為了跟我們隔離，吃飯都在自己的房間裡。她沒有看到任何醫生。

幸虧，女兒症狀沒有惡化，第8天以後就明顯改善了。當初說吃巧克力味道怪怪，深呼吸會覺得肺痛，後來逐漸回到正常。但如果第8天以後開始惡化，要見醫生，叫了救護車都找不到醫院可以接受的話呢？真是連想像都不敢想像。而那恰是當時正在到處發生的情況。在同一個國家內主辦著奧運會，大家光看電視都會興奮。結果，街上的人流沒有減少，反映在確診人數的增加上。

　　電視新聞節目中，我看到在家養病惡化的例子。出診的醫生打多少次電話都找不到有空床的醫院，當面告訴患者「情況真惡劣，也許很快就沒得救了」。雖然攝影機沒拍到，但是主播說，受訪者到了第二天就喪命了。即使疫情是自然災害，沒能避開早就能預測到的醫療崩潰，只可說這是政治災害，而且是特別嚴重的。

本文首刊於《獨立評論》網站，獲作者同意轉載。因版面限制故縮短篇名，原篇名為〈疫情下的暑假：在東京，我的女兒成了新冠確診者〉。

# COVID-19疫情下的民主法治人權圖像：臺灣視角 [4][5]

◎李建良

中央研究院法律學研究所特聘研究員兼所長

「常態一無所證，例外證明一切；例外不僅證實了原則，原則甚至唯賴例外而存在[6]」，語出卡爾·施密特（Carl Schmitt）的《政治神學》（Politische Theologie），原本用來描繪政治主權的形貌，在COVID-19大流行席捲全球的當下，讀來令人頗有違和感，特別是思及民主憲政法治在疫情之下面臨左右為難的困局。進入後疫情時代，如果我們不是回歸正常，而是適應改變過後的新常規，便需要在疫情蔓延中運用法律邏輯，追蹤人為走過的路徑，從民主、法治與人權的視角，觀察其所呈現的圖像，進行反思，並提煉出面對未來挑戰的法治觀點。

「例外狀態」是人類面對緊急事態常見的一種制約反應，不

---

4. 本文觀點及少部分文字改寫自：李建良（2021）。〈真疫情與假訊息：民主悖論的再思考〉。《月旦醫事法報告》，第54期，頁7-13；李建良（2021）。〈遊走在疫情熱點與人權紅線的數位足跡〉。載於康豹、陳熙遠（主編），《研下知疫：COVID-19的人文社會省思》（頁297-310）。台北市：中央研究院出版中心出版。；李建良（2022）。〈疫情社會的民主、法治與人權：若干反思性批判〉。載於《思想44：記疫共同體》（頁211-232）。台北市：聯經出版公司出版。

5. 編註：本文初稿完成日期為 2022年07月11日。

6. 原文：Das Normale beweist nichts, die Ausnahme beweist alles; sie bestätigt nicht nur die Regel, die Regel lebt überhaupt nur von der Ausnahme。參見Carl Schmitt, Politische Theologie, 4. Kap.: Zur Lehre von der Souveränität, 2, Aufl., 1934, S. 22.

管是思維上或者付諸行動。「緊急不識法律」的說法，自古有之，傳達「事急從權」的共通想法，作為個人行事準則也許無可厚非，若換作國家行使公權力的脫法說詞，是否成為民主法治崩毀的破口，值得深思。

嚴格說來，在堅守民主法治人權等核心價值的前提下，「例外狀態」的論述或者是「緊急命令」的主張，其實是一道假議題，或至少有誤導之虞。因為不管是緊急命令或緊急立法（例如《嚴重特殊傳染性肺炎防治及紓困振興特別條例》，下稱「特別條例」），皆需要透過憲政民主程序，也就是通過具有民意基礎之行政院、立法院與總統三道程序，差別只在於順序不同。簡單地說，緊急命令，總統發布在先，立法院追認在後；緊急立法，立法院議決在前，總統於後公布。表面上，緊急命令的發布，總統有主動權；實際上，總統「一人」不可能作成是否及如何發布緊急命令的決定，更不要說疫情瞬息萬變（例如因新冠肺炎變異株Omicron引發所謂「第四波」疫情），總統「一人」不可能隨時掌握疫情實況，採取如其他國家的封城或鎖國措施。察覺及此，主張總統應發布緊急命令論者，乃轉而強調總統發布緊急命令的「儀式性」意義！這是由總統發布的緊急命令（假設語句），所以意義格外重大。問題在於，此一儀式性意義的法治意義何在？

弔詭的是，呼籲總統應發布緊急命令或主張臺灣應進入「例外狀態」論者，往往同時批判防疫指揮中心行政獨斷，主張應由立法機關介入，補足防疫的民主正當性；並且質疑疫情爆發至今已超過兩年，即使「事急從權」而需以特別條例應急，何以立法機關在此期間毫無其他作為，全賴特別條例解決問題，給予行政機關過大的權限。如此觀點，契合於法治原則的旨趣，卻與要求動員緊急法制、建立例外狀態的理路自相矛盾。因為緊急法制與例外狀態的基調恰恰可能導致「去國會化」，若一意行之，只會迎來「行政時刻」。

平心而論，原則與例外之交互為用，為法秩序的常態。有原則，必有例外，「但書」、「除書」或「除外條款」的運用，或者是特別法的制定，所在多有，顯示「例外之法」為法規範的內建機制，端賴如何運用、避免例外大過原則，致令規範失序。從防疫法制的角度出發，臺灣疫情防治不是從2020年2月25日制定公布特別條例之後才開始，而是早在2020年1月15日衛生福利部（衛福部）依《傳染病防治法》第3條第1項第5款，將「嚴重特殊傳染性肺炎」列為第五類法定傳染病起，即已啟動防疫機制。相對於「已知」的傳染病，「第五類」是針對「未知」的傳染病。因此，第五類傳染病的認定形同一把開啟防疫法律機制的鑰匙。這套防疫法制是2003年爆發「嚴重急性呼吸道症候群」（SARS）之後，相關部門累積防疫經驗，逐步修正建置的疫病防治法制。從制度理性來看，傳染病固然一變再變，但防疫法制不該是臨事急就的緊急性法案，而應是一套常備性的應變機制。除了紓困及補貼等涉及財政經費，礙於預算法制需臨時編列並經國會通過外，相關機關允應借鏡過去經驗、預設未來情境、模擬防治機制與運作之法，以「正常狀態」之法制對應「非常狀態」之疫情。

在民主法治的前提下，防疫法制不能不從人權的視角來思考，否則將失諸表面，偏離重點，徒生純粹理論對實務的干擾，無濟於實質問題的思辨。人權保障與例外狀態的緊張關係，從人權清單入憲的法制歷史演進進程觀察，緊急命令的發布初則用以凍結憲法人權規定的效力，例如德國威瑪憲法賦予總統的緊急命令權。於人權效力被凍結期間，國家公權力的行使（包括法院在內）可以不受基本權利的拘束。二戰之後，德國基本法廢除總統緊急命令權制度，改採緊急立法機制，基本權利只能被限制，而不得凍結；公權力限制人民權利，須有正當事由，且不得逾越必要限度，並受到司法審查。卡爾・施密特的《政治神學》的另一句

名言：「主權者，即例外狀態的決定者」[7]，已不適用於德國當前的憲政體制。

反觀我國憲法雖部分仿襲德國威瑪憲法的總統緊急命令權，卻於行憲未幾，即進入動員戡亂暨戒嚴的非常時期。總統改以動員戡亂時期臨時條款為依據，發布緊急處分令，無須經過立法院追認。例如1978年因台美斷交，蔣經國總統發布緊急處分，令：「正在進行中之增額中央民意代表選舉，延期舉行，即日起，停止一切競選活動」；1988年蔣經國總統去世，繼任總統的李登輝發布緊急處分，令：「國殤期間，聚眾集會、遊行請願活動一律停止」。這兩道緊急處分對於人民基本權利的限制強度極大，近乎凍結，所幸施行期間不長。至於長達38年的戒嚴令，則是一套可以限制人民權利的「例外法制」。解嚴及終止動員戡亂時期之後，憲法增修條文修正憲法文本的總統緊急命令權，李登輝總統於1999年9月25日為九二一震災而發布的緊急命令，內容大抵與特別條例相仿，也是迄今為止，總統動用憲法緊急命令權僅有的一次。

> 在民主法治的前提下，防疫法制不能不從人權的視角來思考，否則將失諸表面、偏離重點，徒生純粹理論對實務的干擾，無濟於實質問題的思辨。

由上可知，緊急命令與緊急立法的機制選擇，考量重點不在何者比較具有民意，亦不是何者比較快速，就防疫而言，毋寧是何者比較有效但又不致過度侵犯人權等實質法治問題。換言之，在當前全球疫情仍持續蔓延、病毒不斷變種的當口，乃至有流感化的趨勢，所謂「例外狀態」的討論與思維不能僅侷限在總統的緊急命令權，或被簡化成「誰是主權

---

7. 原文：Souverän ist, wer über den Ausnahmezustand entscheidet. 參見Carl Schmitt, Politische Theologie, 4. Kap.: Zur Lehre von der Souveränität, 2, Aufl., 1934, S. 13.

者」的架空論題，而應更大格局地思索在民主的法秩序中，受憲法規範拘束的權力體系是否容許法治以外的「例外狀態」。唯有擺脫建構「憲法特別法」的思維框限，方能持平地審究民主法秩序下防疫法制與措施的合憲性問題。換個說法，縱算總統不行使緊急命令權，所謂的「例外之法」是否會以另一種形式轉移到行政權身上，才是更值得留意、嚴肅以對的問題。尤其需要思考的問題是，相對於傳染病防治法的常規法制，特別條例的特別之處何在？諸如禁止出國、邊境管制、疫情調查、人流管制、居家隔離或檢疫、疫苗施打等傳染病防治的必要措施，是否皆以特別條例為據？何以此等措施不能定於常法，而要訴諸緊急立法？

> 數位足跡涉及個人的資訊隱私與自決權，對於人格發展影響至鉅，但個人資料受到侵害時，卻未必有感。

　　僅以「特別條例」第7條為例，這條規定以「為防治控制疫情需要」為要件，授權防疫指揮官得實施「必要之應變處置或措施」。如此近乎空白的授權條款，遭致違反法律明確性原則的質疑，並不令人意外。從立法論的角度來說，「概括條款」之所由設，不外有二，一是補條文規範之不足；另則濟規範者未知之不能，也就是立法者無法規範其所不知的事物。反向思考，如果立法者已知所應規範之事，而且現行法制存有規範上闕漏而應予填補者，就此範圍，概括條款即喪失動用的正當性。以數位防疫為例，臺灣防疫有成，少不了數位技術的動員，傳染病的通報、預防、研判、合作、監控，主要是透過對人民數位足跡的掌控。問題在於，主管機關蒐集並利用人民的數位足跡資料的法律依據何在？能否動用「特別條例」第7條？尤其是主管機關在未經當事人的同意之下，要求電信業者提供其客戶的手機資料？

　　數位足跡涉及個人的資訊隱私與自決權，對於人格發展影響至鉅，但

個人資料受到侵害時，卻未必有感。透過接觸者數位足跡的掌握，可以及早阻斷或顯或潛的感染鏈，只是數位足跡在逐層傳遞、交相疊加之下，產製出細微的個人形貌，可能拼湊出完整的人格圖像，進而形成大規模的人類剖繪。儘管有些資料不在政府的手上，但是如果政府可以恣意要求電信公司提供相關資料，用以連結多項資料，進行勾稽與串接，形成「數位足跡、剖繪、監控」三點一線的因果串聯，鏈結出多維介面的數位監控網絡，則數位防疫與侵犯人性尊嚴的距離，無疑會越來越近。

鑑於疫情調查為防疫不可想像其不存在的手段，而運用科技，追蹤病毒蔓延路線與人流軌跡，建立並預判疫情熱點，在防疫工作上扮演了關鍵性的角色，「智慧防疫」早已是現代防疫的代名詞。也因此，立法者可以預見、而且已經看見確診者與接觸者的數位追蹤被廣泛且持續地運用，考量其可能涉及個人的敏感資料，在法制上無疑可能而且應該建立一套嚴密而完整的運作要件與防範機制。此不僅涉及動用的時機與要件，還包括蒐集的正當程序、取得資料的處理管理、告知當事人機制，保存方式、期間，資料的用途等等，均有特別明定的必要。更重要的是，必須明確告知並提供人民救濟的機會。就「智慧防疫」而言，立法機關不僅有立法的義務，與此同時，行政機關也喪失動用概括條款的正當性。

本文開篇論及「緊急立法」與「緊急命令」的法治之辯，以及接續而後的防疫人權課題，貫穿其間的是防疫法制的民主課題。不管是緊急命令或緊急立法，均以全國民意為後盾。相對來說，行政機關訂定行政命令或採取具體措施的民主正當性，前者（緊急命令）是承接總統而來的間接民主鍊條，後者（緊急立法）則是依附於國會制定的法律規定或授權。不過，法律要件越抽象、授權條款越概括、正當程序越寬鬆、司法

救濟越不足，則防疫行政的民主正當性越趨下，反之亦然。在此民主制度彈性之下呈現的來回拉扯關係中，立法機關扮演了樞紐的角色。

疫情期間，臺灣選舉相關活動照常舉行，展現臺灣在疫情中的民主時刻。而當疫情持續在人與人接觸之間蔓延時，虛擬世界與數位空間則成了人們群聚互動及交換資訊的主要場域。資料驅動下的數位轉型，從大數據進化到大演算，資料串連而成資訊「造假」的可能性亦隨之大增，對決諸正確資訊與選民自主的民主政治而言，衝擊之大，顯而易見。進入後疫情時代，政府為了抗疫而管制假訊息，並祭之以重罰，同時也引發是否過度限制人民言論的疑慮。無可諱言，當疫情升溫時，誇大恐懼或焦慮的無心之見或惡意攻擊隨之加劇，除了依賴人民自身的情緒管理外，亦需公權力進入言論市場進行管制。暫且不問公權力的介入是否產生寒蟬效應（有待驗證），觀念上必須指出的是，民主政府對假訊息的管制或處罰，不能等同於戕害言論自由，而可以當然地貼上「反民主」或「專制獨裁」的標籤。因為保障言論自由以健全民主政治，與管制假訊息以避免影響民主政治，二者並不相悖，更與沒有民主選舉制度的集權政權假防疫之名、行侵害言論之實，不能相提並論。面對假訊息的攻擊，民主自身是脆弱的，因此對抗假訊息的法治是保護民主的必要之舉與正當機制，但如何不會因此而危及民主的核心價值，卻是艱難的課題。有機民主的運作有賴資訊的自由流通與意見的自由互動。資訊可能左右民主政權的更迭，但透過訊息可能取得的政權，同樣也可能被另一套訊息所輪替。民主的基礎是自由，自由的保障有賴法治，法治又是民主的實踐型態，法治、民主、自由之間形成良性的互動關聯，需要時間，而民主政治的韌性也在此展露無遺。

> 民主的基礎是自由，自由的保障有賴法治，法治又是民主的實踐型態，法治、民主、自由之間形成良性的互動關聯。

瘟疫無所不在,彷彿突然出現,人們期待消失,卻又好像一直都在!瘟疫的爆發與法治災難的釀生未必有明確的起點,但是我們可以設法防範、找出終點,預防再次發生。「不自由,毋寧死!」於疫情期間聽來讓人不無牴牾之感。然在一個自由民主法治國家中,生命與自由的兼容併顧是國家的政治責任與憲法義務,也是人民基本權利的核心底蘊。國家既要保護人民的生命不受侵害(包括來自國家權力的侵害),亦要使人民的自由不受到過度的限制,同時還要確保人民免於恐懼的自由。為了阻止疫情的蔓延,國家必須限制人民的行動與生活,卻不能毫無限度。為了不讓醫療體系負擔過重,避免公衛體系超載崩潰、人民正常生活為之失控,國家必須採取各種高強度的人肉搜索與數位追蹤,以便能夠及時斷絕傳染鏈。種種防疫措施是否「適當合度」,只能留給時間證明,但個人資料保護法制是否完備,需要超前部屬,防患於未然。當舊的事物被賦予新的定義、新的正常帶來新的視角方位與思維模式時,新的隱患也同時隨之而來。數位技術可以有效防疫,同樣也會作用在人的身上。進入後疫情時代,伴隨危機未解除的同時,公民與社會持續不斷面臨諸多當下與未來的課題。人權底線是否日益模糊、人權防線是否點滴流失,需要我們認識事實、感知問題,智慧以對,尋找解方。

延伸閱讀

李建良(2020)。〈在瘟疫中思索自由〉。《人文與社會科學簡訊》,第22卷第1期,頁30-33。

李建良(2021)。〈真疫情與假訊息:民主悖論的再思考〉。《月旦醫事法報告》,第54期,頁7-13。

李建良(2021)。〈遊走在疫情熱點與人權紅線的數位足跡〉。載於康豹、陳熙遠(主編),《研下知疫:COVID-19的人文社會省思》(頁297-310)。台北市:中央研究院出版中心出版。

李建良(2022)。〈疫情社會的民主、法治與人權:若干反思性批判〉。載於《思想44:記疫共同體》(頁211-232)。台北市:聯經出版公司出版。

# 新冠疫情時代的臺灣網路公民科技：
# 新型態協力治理模式的崛起 [8] [9]

◎ 蔡甫昌　國立臺灣大學醫學院醫學教育暨生醫倫理學科暨研究所教授、臺大醫院醫學研究部主治醫師

◎ 林子倫　國立臺灣大學政治學系暨公共事務研究所副教授

## 一、前言

　　2020年初新型冠狀病毒肺炎（COVID-19）的出現，讓各國政府面臨新興公共治理危機與挑戰，全球人類活動亦被迫進入「新常態」（new normal）模式。在臺灣有一群幕後英雄，不畏病毒擾亂原本平靜的生活步調，積極在鍵盤的世界中，運用自身技能與網絡能量，以「開源設計」（open source design）的方式，開發出各式足以安撫人心、協助民眾防疫或醫療資源分配的數位應用——這群便是來自「零時政府」（g0v）及臺灣各處的公民科技社群成員，其中「口罩地圖」（mask map）的開創更是引起媒體、國際關注及多國學習效仿。因此我們觀察到，網路公民科技應用和線上協作平台的快速崛起，已成為新常態生活的重要特徵，也促動新型態協力治理模式的發展。

---

8. 本文改寫自：林子倫、蔡甫昌（2021）。〈COVID-19疫情時代的網路公民科技：從口罩地圖談起〉。《人文與社會科學簡訊》，第22卷第4期。頁73-83。

9. 編註：本文初稿完成日期為：2022年07月15日。

## 二、網路公民科技的崛起

　　著名美國學者克雷・薛基（Clay Shirky）多年研究網際網路技術對社經的影響，他將「公民科技」（Civic Technology）定義為：「任何為了促進公共利益、公眾參與的科技，都可以稱為公民科技；更狹隘、功能面的定義是，利用科技，創造或取代政府從過去至今所累積的成果、價值。」（王立恒，2016）。而「公民科技」用於促進臺灣公共利益最著名的實際應用，可回溯到2009年莫拉克風災期間，網路公民號召其他網友從臺灣Twitter、Plurk、批踢踢BBS三大社群網站，一起查證及過濾出正確且有效的災情資訊，建置具代表性的臨時救災網站：「莫拉克災情支援網」、「莫拉克災情地圖」以及「莫拉克民間災情網路中心」，提供救災人員及待援民眾參考（鄭宇君，2019，頁271-280）。

> **網路公民科技應用和線上協作平台的快速崛起，已成為新常態生活的重要特徵，也促動新型態協力治理模式的發展。**

　　2012年，臺灣最活躍且具代表性的公民科技與開源社群「零時政府」（g0v）正式運作，主要由分散式的公民黑客（hacker）社群組成，協助將四散的公共資料，轉譯為易讀的資訊，藉此彌補政府與民眾間的資訊落差，賦予公民監督、參與政府決策的能力，從「0」重新思考政府角色（鄭婷宇、林子倫，2018，頁15）。2020年臺灣網路公民科技透過公私協力（Public-Private Partnerships）成功開創「口罩地圖」，政府端建置「口罩供需資訊平台[10]」，集結網路社群所開發的各式防疫應用連結，方

---

10. 「口罩供需資訊平台」網址：https://mask.pdis.nat.gov.tw/。

便民眾依各自需求選用，有效紓緩疫情初期的口罩慌。2021年5月新一波疫情的爆發，「零時政府」於g0v HackMD協作工具平台建置「COVID-19 Info疫情資訊野生整合平台 [11]」，以條列方式整理出重要疫情資訊如諮詢專線、疫苗資訊、進行中或徵求相關疫情專案，方便民眾根據欲瞭解或協助的議題進行點選。而這群鍵盤下的抗疫英雄，至今仍持續運作並為人民找出更多創新的抗疫解方。

## 三、網路公民科技的抗疫應用

由臺灣網路公民科技開發的抗疫應用，有效提升了疫情間防疫資源分配的透明度、公平性及便利性，以下歸納與介紹幾個較具特色的抗疫應用個案：

### （一）用地圖查詢口罩取得點

此類個案以地圖顯示能購買口罩的地點，方便民眾查詢。透過資訊即時公開與更新，節省民眾搜尋物資的時間及避免人潮過度集中，從而造成更多群聚風險。更重要的是，將可取得物資的地點和庫存數量視覺化，有助於安撫民眾擔心買不到物資的恐慌感。

### 1. 超商口罩地圖

身為「零時政府」的一員——臺南「好想工作室」吳展瑋（Howard）便以「超商口罩地圖」（圖一）開啟新冠病毒疫情下網路公民參與的第

---

11. 「COVID-19 Info 疫情資訊野生整合平台」網址：https://g0v.hackmd.io/@yitzu/covid-19/。

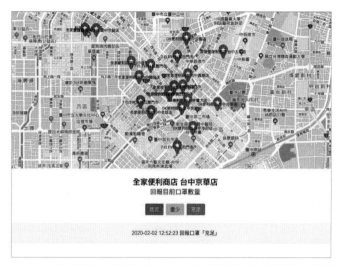

圖一 g0v貢獻者－吳展瑋（Howard）最初設計的「超商口罩地圖」（顯示紅色代表「售完」，黃色為「量少」，綠色則是「充足」）資料來源：轉引自吳展瑋（2020）。口罩地圖事件，g0v summit 2020臺灣零時政府雙年會，2020年12月4日於台南好想工作室舉行。

一步。Howard因觀察到口罩供不應求、超商人滿為患的景象，立刻著手撰寫程式。當時口罩查詢需求量及人數暴增、媒體廣傳，而引起行政院唐鳳數位政委注意。隨口罩實名制政策的上路，唐鳳政委主動邀集民間工程師一起加入開發「藥局口罩地圖」，並與辦公室團隊——行政院公共數位創新空間（PDIS）協助與協調串接官方資料。之中，衛生福利部中央健康保險署決定釋出「口罩剩餘量Open Data[12]」一舉，激發臺灣網路公民開始協作產製各式的「藥局口罩地圖」。

---

12. 口罩地圖所應用政府Open Data包含：「健保特約醫事機構－藥局/診所」網址：https://data.gov.tw/dataset/6134；「健保特約機構口罩剩餘數量明細清單」網址：https://data.gov.tw/dataset/116285；「全民健康保險特約院所固定服務時段（含口罩開賣時間）」網址：https://data.nhi.gov.tw/Datasets/DatasetDetail.aspx?id=441&Mid=A111068。

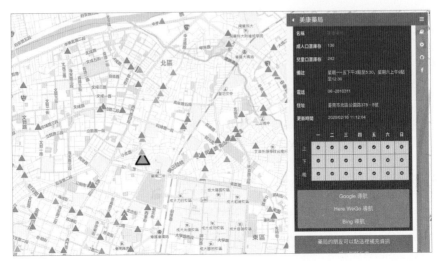

圖二 藥局口罩採購地圖

資料來源：江明宗（2020）。藥局口罩採購地圖，2020年9月10日，取自：https://kiang.github.io/pharmacies/。


## 2.藥局口罩採購地圖

由g0v貢獻者「江明宗」（ID: kiang）開發，顯示藥局的成人與兒童口罩庫存、領口罩時間、聯絡方式與營業時間，使用者還可一鍵連接到地圖，迅速規劃好交通路線（圖二）。點開藥局的資訊介面後，最下方有區塊，可連結到一份問卷表單，讓該藥局的工作人員可提供需要公佈給民眾的資訊，網站開發者再將此資訊呈現於地圖資訊欄上。

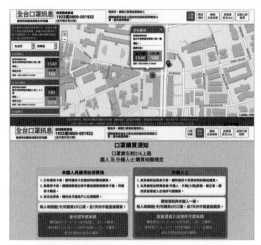

圖三 全臺口罩訊息

資料來源：Alicia與貓（2020）。全臺口罩訊息，2020
年9月10日，取自：https://aliciabcd.github.io/maskmap/
index.html。

### 3. 全臺口罩訊息

　　由網路公民「Alicia與貓」開發，除顯示口罩庫存量地圖資訊，亦連結
其它實用資訊如購買須知、疾管署官方LINE與自製口罩教學（圖三）。
在地圖顯示方面，讓使用者得以從縣市、行政區篩選，於左列呈現該區
域內所有藥局，使用者可點擊所選藥局，地圖便會自動跳到該藥局的所
在地點。

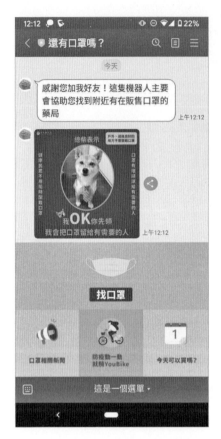

圖四 還有口罩嗎？
資料來源：Eric WU（2020）。還有口罩嗎？2020年9月10日，取自：https://line.me/ti/p/@592zrdyn。

### （二）透過社群軟體查詢可取得物資的最近地點

以社群軟體為媒介呈現口罩存貨資訊，定位後，自動查詢整理出使用者附近藥局資訊與口罩庫存量。相較於地圖類，此類多為LINE應用、APP應用、Chatbot（聊天機器人）類型，對於手機使用者來說更為方便，不必讀取龐大的地圖資料，資訊呈現也更適合手機螢幕大小。如由網路公民「Eric WU」開發「還有口罩嗎？」（圖四），使用者可加入這個LINE機器人，透過選單上的指令獲得相應服務。

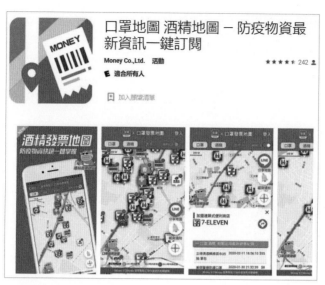

圖五 酒精發票地圖

資料來源：Money平台（2020）。酒精發票地圖，2021
年5月24日，取自：https://play.google.com/store/apps/
details?id=money.com.invoicemap&hl=zh_TW&gl=US。

### （三）依防疫物資種類查詢

　　面對其他醫療物資短缺、生產與分配不及的狀況下，部分線上協作平
台亦提供抗疫物資調配的相關資訊，如由Money平台攜發票集點王一同
開發的「酒精發票地圖」（圖五），透過百萬用戶共同上傳的發票，協
助民眾掌握口罩、酒精與乾洗手液銷售地點與狀況；由科技公司開發的
「臺灣防疫資源互助網」除另可找尋消毒水外亦徵求物資，以協助受疫
情影響生活的群眾。

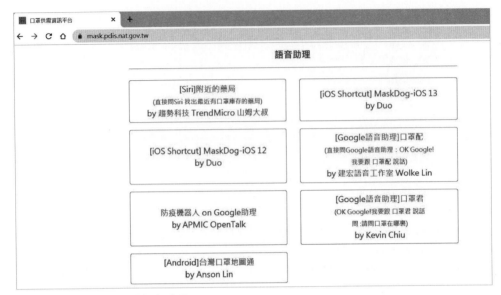

圖六 口罩地圖語音助理

資料來源：行政院公共數位創新空間（2020）。口罩供需資訊平台（網路社群公民所開發各項應用）。語音助理，2020年12月14日，取自：https://mask.pdis.nat.gov.tw/。

### （四）顧及多元使用者需求

運用政府開放資料所開發的口罩地圖，以視覺化呈現販賣點與庫存量為主，為回應多元使用者需求，亦有網路公民協助開發「語音助理」（圖六）提供視障者或是對於手機操作不熟悉的長輩使用，直接透過聲音的傳遞來進行口罩販賣點的查詢，相當便利。

### （五）自我監測與活動軌跡紀錄

此類應用對自我健康狀況進行監測外，另有透過比對使用者的活動足跡是否與中央疫情指揮中心釋出的確診案例活動足跡重疊，讓使用者得知自己是否曾與確診病例在同區域活動，藉此判斷自己的風險程度。

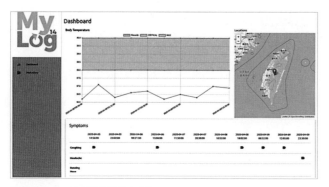

圖七 MyLog應用程式儀表板

資料來源：轉引自黃郁芸（2020）。【科技抗疫實例：
MyData Taiwan】臺灣自主健康管理工具登場，堅持找出防
疫追蹤和隱私的平衡，2020年9月10日，取自：https://www.
ithome.com.tw/news/137930。

## 1. MyLog[13]

由MyData Taiwan社群組成，設計供民眾自主記錄、管理個人健康
資料，且顧及隱私的App工具「MyLog」（圖七），民眾可透過一次
性網址分享14天自主健康紀錄資訊的視覺化儀表板LogBoard（黃郁
芸，2020）。特別的是，此款自主健康管理應用以「隱私始於設計」
（Privacy By Design）概念作為開發核心，記錄自身健康狀況外，同時
供使用者利用GPS定位記錄活動軌跡。所有資料僅皆儲存於使用者端，
以充分掌握自己的健康資料，且可隨時下載（陳廷彥，2020）。此外，
為鼓勵使用者14天持續記錄，提供可至合作商家兌換購物優惠的獎勵機
制，自我健康監測、方便醫事與疫調人員追溯病症變化進行診斷與判斷
的同時，也間接刺激消費。

---

13. 「MyLog」網址：https://hackmd.io/z4R96_ooRfuj8qRxRyaXTA。

### 2. 確診者足跡比對

由網路公民「Stimim & Louis」開發的「武漢肺炎歷史軌跡比對[14]」，透過程式自動比對使用者手機裡儲存的歷史位置紀錄，藉此判斷是否曾與患者接觸過，亦兼具保護使用者隱私機制；2021年5月中，臺灣確診人數瞬間激增破百例，網路公民創建「COVID-19確診足跡地圖[15]」（圖八），協助整理出人民最為關切的「確診者足跡」。整合自g0v「臺灣COVID-19案例活動史共筆」及官方資料，使用者可點選時間軸，地圖便會以三角警示圖顯示確診者曾到過的地點，協助民眾檢視是否曾到過或可避開前往這些高風險區；「COVID-19足跡地圖[16]」主要特色為以顏色顯示感染人數密度差異，越多圖層疊加、顏色越深代表該區域風險越高；「本土案例足跡地圖[17]」顯示確診者足跡地標及出沒時間點。

### （六）掌握疫情趨勢

此類型應用多為網頁版，運用地圖或儀表板呈現臺灣或全球確診及死亡人數統計，如由網路公民King Tzeng開創的「武漢肺炎疫情臺灣情報站」、由ID: coffee777建置的「台版－武漢肺炎疫情儀表板」（圖九）以及經濟部國際貿易局與中華民國對外貿易發展協會專門為企業與商務人士建立的「全球防疫商務資訊地圖-covid19」（圖十），提供最新的各國簽證、入境條件、隔離檢疫措施、防疫規定及商旅資訊等。

---

14. 「武漢肺炎歷史軌跡比對」網址：https://yjlou.github.io/2019-nCov/。
15. 「COVID-19確診足跡地圖」網址：https://www.google.com/maps/d/viewer?mid=1rrk8w7jJsZGXz_hSpi0q9no77cdhMC2z&ll=25.056211379875016%2C121.48227828569617&z=13；隨2022年疫情變化，名稱變更為：「COVID-19篩檢站&確診足跡地圖」。
16. 「COVID-19足跡地圖」網址：https://www.google.com/maps/d/viewer?hl=zh-TW&ll=25.00663703749997%2C121.46077337499999&mid=10TfvVgBJ__iAkKMI9DObANFbfCrFV6nk&z=17。
17. 「本土案例足跡地圖」網址：https://www.google.com.tw/maps/@24.6663375,121.1430476,9z/data=!4m3!11m2!2sOSvtdxdc3yw4lejSCNrnPZ82QG5ing!3e3。

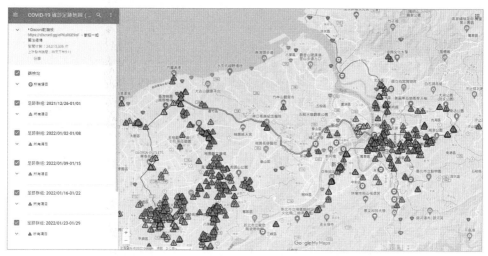

圖八 COVID-19確診足跡地圖

資料來源：COVID-19確診足跡地圖（2022）。2月7日，取自：https://www.google.
com/maps/d/viewer?mid=1rrk8w7jJsZGXz_hSpi0q9no77cdhMC2z&ll=25.056211379
875016%2C121.48227828569617&z=13。

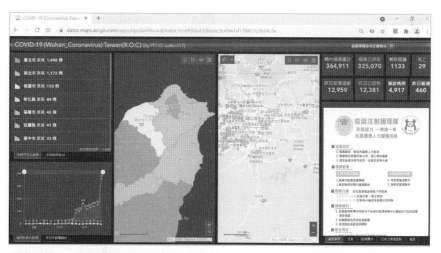

圖九 臺版－武漢肺炎疫情儀表板

資料來源：coffee777（2020）。臺版－武漢肺炎疫情儀表板，2021年5月24日，取
自：https://viator.maps.arcgis.com/apps/opsdashboard/index.html#/bbd3dfeeec9c4
94daf178457c7b74c3e。

後疫情社會
的公民、人權
與民主治理

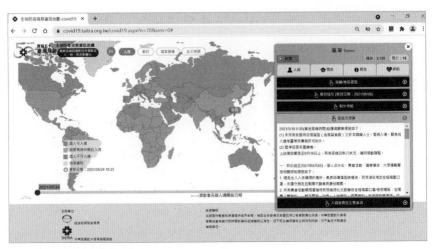

圖十 全球防疫商務資訊地圖-covid19

資料來源：經濟部國際貿易局、中華民國對外貿易發展協會（2020）。全球防疫商
務資訊地圖- covid19。2021年5月24日。取自：https://covid19.taitra.org.tw/covid19.
aspx?n=70&sms=0。

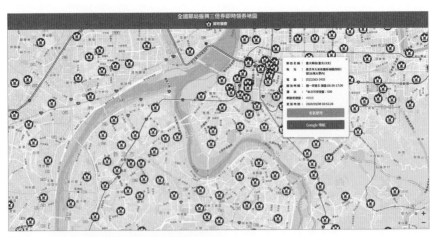

圖十一 全國郵局振興三倍券即時領券地圖

資料來源：行政院（2020）。全國郵局振興三倍券即時領券地圖。行政院「振興三
倍券」專區，2020年9月8日。取自：https://3000.gov.tw/hpgmap/。

# 四、後疫情的網路公民科技發展：
## 新型態協力治理模式的崛起

　　上述所介紹由臺灣網路公民科技創建的抗疫數位應用，皆有賴於具社會關懷意識的科技工作者以資訊技術參與投入，不僅臺灣，甚至是其他國家的人民受惠，形成了網路公民共同協力面對新冠疫情的特殊景象。

　　觀察2020年以來臺灣網路公民科技與政府共同抗疫的公私協力過程與經驗，可歸納出以下幾項關鍵的成功要素，包含：

　　（一）臺灣網路公民發掘社會問題的敏銳度、站在使用者立場開發、高凝聚力及高效率協作等特性；

　　（二）臺灣基礎資訊與資料庫建構的快速發展，即時提供網路公民所需要的開放資料；

　　（三）唐鳳政委與其PDIS辦公室團隊扮演公私部門橋梁的關鍵角色，致力於促進政府部門與公民科技社群間的對話與合作。

　　政府接續提出的經濟振興方案，亦沿用網路公民「口罩地圖」的發想，推出「全國郵局振興三倍券即時領券地圖」（圖十一）供民眾查詢庫存。面對2021年5月臺灣本土確診案例的激增，網路公民除根據官方公布確診個案公共場所活動史創建前述介紹的「COVID-19確診足跡地圖」，尚有「快篩排隊系統」，甚至設計出兼顧隱私與便利的「1922簡訊實聯」。

　　隨疫情轉變，相關疫情謠言亦陸續浮出，原本即由g0v社群所創建的「Cofacts真的假的」平台，透過公民共同協作以及聊天機器人，將主動查證的可疑訊息或謠言進行回應分享於資料庫中，協助民眾闢謠與判斷事實，避免不實資訊的散播。這些由網路公民自發創建的應用，將政府

與民間資訊進行有效的整理，為了就是讓民眾能在第一時間掌握最新、最準確的疫情資訊，也大幅強化政府的抗疫作為與數位治理。

　　新冠疫情期間，臺灣公民科技發展的能量與社群平台協作的多元發展，帶動了新型態協力治理模式的崛起，相信這股網路公民抗疫的創意及行動力，將會持續透過群眾草根力量積極參與、共同協作，為後疫情時代的社會挑戰、政府與民間的互動模式，提供無限的創意與想像。

參考文獻

Alicia與貓（2020）。全臺口罩訊息，2020年9月10日，取自：https://aliciabcd.github.io/maskmap/index.html。

coffee777（2020）。台版－武漢肺炎疫情儀表板，2021年5月24日，取自：https://viator.maps.arcgis.com/apps/opsdashboard/index.html#/bbd3dfeeec9c494daf178457c7b74c3e。

Money平台（2020）。酒精發票地圖，2021年5月24日，取自：https://play.google.com/store/apps/details?id=money.com.invoicemap&hl=zh_TW&gl=US。

Wu, Eric.（2020）。還有口罩嗎？2020年9月10日，取自：https://line.me/ti/p/@592zrdyn。

王立恒（2016年9月15日）。網路思想家Clay Shirky：臺灣公民科技不遜他國，政府別停止實驗新做法。電腦報iThome，2021年3月24日，取自：https://www.ithome.com.tw/news/108382。

江明宗（2020）。藥局口罩採購地圖，2020年9月10日，取自：https://kiang.github.io/pharmacies/。

行政院（2020）。全國郵局振興三倍券即時領券地圖。行政院「振興三倍券」專區，2020年9月8日，取自：https://3000.gov.tw/hpgmap/。

行政院公共數位創新空間（2020）。口罩供需資訊平台（網路社群公民所開發各項應用）。語音助理，2020年12月14日，取自：https://mask.pdis.nat.gov.tw/。

吳展瑋（2020）。口罩地圖事件，g0v summit 2020臺灣零時政府雙年會，2020年12月4日於台南好想工作室舉行。

陳廷彥（2020）。MyLog：自己的健康資料自己管，兼顧隱私的COVID-19防疫工具，2021月1月18日，取自：https://lab.ocf.tw/2020/05/26/mylog/。

黃郁芸（2020）。【科技抗疫實例：MyData Taiwan】臺灣自主健康管理工具登

場，堅持找出防疫追蹤和隱私的平衡，2020月9日10日，取自：https://www.ithome.com.tw/news/137930。

經濟部國際貿易局、中華民國對外貿易發展協會（2020）。全球防疫商務資訊地圖- covid19，2021年5月24日，取自：https://covid19.taitra.org.tw/covid19.aspx?n=70&sms=0。

鄭宇君（2019）。〈鄉民不只是酸民－莫拉克風災，網路社群救災總動員〉。載於林文源、林宗德、楊谷洋、程惠芳（主編），《寫給青春世代的STS讀本 1：直擊公民參與第一現場，揭開科技社會的矛盾真相》（頁266-283）。新竹市：國立交通大學出版社。

鄭婷宇、林子倫（2018）。〈鍵盤參與：從「零時政府」檢視黑客社群協作式的公民參與〉。《傳播與社會學刊》。第46期，頁15-51。

# 臺灣COVID-19疫情的風險治理初探[18][19]

◎林宗弘

中央研究院社會學研究所研究員

　　新型冠狀病毒肺炎（COVID-19）疫情是近三十年來最嚴重的全球災難事件，臺灣在這次疫情治理表現引起國際關注與學者興趣。從COVID-19爆發近兩年以來，臺灣的疫情可以分為三個階段：第一個階段可稱為「國境管制期」，從2020年1月到2021年3月，在這段期間感染者大約1,200人，死亡12人，絕大多數是境外移入，防疫成功且有助於經濟成長；第二個階段為2021年4月到2022年3月的「境內控制期」，由於Alpha（B1.1.7）病毒傳入導致較嚴重的社區感染與全島擴散，引起民眾恐慌與國際關注，卻也在中國大陸外交與軍事壓力下，促成日本與美國捐贈疫苗的重大國際合作事件。第三個時期是2022年4月以來的「漸進解封期」，Omicron病毒傳入造成全面感染，雖然感染死亡率與國際相比不算高，但是仍造成臺灣社會面對健康損失與經濟復甦的兩難。

　　筆者採用災難社會學的理論架構，引用氣候變遷的風險函數：

---

18. 本文修訂自筆者在2021年3月26日於日本山口大學的線上演講「COVID-19における台湾の社会的リスク：曝露、脆弱性、強靭性の分析」，部分參考修訂自林宗弘（2020）〈建構韌實力：全球疫情下臺灣的公民社會與創新福利國家〉。《臺灣社會學刊》，第67期，頁203-212。

19. 編註：本文初稿完成日期為 2022年07月04日。

包括危害度、暴露度、脆弱度與韌性這四個概念，來說明疫情風險在「國境管制期」與「境內控制期」兩階段的變化。由於第三個時期仍在發展中，尚待觀察與研究。國境管制期的核心策略是以移入者隔離檢疫控制暴露度，中央流行疫情指揮中心（英語：Central Epidemic Command Center，縮寫CECC）反應迅速，而境內控制期爆發關鍵問題是社會脆弱度。在韌性方面，公民社會在兩個階段都有重要的影響。最後，則是檢討臺灣案例在前兩個階段所得到的啟示，以思考第三階段「漸進解封期」的因應之道。

## 一、氣候變遷風險分析的啟示

全球疫情是跨學門的研究領域，較常見的公共衛生模型雖然文獻豐富，災難社會學或氣候變遷風險研究或許也能提供有創意的觀點。在氣候變遷文獻裡，依據聯合國政府間氣候變遷專門委員會（Intergovernmental Panel on Climate Change, IPCC），某種天災的風險函數可以表示為 [20]：

**風險=f (危害度(hazard,+),暴露度 (exposure,+),脆弱度（vulnerability,+）,韌性(resilience,-),…)** [21]

---

20. 本文的風險函數參考自Field, C., Barros, V., Stocker, T., & Dahe, Q. (Eds.). (2012). Managing the Risks of Extreme Events and Disasters to Advance Climate Change Adaptation: Special Report of the Intergovernmental Panel on Climate Change(pp.31-34). Cambridge: Cambridge University Press. doi:10.1017/CBO9781139177245。以及，Turner, B.L., Kasperson, R.E., Matson, P.A., McCarthy, J.J., Corell, R.W., Christensen, L., Eckley, N., Kasperson, J.X., Luers, A., Martello, M.L., Polsky, C., Pulsipher, A.A., & Schiller, A. (2003). A framework for vulnerability analysis in sustainability science. Proceedings of the National Academy of Sciences of the United States of America, 100, 8074 - 8079.，另見Lei, Y., Wang, J., Yue, Y., Zhou, H., & Yin, W. (2013). Rethinking the relationships of vulnerability, resilience, and adaptation from a disaster risk perspective. Natural Hazards, 70, 609-627.

21. 本文將hazard翻譯成危害度、exposure為暴露度、vulnerability為脆弱度、resilience為韌性。

以下就危害度、暴露度、脆弱度與韌性這四個概念分述之。首先，危害度指的是造成意外事故的物理、化學或生物衝擊規模。[22] 以傳染病來說，學界關注的包括傳染途徑、致死率與基本再生率等病理特徵，例如早期的疫情研究已經指出COVID-19對高齡者有明顯較高的感染致死率，此外COVID-19的中低致死率與較高的基本再生率，比先前致死率高的SARS與致死率更低的流感，其危害度更為嚴重。[23] 不過在同一次疫情或特定變種病毒的跨國研究裡，危害度通常被當成是恆定的常數。因此，在疫情風險函數裡，社會科學學者經常認為造成各國防疫差異的是暴露度、脆弱度與韌性這三個社會風險因子。

## 二、暴露度：國境管制期的風險治理

暴露度，在災害研究裡通常是指受前述危害度衝擊的人口與財產總量。[24] 公共衛生學傳染病模型裡的暴露度因子，主要用總人口、分世代人口、人口密度或人口流動來測量。在臺灣疫情案例裡，從2020年到2021年3月這段國境管制期對暴露度造成的限制、與個人傳染網絡追蹤、以及戴口罩、勤洗手等國內措施，是阻斷COVID-19全球疫情的有效策略。

---

22. Robert Muir-Wood著，張國儀譯，2019，《翻轉災難》（The Cure for Catastrophe: How We Can Stop Manufacturing Natural Disasters）。高雄：無境文化。

23. 參考Meyerowitz-Katz, G., & Merone, L. (2020). A systematic review and meta-analysis of published research data on COVID-19 infection fatality rates. International Journal of Infectious Diseases, 101, 138 - 148. COVID-19對年齡的影響見Levin, A.T., Hanage, W.P., Owusu-Boaitey, N., Cochran, K.B., Walsh, S.P., & Meyerowitz-Katz, G. (2020). Assessing the age specificity of infection fatality rates for COVID-19: systematic review, meta-analysis, and public policy implications. European Journal of Epidemiology, 35, 1123 - 1138.

24. Lin, K.H., Chang, Y., Liu, G., Chan, C., Lin, T., & Yeh, C.H. (2015). An interdisciplinary perspective on social and physical determinants of seismic risk. Natural Hazards and Earth System Sciences, 15, 2173-2182. Lin, K.H., Lee, H., & Lin, T. (2017). How does resilience matter? An empirical verification of the relationships between resilience and vulnerability. Natural Hazards, 88, 1229-1250.

在2021年4月以前的「國境管制期」，臺灣成功控制暴露度。1月20日成立中央流行疫情指揮中心，1月26日起禁止湖北出境者入境，隨即禁止全中國大陸旅客入境，2月10日逐步縮減兩岸客運航班直到全面停飛，港澳禁止入境，從中國大陸入境之本國人全面強制集中隔離14天，3月6日完成全球旅客出入境資料與健保資料的整合查詢系統，對所有入境者採取居家隔離，搭配3月18日啟用電子圍籬與高額罰款，隔日全面禁止非本國人入境，本國人入境隔離14天加7天自主健康管理，同月開始提供防疫補償金。從2020年1月起到2021年的3月底止，臺灣民眾暴露度大為降低。[25]公衛研究指出，國境管制期的強制隔離與個人資訊追蹤疫情調查極為有效，戴口罩等個人自主防疫行為的效益也不可忽視。[26]

> 傳染病的社會脆弱度常因病而異，一般而言，窮人與服務業工作者通常染疫風險較高。

然而，隨著臺灣第一波疫情幾乎清零，民眾的生活在2020年秋季恢復正常，僅公共場所與搭乘交通工具強制戴口罩等少數規定，臺灣經濟強勁復甦，特別是半導體產業全球市場供應短缺，更使負責運送半導體等產品的航空產業，基於機組人員調度困難、營運成本與家庭困擾等問題，急於要求政府縮短對航空從業人員的隔離日數。2021年4月15日，CECC曾宣布放寬航空機組員返國檢疫措施，由「5+9」（「居家檢疫」5天採檢陰性，再「自主健康管理」9天）調整為「3+11」（「居家檢疫」3天採檢陰性，再「自主健康管理」11天）。然而，這個政策與社區群聚疫情的關係，仍有很大爭議。就資料顯示，4月

25. 中央通訊社（2020）。《百年大疫：COVID-19疫情全紀錄》。台北市：印刻出版社。

26. Ng, T. C., Cheng, H. Y., Chang, H. H., Liu, C. C., Yang, C. C., Jian, S. W., Liu, D. P., Cohen, T., & Lin, H. H. (2021). Comparison of Estimated Effectiveness of Case-Based and Population-Based Interventions on COVID-19 Containment in Taiwan. JAMA internal medicine, 181(7), 913–921. https://doi.org/10.1001/jamainternmed.2021.1644

最早被確診的兩個中華航空貨機機師，第一位在「自主健康管理」期間違規赴臺北市清真寺參與禮拜，造成小規模群聚感染；第二位機師於「自主健康管理」期間違規到臺北市松山區酒吧，兩位都未遵守CECC「3+11」規定，後來航空業人員衍生出諾福特旅館群聚事件。這家旅館是由華航代理經營，提供華航機師集體隔離，旅館卻為了營業利益違反CECC規定，讓一般旅客與檢疫隔離人員混合居住。依據CECC的調查，旅館群聚感染的有44名（20機師、2空服員、12機師家人、5檢疫旅館人員、3檢疫旅館家人、1檢疫旅館外包商、1檢疫旅館員工接駁車司機），可能傳染給其他旅客而擴散到台北市萬華等其他地區。[27]

> 國家能力改善可以減少災前風險因子，公民社會活躍可擴大災後重建韌性，兩者既合作又競爭的關係，可構成防災與防疫的正面機制。

在2021年4月之後的「境內控制期」進一步強化對暴露度的風險治理，三級警戒下採取居家或分流上班、上課、禁止集會與餐廳內用等群聚活動、擴大強制集中隔離與居家隔離、自主健康管理的時空範圍，對於違反強制隔離規定、違反社交距離與未戴口罩等行為也有更嚴厲的處罰。

## 三、脆弱度：境內控制期的風險治理

脆弱度，通常指影響人們受害期望值與其離散程度的社會、經濟或身心條件。[28]例如在個人層次，中下階級或低所得家庭、因族群或膚色受

---

27. 對臺灣疫情的簡單時序說明請參考：Wikipedia，2021，嚴重特殊傳染性肺炎臺灣疫情，https://zh.wikipedia.org/wiki/2019%E5%86%A0%E7%8B%80%E7%97%85%E6%AF%92%E7%97%85%E8%87%BA%E7%81%A3%E7%96%AB%E6%83%85（下載日期2021/06/22）
28. Adger, W.N. (2006) Vulnerability. Global Environmental Change, 16, 268-281.Enarson, E.P. (1998). Through women's eyes: a gendered research agenda for disaster social science. Disasters, 22 2, 157-73.

歧視的人群與貧困社區居民、各種身心健康、年齡造成的行動能力障礙者、或是負起照護責任的女性，常有較高的災害風險發生率與死亡率；在總體層次，前述弱勢群體透過居住社區醫療資源不足、住房或公共工程品質較差、性別與文化歧視導致營養匱乏，或個人行動能力與公共交通不便等中介因素，也會影響死亡率。[29] 至於跨國比較方面，經濟發展與貧富差距、醫療資源或品質、年齡或人口結構、威權政治或性別因素等，會影響災害發生率與死亡率差異，[30] COVID-19疫情的感染與死亡風險也部分反映健康不平等與社會不平等。[31]

傳染病的社會脆弱度常因病而異，一般而言窮人與服務業工作者通常有較高的染疫風險。國境管制期出現許多與職業暴露度、脆弱度有關的感染案例，包括從中國大陸返鄉的台商與台籍幹部感染白牌計程車司機、航空機師感染案例、東南亞家務移工、大樓保全人員感染案例、以及「八大行業」[32]女性工作者的群聚案例等，都是職業風險不平等導致防疫漏洞的例子。到了國境管制晚期，有案例呈現醫療工作者的高風險。與SARS事件的和平醫院群聚感染類似的桃園醫院群聚事件（2021年1-2月），在CECC王必勝醫師主持「前進指揮所」進駐、採取疫情調查、分散隔離治療後，僅21人感染、2人死亡，與SARS和平醫院群聚感染事件相比，桃園醫院群聚感染事件防疫策略成功得多。[33]

29. Cutter, S. L., Boruff, B. J., & Shirley, W. L. (2003). Social Vulnerability to Environmental Hazards. Social Science Quarterly, 84(2), 242–261.

30. Lin, T. (2015). Governing Natural Disasters: State Capacity, Democracy, and Human Vulnerability. Social Forces, 93, 1267 - 1300.

31. Wilkinson R. G. (1997). Socioeconomic determinants of health. Health inequalities: relative or absolute material standards?. BMJ (Clinical research ed.), 314(7080), 591–595.

32. 係指包括「視聽歌唱業」、「理髮業」、「三溫暖業」、「舞廳業」、「舞場業」、「酒家業」、「酒吧業」及「特種咖啡茶室業」，也就是可能涉及性工作的八種受臺灣警察管制的特殊產業。

33. 臺灣衛生福利部，2021，衛福部桃園醫院事件，網頁：https://covid19.mohw.gov.tw/ch/cp-5122-58855-205.html（下載日期2021/06/22）

後疫情社會的公民、人權與民主治理

在國境管制晚期已經有些資訊顯示後來的脆弱度導致防疫漏洞。2020年CECC曾經強迫八大行業停止營業三個月（4~6月），當時造成從業人員的抱怨、或轉為個人地下經營，但是由於COVID-19被成功阻絕在國境外，地下經營沒有演變成群聚。在2021年的2月份，航空機師與諾富特旅館的一些違規行為就已經遭到民眾檢舉，當時地方政府相關機構的警覺性卻較低。

**後疫情世界的危機也是轉機，主要風險來自俄烏戰爭、美中競爭及兩岸關係。**

在2021年5月的社區感染疫情爆發之後，美國彭博新聞社（Bloomberg）新報導指出臺灣「國境管制期」成功所導致的五項弱點：心態自滿、縮短機組員隔離天數、沒有疫苗、篩檢太少以及萬華的情色業。[34] 確實，在前一年三個月防疫期間，臺灣航空業人員與一般民眾的防疫危機疲乏（crisis fatigue）造成國境管制的挫敗。從航空機師往外傳播之後，這個時期疫情顯示臺灣社會裡的脆弱度，包括性工作行業、外籍移工等，都是臺灣社會底層遭到污名化（stigma）的勞動者，這些高脆弱度、高流動性的社會排除群體，最後造成難以治理的疫情蔓延。從「諾富特」、「獅子王」與「阿公店」到電子業，COVID-19的Alpha株一層層突破臺灣的國境管制與社區防疫，使得臺灣在5月陷入疫情爆發、緊急醫療短期癱瘓、政府聲望暴跌與民眾恐慌的情況，然而，歷史經驗造就臺灣的國家能力與公民社會韌性，並沒有被這一波疫情擊垮，更激起國際支援。

34. Ellis, S., Wang., & Cortez, F.M.(2021, May 19).” Complacency Let Covid Erode Taiwan’s Only Line of Defense” Bloomberg website: https://www.bloomberg.com/news/articles/2021-05-18/complacency-let-covid-break-down-taiwan-s-only-line-of-defense（下載日期2021/06/22）

## 四、韌性：臺灣公民社會的防疫能力

韌性，通常指災難發生期間有助於社群或個人因應受災衝擊與災後復原的特質，包括家庭財富、政治參與、心理健康等。因此，韌性有不少因素與脆弱度重疊、或成反向關係。[35] 近年來，學者發現韌性與人際之間的社會網絡密切相關。許多研究證實，社會網絡對災難緊急應變與災後重建——包括物質與心理復原有重要影響，[36] 上述社會網絡常被稱為「社會資本」。值得注意的是，各種被稱為「社會資本」的特質，例如個人關係、社團參與、制度信任與投票行為等，在不同災害類型、與災後各種復原項目裡，會發揮不同的效應，也在COVID-19的研究上引起重大的爭論。

文獻指出公民社會或社會資本，在協助災後重建上可以產生以下四種主要的機制：第一、資訊傳播：在言論自由的社會，除了國家或市場媒體之外，網路對疫情資訊的自由傳播可協助民眾自主救災或防疫。[37] 第二、資源動員：在結社自由保障下，產業團體與民間團體也可以組織、捐款或捐贈物資，與政府合作生產防疫用品，口罩國家隊是個成功的案例。第三，自主規範：家人與社區鄰里能夠相互提醒、規範防疫的日常生活行為，大幅減少國家以強制力介入監督、威嚇或罰款的成本。最後

35. Aldrich, D.P. (2012). Building Resilience: Social Capital in Post-Disaster Recovery.
36. 李宗勳（2015）。〈災防的韌性治理與風險分擔之關聯及實證調查〉。《中央警察大學警察行政管理學報》，第11期，頁1-20，見第5頁。相關概念請參考Adger, W.N. (2006) Vulnerability. Global Environmental Change, 16, 268-281.; Turner, B.L. (2010). Vulnerability and resilience: Coalescing or paralleling approaches for sustainability science? Global Environmental Change-human and Policy Dimensions, 20, 570-576.. doi:10.1016/j.gloenvcha.2010.07.003.
37. Tan, C.C. (2006). SARS in Singapore--key lessons from an epidemic. Annals of the Academy of Medicine, Singapore, 35 5, 345-9 . Pinzón-Rondón, Á.M., Aguilera-Otalvaro, P., Zarate-Ardila, C.J., & Hoyos-Martínez, A. (2016). Acute respiratory infection in children from developing nations: a multi-level study. Paediatrics and International Child Health, 36, 84 - 90.

一種機制則是心理重建：家人、鄰里、社團陪伴，協助度過災後重建或疫情時期，減少受害者心理症狀。[38,39]本節主要探討臺灣公民社會在「國境管制期」與「境內控制期」的作為。

在COVID-19的社會學研究裡，許多研究顯示個人的社會網絡或對一般人的信任，與全球疫情的發生率與致死率正相關。「個人社會資本」容易造成疫情擴大，這也是世界各國採取社交距離、減少群聚來防疫的主要理由。[40]臺灣的「獅子王」或「阿公店」案例裡的「個人社會資本」成為疫情擴散「人與人的連結」。相反地，研究也發現對政府、公民團體、醫療機構與科學的信任，這種「集體社會資本」可以增加民眾戴口罩、保持社交距離、接受政府防疫指引的服從程度。[41]確實，臺灣案例顯示「集體社會資本」亦即公共信任與公民社會配合政府指引對防疫的正面影響。

在國境管制期公民社會資源動員方面的傑出表現，以口罩國家隊為代表。2020年1月臺灣口罩短缺，1月31日臺灣行政院宣布投資擴增口罩生產線，以供應疫情期間對口罩的大量需求，臺灣區工具機暨零組件工業同業公會自願協助此項政策，在經濟部協調下，臺灣口罩產能從1月的日

---

38. 林宗弘（2020）。〈建構韌實力：全球疫情下臺灣的公民社會與創新福利國家〉。《臺灣社會學刊》，第67期，頁203-212。

39. Xu, B.（徐彬）(2014). Consensus Crisis and Civil Society: The Sichuan Earthquake Response and State–Society Relations. The China Journal, 91 - 108.以及 Xu, B. (2009). Durkheim in Sichuan: The Earthquake, National Solidarity, and The Politics of Small Things. Social Psychology Quarterly, 72, 5 - 8.

40. Elgar, F.J., Stefaniak, A., & Wohl, M.J. (2020). The trouble with trust: Time-series analysis of social capital, income inequality, and COVID-19 deaths in 84 countries. Social Science & Medicine (1982), 263, 113365 - 113365.

41. Agley, J.D., & Xiao, Y. (2021). Misinformation about COVID-19: evidence for differential latent profiles and a strong association with trust in science. BMC Public Health, 21,89. https://doi.org/10.1186/s12889-020-10103-x. Bargain, O., & Aminjonov, U. (2020). Trust and compliance to public health policies in times of COVID-19. Journal of Public Economics, 192, 104316 - 104316.https://doi.org/10.1016/j.jpubeco.2020.104316.

產188萬片，在5月達到日產2,000萬片，此外呼吸器產業也迅速擴張，足夠國內使用並捐贈口罩、防護衣與呼吸器給國際友邦，包括美國與歐洲各國如捷克、立陶宛等。此外，由於CECC發放實名制口罩必須靠健保IC卡才能運作，全國藥局成為發放口罩的前線，臺灣藥師公會也大力協助。至於分配口罩的APP開發方面，政務委員唐鳳動員了g0v等網路活躍人士有關的新創軟體產業，在口罩產能尚未充足之前，部分舒緩了限額購買口罩的分配成本。[42]

「境內控制期」雖然仍有零星的社區感染事件，但CECC在8月底宣布解除三級警報。回顧此時期，國家防疫政策與公民社會的配合才能壓制疫情。[43] 在自主規範方面，民眾自願配合防疫措施，可以大幅減輕國家實施政策的監督與處罰成本。為研究民眾在網路上自主討論與防疫行為，國立清華大學研究生簡維江與筆者嘗試分析PTT八卦版與COVID版大數據的討論，觀察民眾對防疫關注程度，從2020年到2021年超過一百萬筆貼文的資料裡，我們定義了二十幾個疫情與防疫行為辭彙，文本分析顯示，在PTT活動的網民裡，每日常有近半民眾關注防疫行為，例如去哪裡買口罩、如何戴口罩與洗手才有防疫效果等。到了境內控制期，民眾在2021年4月到6月再次出現討論疫情的貼文與留言高峰，這些網路言論作為民眾風險感知的指標，有助於落實民眾戴口罩與社交距離等自主規範、減少暴露度，而與後來的疫情有明顯的統計負相關。民眾在網路上大量討論防疫政策，呈現公民社會資訊自由與自主防疫的特質。[44]

---

42. 中央研究院社會學研究所謝斐宇、交通大學人文社會學系潘美玲、清華大學通識教育中心鄭志鵬三位優秀學者正在進行口罩國家隊的研究，筆者感謝他們對研究成果的討論與分享。

43. 簡維江（2021）〈疫情資訊的網路傳播〉。

44. 資料詳情請見簡維江（2021）〈疫情資訊的網路傳播，臺灣與中國在COVID-19疫情初期的比較研究〉國立清華大學社會學研究所碩士論文。

後疫情社會的公民、人權與民主治理

公民社會的資源動員也有助於提升韌性。以萬華地區為例，社區裡的服務產業遭到空前打擊、社區民眾飽受污名化之苦，間接導致當地老人與弱勢族群例如街友的生活陷入困境。萬華一位里長方荷生發起為街友與獨居老人募集「食物包計畫」，內含麵包、口糧、罐頭，提供受疫情衝擊影響的家庭，在無法工作和收入減少情況下維持生活，原希望募款150萬購置，三天就超標達到500萬。此外，萬華一度陷入困境的社工團體「人生百味文化建構協會」、「臺灣芒草心慈善協會」獲得大量捐助，得以在疫情爆發下持續協助社區弱勢者的照護服務。[45] 傳統社區鄰里互助合作也有助於防疫，例如7月份Delta變種病毒在屏東枋山群聚感染17人，導致1人不幸死亡，卻被縣府與村民有效圍堵而未擴散，感染者已康復出院，獲得英國《衛報》的專題報導。[46]

## 五、從風險函數到歷史制度論

此外，筆者在其他研究裡也曾經主張，應該在前述災難風險函數之上，加入歷史制度論（historical institutionalism）觀點，透過歷史與跨國比較方法，才能完整了解人類災難風險的長期變遷。從較長的歷史時期來看，天災風險變化可以被視為人類社群不斷受到災難衝擊所形成的風險治理循環，減少災前危害度、暴露度與脆弱度主要仰賴科學防災，特別是國家的科技發展與治理能力。災後重建的韌性，則相對仰賴公民社

---

45. 林育綾（2021年5月21日）。〈萬華「這種連結」被讚爆！林立青分享疫情現況：急難時發揮作用〉。ETtoday新聞雲 https://www.ettoday.net/news/20210521/1987831.htm#ixzz767CexIbe

46. 鍾惠宇（2021年9月6日）。〈屏東守住Delta！英媒大篇幅報導〉。三立新聞網：https://www.setn.com/News.aspx?NewsID=993906

會的資訊傳播、動員協助、心理陪伴以及自主規範。也就是說,國家能力改善可以減少災前風險因子,公民社會活躍可以擴大災後重建韌性,兩者既合作又競爭的關係,可以構成防災與防疫的正面機制。[47]此外,筆者以150國跨國研究發現,歷史經驗與地理條件帶來弔詭的影響,通常某種災難越頻仍的國家,平均每次該種災難發生時,受災傷亡比例越低,顯示記取歷史教訓的重要性。最近研究也發現,原先健康表現如出生嬰兒死亡率較低或平均預期餘命較高的國家,各種呼吸道感染疾病與COVID-19的感染發生率與死亡率都會較低,臺灣也屬於醫療制度較佳的一群。[48]

在COVID-19流行初期,臺灣、香港與新加坡即受益於先前的SARS防疫經驗,顯示歷史事件在防疫制度改革的作用。臺灣曾有過SARS(2003)擴散的風險治理挫敗經驗,影響日後防疫制度設計與核心策略:首先,是導致臺灣社會對中國大陸流行病警覺較高。其次,SARS當時的衛生署長即為陳建仁,當時發展出減少境內暴露度的原則,如國境管制與疫調追蹤、強制隔離、隔離期間的薪資補償、也建立防堵社區群聚的量體溫、勤洗手、戴口罩的防疫習慣。第三,傳染病防治法大幅修改,在2008年初修正案與施行細則裡,建立中央流行疫情指揮中心,簡稱CECC的制度。2013年臺灣行政院組織改造建立衛生福利部與疾病管制署(以

---

47. 筆者曾在前述演講中提出此處的論點,主要獲益於Acemoglu D. & Robinson J. A. (2019). The narrow corridor : states societies and the fate of liberty. Penguin Press.以及 Mahoney, J., & Thelen, K. (Eds.). (2009). Explaining Institutional Change: Ambiguity, Agency, and Power. Cambridge: Cambridge University Press.最近,周睦怡與陳東升提出類似的觀點。

48. 筆者自行推估的模型可參見Lin, T., Chang, M., Chou, Y., & Chang, C. (2020). Government-Sponsored Fake News Worsens Epidemics of Respiratory Infections Including the Coronavirus: Global Survey. 論文發表於2020年臺灣社會學會。台北:國立臺灣大學。

下簡稱疾管署），進一步提升CECC的權威。此外，歷史制度論也有偶然因素：2020年1月總統選舉前後兩岸緊張的政治氣氛，使得臺灣在1月15日、比中國大陸提早六天將COVID-19指定為人傳人的重大傳染病、並且在1月20日成立中央疫情指揮中心（中國國務院疫情小組1月26日才成立），回顧當時的跨國資料可以發現，與中國大陸人流隔離越晚的國家、首波疫情越嚴重。

## 六、結論與討論：從「疫苗之亂」到國際韌實力

我們以臺灣防疫的相關政策為例，說明歷史經驗、暴露度、脆弱度與韌性這四個因素，在COVID-19的兩個疫情時期所造成的影響，見表一。[49] 整體來看，臺灣在治理疫情的表現上，與東亞周邊國家或已發展國家相比，仍然可以算是相當優良。從2020年1月到2021年3月的國境管制期沒有境內社區感染，僅有一千兩百餘人確診，主要是境外移入，僅12人死亡；在2021年4月後的「境內控制期」受到社區感染的衝擊，感染人數為一萬五千人左右，死亡人數達到八百餘人，在三級警戒持續大約三個月之下，到8月下旬已經受控。

在「境內控制期」最引人注目的，是臺灣疫苗問題觸發東亞敏感的地緣政治。從2018年以來，中共介入臺灣政黨與選舉的情況日益明顯，2021年4月起「境內控制期」疫情爆發，中共再次干預臺灣政治與疫苗供應。值此危機時刻，臺灣獲得日本友善的援助，迅速捐贈124萬劑AZ疫

---

49. Lin, T. (2015). Governing Natural Disasters: State Capacity, Democracy, and Human Vulnerability.

|  | 國境管制期（~2021年3月） | 境內控制期<br>（2021年4月-2022年3月） |
|---|---|---|
| 歷史因素 | SARS經驗與制度變革；<br>總統大選兩岸關係緊張 | 全球半導體供應短缺防疫管理的危機疲乏 |
| 暴露度 | 兩岸與國境防疫管制成功；國內防疫措施與疫調有效 | 國境管制鬆懈後加嚴：機師違規與「諾富特」群聚；<br>活躍個人社會資本使疫情擴散：「獅子王」事件 |
| 脆弱度 | 少數職業群聚案例如磐石艦群聚事件與部立桃園醫院群聚事件均平息；<br>遭受數波境外假資訊攻擊 | 特殊行業與受社會排除群體導致社區群聚：如萬華「阿公店」與苗栗電子廠外籍移工、大型醫院與長照機構感染；生技產業限制與疫苗短缺 |
| 韌性 | 資訊流通：中國大陸吹哨人觸發臺灣官民警覺；資源動員：產業公會配合組織口罩國家隊；自主規範：集體社會資本有助於遵守防疫指引 | 資訊流通：如PTT防疫資訊；資源動員：協助社區（萬華）弱勢群體捐款與NGO活動；自主規範：遵守防疫指引；國際影響：「疫苗之亂」北京壓力反而促成美日台國際合作 |

表一、臺灣新冠疫情風險治理的兩個時期與四個因素

苗。[50]除了日本的友善援助之外，美國也迅速捐贈臺灣莫德納（Moderna）疫苗總數達到250萬劑。在疫情爆發初期曾獲得臺灣捐贈口罩的立陶宛與捷克等國，宣布捐助疫苗給臺灣。雖然日美為主的國際援助迅速消解中共壓力，有關疫苗取得與研發的政治競合仍持續，又以Pfizer-

---

50. 野島剛（2021年06月14日）。〈日本獨立記者野島剛專訪謝長廷　揭日援台124萬劑AZ疫苗始末內幕〉蘋果新聞網。https://tw.appledaily.com/forum/20210614/VQIGOQOIPFCW3JTB4H5ZV6QQWQ/，）下載日期2021/06/22）

後疫情社會的公民、人權與民主治理

BioNTech（簡稱BNT）疫苗與國產高端疫苗發展最為戲劇性。[51,52] 隨著高端疫苗與BNT、以及各國援助疫苗到貨量穩定，「疫苗之亂」暫時平息。

總之，臺灣國家公衛能力仍能應對疫情考驗，公民社會相當遵守防疫指引，在疫苗全面施打之前壓制疫情。因此，疫苗顯然並不是臺灣「境內控制期」改善疫情的關鍵。有趣的是，在「疫苗之亂」下，日本與美國在臺灣的善意援助，對改善臺灣民意對美日態度與抵銷中共影響力相當有效。隨著疫情趨緩與疫苗施打覆蓋率擴大，民意對政府支持度逐漸恢復。此一劇變顯示，前述韌性的社會資本理論，也可以延伸到國際關係領域，即國際互惠的網絡與防疫政策，可能有助於各國控制疫情，而中共趁疫情惡化的機會武嚇他國或企圖瓦解民主國家之間的聯盟，其政策所預估的效果可能適得其反。

雖然臺灣通過了國境管制期與境內控制期的考驗，第三個時期「漸進解封期」的挑戰相當艱鉅，在容忍「與病毒共存」的前提下，一方面要減少社會脆弱度例如高齡族群或嬰幼兒所受到的傷害，另一方面要提升韌性，透過集體社會資本如信任醫療制度來擴大疫苗覆蓋率，同時維持個人防疫習慣以免疫情衝擊醫療量能。本文所提到的疫情風險概念，仍然能提供一點政策指引。

51. Wikipedia（2021）〈輝瑞－BioNTech 嚴重特殊傳染性肺炎疫苗〉。https://zh.wikipedia.org/wiki/%E8%BE%89%E7%91%9E%EF%BC%8DBioNTech_2019%E5%86%A0%E7%8A%B6%E7%97%85%E6%AF%92%E7%97%85%E7%96%AB%E8%8B%97#%E8%87%BA%E7%81%A3（下載日期2021/09/07）

52. Wikipedia（2021）〈高端COVID-19疫苗〉。 https://zh.wikipedia.org/wiki/%E9%AB%98%E7%AB%AF2019%E5%86%A0%E7%8B%80%E7%97%85%E6%AF%92%E7%97%85%E7%96%AB%E8%8B%97#cite_note-30

後疫情世界的危機也是轉機，主要風險來自俄烏戰爭、美中競爭及兩岸關係。筆者延續過去提出「創新福利國家」的觀點，在兩岸關係上，建議臺灣政府與公民社會利用疫情期間盡力降低對中國大陸的經濟依賴，提升國內旅遊、餐飲等低薪服務產業的品質與薪資水準。

在國內投資與就業政策上，擴大臺灣對生技產業、機械與電子製造業的投資與產業優勢、增設公共托育以及長照機構以提升婦女勞動參與率，逐步延後全國各行業退休年齡，並藉機逆轉人才外流、促進人口流入，吸納返台的海外工作與留學人才，檢討東南亞移工的工作環境等社會脆弱度與逐步放寬移民政策，改善少子女化與超高齡化的趨勢。

在國際關係上，擴大「境內控制期」臺灣的國際防疫合作、促進國際疫苗援助與跨國公民社會交流，有助於持續打造後疫情時代的「韌實力」。[53]

---

53. 林宗弘，〈建構韌實力：全球疫情下臺灣的公民社會與創新福利國家〉。

# 上緊發條搞防疫，
# 人權保障卻佛系（節錄）

## 2020・12・10

◎臺灣移工聯盟 2020年12月10日新聞稿

　　近日因為兩批入境檢疫的印尼移工，篩檢出108名確診，間接曝光了隔離檢疫期間，雇主委託仲介，仲介再委託的醫管公司，讓48名移工睡在無隔間的大通舖，疑似導致交叉感染。然而在全民防疫風聲鶴唳之下，媒體討論大多集中在移工入境檢疫期間的居住品質是否成為防疫漏洞，及移工入境確診醫療費全民買單，我們認為這樣的討論不但模糊了批判焦點，也讓政府逃脫該負的責任。

　　實際上多年來因為移工宿舍廠住不分、居住環境惡劣危險問題，已導致許多移工本勞、消防員的傷亡。當我們只把焦點放在入境檢疫，忽略勞動部長期便宜行事，雇主為壓低聘僱成本拒絕改善移工住宿環境，將只是埋下未來群聚感染的隱憂。

　　臺灣引進移工31年，享受移工帶來的經濟發展，以低廉的價格取得長照服務，但政府長期以來只顧引進移工，處處為雇主節省成本，卻不願負起聘僱責任，將後續的服務工作外包給私人仲介公司，所有的管理成本是移工仲介費支付，移工買單。仲介往往從中牟取暴利，層層剝削勞工，卻從不處理移工遭遇的切身問題，不僅平時引發諸多爭議，更導致防疫檢疫期間亂象叢生。而今因防疫衍生的缺工問題，檢疫缺失及此次篩檢後大量確診，不過是臺灣長期仰賴廉價勞動力，便宜行事不思改善勞動條件的反撲，也是政府應正視問題的契機。

本文首刊於2020年12月10日《TIWA臺灣國際勞工協會》臉書網站，獲作者與單位同意轉載。

# We Can Help！
# 中華民國基層醫療協會聲明

## 2021 • 5 • 29

◎ 林應然　中華民國基層醫療協會理事長

　　COVID-19（武漢）肺炎疫情嚴峻，社區感染頻傳，接種疫苗是最終極有效的防治方法。觀諸以色列、英國、美國因普及疫苗接種已消彌疫情就是實證。

　　快速普及的疫苗注射將是臺灣能否控制疫情最後的決勝關鍵，疫苗接種速度與疫情是否能得到快速控制又有絕對的關係，等待時間越久，生命財產的損失越大，千萬不可輕忽。

　　目前佈點施打疫苗的醫院太少，施打速度過於緩慢，且醫院已經忙於治療重症病患，人力窘迫，量能有限，疫苗接種是一種與時間賽跑的競爭，我們必須結合更多的醫院加上診所共同參與，才能加快腳步贏得賽局，否則後果不堪設想。

　　早在數月前，基層醫療院所即已表達願意參與國家防疫業務，投入COVID-19疫苗注射的行列，臺灣許多基層診所多年來早已參與常規及流感疫苗接種業務，而事實上百分之八十的疫苗接種本來就是在基層診所完成的，基層診所擁有冰存疫苗的設備與訓練有素的醫護人員，就待政府一聲令下，立即就可加入護國護民的行列。

　　We Can Help！基層診所端已經準備好了！

本文首刊於2021年05月29日《中華民國基層醫療協會》臉書網站，獲作者同意轉載。

# 加入懷孕移工媽媽援助計畫

## 2021 • 6 • 18

◎吳佳芊　桃園市群眾服務協會公關主任

　　來台七年的Sheryl，為了生計，24小時拚命工作，煮飯、洗衣、照顧阿嬤，但意外懷孕後仍遭解雇。疫情嚴峻回不去、還有高額貸款要償還：為臺灣付出青春的她，卻連容身之處都沒有。

　　我們七年救援超過1,000位移工，提供醫療、照護，更讓每個受庇護的移工媽媽都能安心待產，迎接新生命的誕生，給予她們「再次站起」的可能。

　　疫情之下，移工難以轉換工作、專案計畫取消讓資金出現嚴重缺口，可是我們不願放棄即將出生的生命，一旦失去援助，移工寶寶將連下一餐的奶粉都喝不起。

　　我們想邀請你，加入懷孕移工媽媽援助計畫，用行動告訴她們：「過去你照顧我們的家，現在，換我們給你成家的希望。」

本文首刊於2021年06月18日《挺移工(TIG)》臉書社團，獲作者同意轉載。

# 請不要讓護師的鮮血白流！

（節錄）

## 2021 • 6 • 1

◎臺灣基層護理產業工會

疫情惡化，臺灣面臨二十年來最大國安危機，請不要讓護師的鮮血白流！疫情危機下，醫院恐怖事件爆發，昨天雙和醫院確診病患持刀攻擊三名護師。

請雙和醫院交代為何第一時間用「劃傷」隱瞞嚴重傷勢真相，並承諾確保護師職災權利以及負擔其經濟需要，支持護師往後身心健康。疫情前線傷亡，是謂國殤，應該請政府給予國賠補償！

基護工會在此呼籲政府、中央疫情指揮中心、衛福部、各院院方與單位主管：

天災不可避免，人禍可以努力降到最低。為了一個崩潰的確診病人，無法承受隔離的壓力而傷人，此時雙北醫療量能不足，一床難求，護理師已人力不足嚴重透支，一次倒下三位，此次付出的社會代價如此巨大！我們除了心疼護師、警察的犧牲，我們也必須面對有些病人確診待在負壓病房，面對身穿隔離衣，感受不到任何溫度的恐慌。面對重症病危的恐懼，請政府正視有些民眾沒做好染疫的風險評估與心理準備，難保之後「確診」個案引發更多類似的恐佈事件發生。

近十年來，毆打醫護新聞不斷，光是2016年的急診室通報暴力事

件就多達294件，更別說在醫院其他單位的暴力事件或是潛藏在底下未公開的案件數了。2018年更有報導指出，近六年來光醫院急診室暴力傷害事件計就有2,152例。

　　事實證明，沒有補足護理人力，無法及時處理安撫焦慮痛苦中的病人、家屬，刑法再重也阻止不了人性中無法控制的陰暗面。衛福部有必要從根本解決問題，速修《醫療法》！

本文首刊於2021年06月01日《臺灣基層護理產業工會》臉書網站，獲作者同意轉載。

# 非比尋常的防疫日常 <sub>(節錄)</sub>

## 2021・8・26

◎
陳柏勳
臺南市某區域醫院中醫師

　　我是在台南市區域醫院服務的中醫師，也是位人文社會領域的研究生。能親身參與此百年一遇的大疫，且以臨床工作者暨人社研究者雙重身份參與和觀察此疫情，著實是難得的機會與挑戰。

　　望聞問切，四診合參是中醫臨床診斷方式，然而，平時習以為常的舌診與切診（尤其是把脈），在防疫期間就多了些顧慮。記得今年3月、4月疫情嚴峻時，我看診望舌頭時得請病人將口罩拿下，但在社交距離的規定下，我也將椅子向後滑了半步。為了避免病毒因接觸而傳播，看診桌的脈枕旁都擺著消毒用酒精，每次切脈前後醫師都要消毒手部，有次我去剪髮，理髮師在店門口用酒精消毒我的手時，隔著口罩說：「你的手怎麼跟我們洗頭髮的手一樣粗糙！」的確，不管是病人、理髮師，甚至是醫師的我，日常的活動與工作都因為疫情而非比尋常。

　　疫情期間我還是到社區大學講授常用中藥課程，這是去年疫情尚未爆發時就規劃好的課程。3月第一次上課前兩週，社大工作人員用Line跟我說：「因應武漢肺炎，建議老師在課程上可以多一點時事關聯……社大學員好像多少會對疫情感到緊張，目前每天都有4到5位退課，可以在課程上多說一點相關介紹，減少恐慌。」因此，我在課程內容加重解表 54 藥材與清熱藥材的比例，也從當時中醫藥抗疫的紛雜資訊裡，挑選財團法人中華醫藥促進基金會製作的「肺炎來襲！中醫怎麼說？認識體質，輕鬆防疫」短片來教學。

---

54. 編註：解除比較輕微、表淺的症狀。

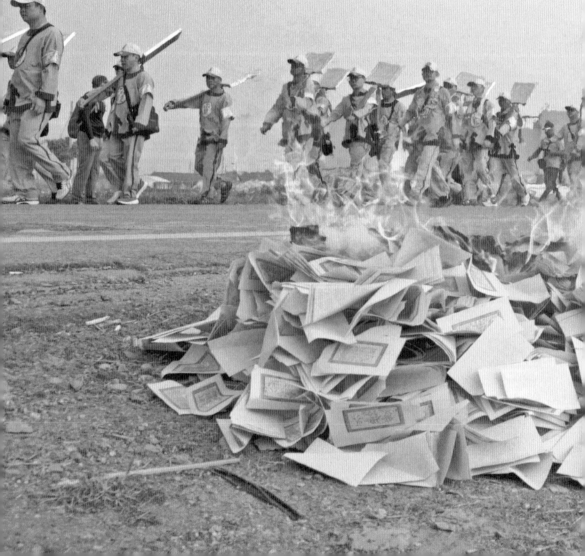

第 **4** 章

# 心靈與情感的
# 新日常

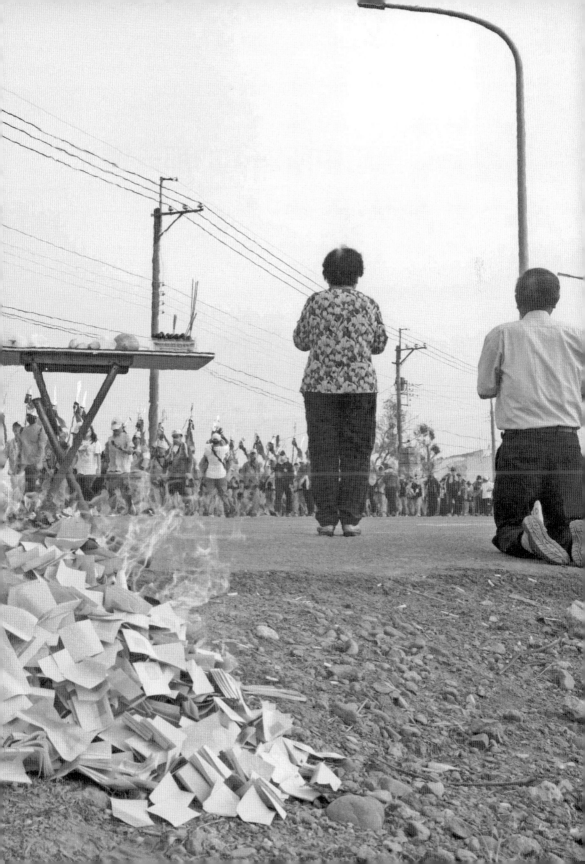

# 黑暗中所透進的那一道光

（節錄）

## 2020・9・16

◎徐青霞 玄奘大學社會工作學系碩專班學生

　　我不知道新冠肺炎何時才會到頭，何時才會結束。但是，我認為這一次的抗疫經驗與各國對於疫情的處理，是可以讓我們有所警惕的。而在下一波的疫情到來時，人們可以學到該如何積極對應，而不會錯失良機。

　　想到2003年的SARS奪走了上百條人命，台北和平醫院封院以免疫情肆瘧，把傷害降到最低。口罩的開始較為普遍使用，估計也是從那個時候開始，只是當年到還不至於強制戴口罩，人們對於傳染性病毒的危機意識也是極微薄弱的。

　　因此，如此感謝當年的SARS，今年的新春自從新聞媒體開始播映內地疫情的新聞後，我國政府也在最短時間成立危機應變小組，開始指揮全國進行口罩實名制的購買，以及所有的防疫措施的衛教宣導。

　　所以，也許災害的經驗，足以成為教訓，讓我們銘記於心。

　　而每每在災害的當前，我們會發現，比起可怕會致人於死的病毒，最可怕的，還是人性的脆弱。

你可以看到貪婪與自私，你可以看到冷漠與無視。

當然，你也可以看到黑暗中所透進的那一道光。

好像黑與白是相輔相成的，而非對立的。只要有黑，就會有白；只要有白，就會有黑。這個世界，人與人，你與我，眾生與眾生，都是互為牽引，休戚與共。

每一個人生來都有著他的使命，在推著這生命往前、往好、往上發展。

活著，就是美好。

應珍惜每一個當下，可以好好呼吸，好好擁抱家人與摯愛的時候。

# 一個後疫時代倫理的
# 多元與雜揉的想像（節錄）

## 2020・12・1

◎鄭世璋 台南神學院神學講師

　　媽祖遶境一直是個在公共空間裡進行的私人活動，因此自然涉及公共空間上倫理的問題，而COVID-19疫情更強化了這個倫理問題其處境上的獨特性。不論是從信仰或是商業利益層面，遶境只對為數不少的特定族群具有利害關係的產生。然而病毒的感染不會區分人的宗教信仰，雖然從結果論來看，此次具有臺灣風格的「宗教防疫」是成功的，為廟方與政府帶來雙贏的結果；但另一方面，在這個具有不確定性的決定過程中，是整個臺灣社會一同背負和承擔了風險，而這似乎也浮現了一個問題：臺灣雖然是個多元宗教的國家，但像這樣具有高度公共利益和倫理的議題，依然欠缺了一個讓不同宗教信仰者，包含無神論者的公民參與對話的空間與機制。

　　其次，誰應該成為定義所謂「公共」或「私人」空間下的主體？是參與遶境的信徒與受惠的相關商業團體？還是所有與這個空間都連帶受影響的人？還是，在不似台北這樣高度城市化的城鎮，其公共與私領域並沒有那麼壁壘分明，存有著固定的分界線，反而如鄉村地區喜宴的流水席般，在空間上，既是私領域又是公共的參與，是流動的、交織的、充滿動態與感性的容納？

本文為參與「後疫情時代的展望」座談會主題四：心靈與情感的新日常之會後延伸討論觀點。

# 後疫情時代的宗教盛事

**2021・4・12**

◎ 張珣　中央研究院民族學研究所研究員

多年沒有隨香，大甲友人相約一起出發。邊走邊聊，大家都感到媒體報導，進香沿途7-11超商林立，學校與頭家准假，都有助於都市年輕人隨香。

隨手捕捉的鏡頭，無不呈現香客與工作／服務人員喜悅的心情，玩成一片的自拍，肢體語言豐富，前面塞車的路段正好可以擺款留影。

日正當中的路段，踽踽獨行，正好可以放空一下自己，可以反省走過的人生，路途的終點可以帶來希望，進香結束後，日子重新來過。

疫情讓很多人無法出國旅遊，休閒的週末讓很多人來體驗宗教盛事，隨香人數超過往年。疫情也讓廟方禁止鑽轎腳，不開流水席，改成打包的餐盒。擁擠地接香、入廟、祭祀大典時，人人遵守戴口罩規定。金香炮的使用也都比往年節制。配合政策才是王道，民間信仰所求不多，只要媽祖可以來臨即可。

本文首刊於2021年04月12日《張珣》臉書網站，獲作者同意轉載。

# 沉澱 (節錄)

## 2021・5・24

◎ 洪美可

『我就是洪美可』總主筆

　　當生活被迫暫停時，是檢視自己與沉澱心靈很好的機會。回過頭，會發現，很多人事物真的一點都不重要。你會更明白，自己的眼淚該留給誰，也會更看清楚，哪種緣份才是自己需要更珍惜的。

　　這段時期，如果你正處於某種緊繃關係，婆媳、夫妻、親子、情侶、友情、師生、上司下屬……都是很好的誠實面對自己的機會。利用分離或綁在一起的時光，好好與對方深談，不一定能攜手共同邁過長久以來的坎，但你一定會更加透徹，自己心裡長久以來模糊的答案，是否翻盤？

　　人心有時候十分脆弱，如果你感到自己需要幫忙，一定要積極尋求專業協助！如果你知道身邊有誰正處於脆弱的狀態，請透過防疫安全的方式，給予即時關懷。用自己小小的力量，將社會因疫情而自殘、自殺的人口，降至最低。

　　獨生子女小小孩，可能還不懂如何表達內心的感受，可是完全不代表他們內心不孤寂！請多留意與陪伴，你唯一的寶貝。

　　獨居老人，更需要社會大眾的關懷。行有餘力，請多關心你

的獨居鄰居。

　如果很不幸，二十四小時每分每秒不分離，家庭內的張力太大，導致家暴事件，請您一定要立刻報警！保護自己和孩子，不再遭受更多的傷害。

　如果無奈失業了，先想想如何活過當下每一天，同時，想想自己可以如何不再被輕易淘汰？這是你充實自我很好的機會。

　如果疫情狀況天崩地裂，社會動盪不可避免。但是，團結與包容，可以化險為夷。

　有些事情不要想太多，例如國小以下的孩子，短暫失學兩個月，完全不會影響未來的人生。吃好、睡飽、開心玩耍，就是此刻小小孩們最重要的人生大事。

　沉澱的機會，是疫情送給我最好的禮物。希望你懂得利用，也會喜歡。大家加油！祝福臺灣！

本文首刊於2021年05月24日《我就是洪美可》臉書網站，獲作者同意轉載。

# 無家者優先施打疫苗
# 是困難但必要的決定 (節錄)

## 2021 • 6 • 21

◎ 社團法人臺灣芒草心慈善協會、人生百味

　　芒草心與人生百味，作為街頭無家者倡議組織，我們明白此時疫苗有限，需要的人卻非常多，因此並沒有積極的倡議優先施打的策略，只主張協助街頭抗疫，但台北市政府卻做出了這個困難但重要的決定，我們肯定與支持這樣的決定，也希望用一些我們的觀察與調查，說明為何我們支持這樣的政策。

　　在疫情下，臺灣因為網咖、速食店、超商、樓梯間等空間的封閉，而使得街頭露宿者持續增加，以台北車站為例，在一個月期間，人數大約從平時的180人到達250人。無家者露宿只是一種人失去住所的選擇的狀態，無家者的本質是整個都市各種弱勢狀態的匯集：老人、身心障礙者、非正式工作者、近貧者，疫情衝擊讓原本身處於社會基層本來收入就不穩定的族群往下掉落，來到街頭，其中大多年齡偏高，身有慢性病，身體免疫力不佳，同時人在缺少住所的狀態下，防疫是加倍困難，人總是需要喝水、吃飯，睡覺的時候口罩可能也會不小心脫落，而愈多人身處在這樣的高風險，對於整體防疫工作便愈不利，無家者僅佔整個都市人口的0.24%，不到百分之一的人卻是整個城市公共空間防疫工作的關鍵。

因此在其他在過去一年被疫情嚴重影響的國家也早已意識到這樣的關係，開始對無家者發展出的對應的政策，以美國CDC為例：「無家者露宿應間隔兩公尺與佩戴口罩，若密度太高應規劃分流點（旅館／體育館／學校等公共空間），並發送指南小卡告知有何症狀應前往何處篩檢、街頭資源與求助管道。若無分流點應考量備用方案（帳篷間隔、便攜式浴室）。」

　　同時，也有國家開始選擇讓無家者優先施打疫苗，根本性地降低街頭風險：丹麥是最早開始的，接著是羅馬尼亞，以及英國。

　　無家者若是染疫，又因為群聚，勢必大大增加防疫負擔。因此，若能透過優先施打疫苗，讓街上的人們多了一分保護，就是減少一分防疫系統崩潰的風險。同時，保持安全距離、戴口罩、勤洗手等防疫措施能一起並進，街頭將難以成為破口。

　　若能好好活著，沒有人想成為破口，第一次面臨疫情的我們，種種前所未見的變化不斷發生，願我們能彼此理解，一起面對危機，走過這樣的苦難。

本文首刊於2021年06月21日《社團法人臺灣芒草心慈善協會》及《人生百味》臉書網站，獲作者同意轉載。

心靈與情感的新日常

# BioNTech第一劑 (節錄)

## 2021・7・7

◎鄭濰瑄 旅德服裝設計師

　　疫苗少速度又慢，但是後來想想，我們住的下薩克森邦（Neddersassen），疫情確實在整個德國是相對不嚴重的，而我們住的城市在整個邦裡又更是相對安全，那確實是應該把疫苗優先給其他疫情較為嚴重的地方，耐心和同理心或許也是疫情教會我的事情之一吧！

　　BNT雖然是德國藥廠BioNTech和美國Pfizer合作開發的疫苗，但是德國卻也沒有因此得天獨厚，德國目前最容易約到和大量施打的，依然是AZ和嬌生。本來我跟ND也很期待打AZ，想利用AZ副作用來證明自己是年輕人，但是三個月前的政策說，不再給60歲以下的人打AZ第一劑了，可是其他邦都可以，所以我們只能等到今天。結果就在我們剛打完疫苗在觀察室等待15分鐘的時候，新聞突然播報快訊說又開放施打第一劑AZ，而且講了一堆好處，我跟ND互看一眼，那我們等的這三個月到底是？

不知道這篇會不會又引來一堆酸民，感覺現在好像發文沒罵政府或是破壞別人對德國的想像，就會有一群網軍像暗夜裡的蟑螂一樣不請自來瘋狂攻擊，為了避免酸民過度勞累，不然這樣吧！直接有選項可以選：

A. 1450

B. 綠蛆／綠共

C. 無良帶風向網紅

D. 得了便宜還賣乖

（可複選）

本文首刊於2021年07月07日《台籍女子在德國的吱吱喳喳》臉書網站，獲作者同意轉載。

# 樂作高端疫苗白老鼠DO (節錄)

## 2021 • 8 • 2

© Chiang, Miao-Ying　文字工作者

　　先招認，我不是愛國手臂，疫苗是高度生物科技的產物，我不懂，之所以選擇高端是在廣泛蒐集資料及深思熟慮下的決定。三級警戒期間，我天天追著公視有話好說及前台大感染科醫師林氏璧粉專了解國內外疫情及各疫苗的分析，當6、7月全國上下處於「有疫苗就打」全民運動之際，我仍堅持當「挑疫苗的那群人」之一，結果看到單選莫德納400萬比選高端60萬的懸殊差距時，內心竟有些悲涼！

　　我不解，高端被各種不實謠言中傷如此之大，只因為它是臺製疫苗，以後出國不會被承認？

　　高端不被多數國人信賴，又或者是因為它是全世界第一個採免疫橋接的疫苗，保護力不明？好吧，我接受多數人的考量，畢竟臺灣防疫成績有目共睹，找不到可以做三期臨床的試驗者，依FDA規定做擴大二期的實驗。

　　不過，大家記得我們的新生兒必須施打三劑B肝疫苗這件事吧，當時我們也是全世界衝第一率先施行的國家。同一群學術圈的決策，當時的政府可以信賴，現在的政府無法信賴，

邏輯在哪裡？更何況病毒仍在不斷變異，疫苗供貨不穩定下，日本韓國也宣布要以免疫橋接自製新冠疫苗，可惜，高端至今仍挽回不了臺灣人的信心！

　　我的週遭朋友中，有的選擇不打疫苗，有的因各種考量選擇AstraZeneca或莫德納。我的信念是，為了提升疫苗覆蓋率，降低第一線醫護及防疫人員的心理壓力和染疫風險，都是好疫苗。

本文首刊於2021年08月23日《Miao Ying Chiang》個人臉書專頁，獲作者同意轉載。

# Not Waving
# but Drowning （節錄）

## 2021 • 9 • 17

◎ 瓦力

音樂故事人

　　年少時曾經讀過一首女詩人Stevie Smith的短詩叫〈Not Waving but Drowning〉，心中非常震撼。描述一個快要溺斃的人，拚了命地揮手求救，然而世界總是投以冷漠的雙眼，以為他只是不過揮手，卻不知道那是求救的急切訊號。

　　世間最遙遠的距離，不是生與死的距離，而是我就這裡快要滅頂，你也看不見我拚了命地吶喊。

　　這首短詩就放在心裡很久，給了我對寂寞的最佳註解。原來冷漠是這麼一回事。原來沒有希望而不被理解地存活著，是這麼一回事。

　　然後這兩天讀了這個新聞，我覺得鼻子酸酸、眼眶濕濕的：

　　「72歲盲人歌手李炳輝曾以一曲〈流浪到淡水〉紅遍大街小巷，不料受到疫情三級警戒影響，工作全面停擺，可說是完全零收入狀態，隨著疫情解封，《ETtoday》今（13日）也直擊他在菜市場重新賣唱，只見他簡單擺著2張板凳和音響，並放上寫著「李炳輝　流浪到淡水　謝謝請打賞」的字卡，拖著年邁的身軀演唱，更不忘戴著口罩，做足防疫措施，也有不少路過的人暖心掏出零錢，以行動為他打氣。」

那個在淡水流浪了一輩子的人，曾經用音樂感動了無數人，生無所欲，到頭來，是否連老了也無法求一個立命之所呢？

　　歷史上所有浩劫裡的瘟疫，可怕的從不是病毒；殺死更多人的，始終是這個世界的疏離與冷漠。

　　當城裡的月光，在中秋佳節如此溫柔地灑落，但願我們從音樂裡所獲得的救贖，也能回眸照耀著，這些曾經給我們希望的人。

本文首刊於2021年09月17日《瓦力唱片行》臉書網站，獲作者同意轉載。

# 「礙」在瘟疫蔓延時：
# 身心障礙者的防疫經驗[1]

◎陳美智
亞洲大學社會工作學系副教授

◎邱大昕
高雄醫學大學醫學社會學與社會工作學系教授

自從2020年新冠肺炎開始形成威脅時，政府便大力推動戴口罩、勤洗手、保持社交距離等公衛措施。2021年5月爆發大規模社區感染後，疫情指揮中心宣布三級警戒，開始擴大快篩／PCR檢測、檢疫與隔離，並關閉學校、公共設施場所等，禁止餐廳內用、大型活動和群聚。日常生活與工作上，盡量採取分流、異地、線上遠距方式進行。而在疫苗施打方面，則採取依分類優先施打等措施。然而這些疫情上的因應措施，對如何兼顧身心障礙者的特殊性造成很大的挑戰。

## 一、防疫資訊的取得

COVID-19防疫期間，中央流行疫情指揮中心每天透過記者會向國人報告最新資訊。直播節目雖以分割畫面進行手語翻譯，但大部分聽障者其實不懂手語（臺灣聽障者有七成為65歲以上聽力退化導致聽損的老人，聽障學生則約有九成主要透過助聽器與電子耳輔助學習聽覺口語），因此初期在記者會結束後二至三小時

---

1. 編註：本文初稿完成日期為 2022年07月11日。

後，網路重播時會再加上字幕。直到2020年3月陽明交通大學網路電信研究中心與聽障團體合作，啟動AI語音辨識與字幕研發計畫後，同年6月疫情記者會便開始提供即時字幕。

衛福部疾管署為便利民眾疫情通報及傳染病諮詢，除了在1922專線新增聽語障服務外，也在臉書成立「1922防疫達人」粉絲專頁。民間機構與政府單位也準備了防疫易讀易懂手冊，方便心智障礙者、長者、外籍人士等獲得相關資訊。然而許多官方網站或APP，並沒有從規劃初期就考慮到資訊無障礙。比方衛福部的「COVID-19（武漢肺炎）全國指定社區採檢院所地圖」，檢核資料輸入動態圖像驗證碼時，一開始並沒有提供語音或替代文字等驗證方式，因此視障者無法使用。

疾管署的聊天機器人「疾管家」中的圖檔和懶人包，以及以圖檔形式公布的「確診者足跡地圖」，也都是視障者難以讀取的資訊。此外，許多資訊只有圖片顯示，缺乏文字說明，使得語音轉化無法辨識圖片上的文字，對視障者相當不友善。易讀資訊的更新緩慢，也造成障礙者和一般人的資訊落差極大。

## 二、口罩的購買與使用

疫情初期為了讓防疫執行更有效率，政府要求民眾戴口罩，並採用口罩實名制，以確保每個人都可以獲得口罩。這對一般人已經是很不方便的事情，對障礙者更是如此。比方許多視障者未必知道指定藥局在哪，找到藥局也不清楚排隊動線、排隊時不知道隊伍有沒有在前進，尤其是排隊時還要保持適當社交距離。輪椅使用者到藥局排隊買口罩也有困擾，很多藥局的大門沒有無障礙斜坡，而且店面非常狹窄輪椅根本進不去。開放網路預購口罩後，讓視障者飽受困擾的圖形驗證碼又出現，可

見許多網路設計者都缺乏資訊無障礙的概念，而政府也沒做好把關工作。有些超商預購口罩的ibon機器過高，或點選螢幕是液晶平面而沒有語音，這些也都讓肢體障礙和視覺障礙者難以操作。後來實施的「簡訊實聯制」進入店家前必須以手機掃描 QR Code也有類似問題。視障者常常難以順利找到店家擺放QR Code的位置，輪椅族則因QR Code位置太高或尺寸太小難以掃到，更別說對於手部不方便的人而言，根本是一大障礙。

買到口罩後，口罩的使用對許多障礙者也是個問題。視障者使用口罩要先學習如何利用口罩上的鐵絲凸起，或掛耳朵的繩子的位置來分辨口罩正反面，否則戴反了都不知道。但有些障礙者的頭型、臉形大小和一般人不同，無法使用一般成人口罩。或者有些障礙者因為會不自主流口水、舔口罩，難以保持口罩乾燥因而無法持續戴口罩。另外，有些障礙者可能因記憶力、理解力等認知障礙，或情緒障礙而抗拒戴口罩。等到大家都拿到口罩並戴上了，又會有新的問題出現。

很多聽障者需要靠讀唇，和觀察說話者的表情來接收對方的訊息。如果臉部都被口罩蓋住一大半時，聽障者便既無法讀唇語，也沒法觀察臉部表情。因此手譯員進行手語翻譯時，必須違反規定拿下口罩才能讓聽障者瞭解他們的意思。雖然醫護人員使用的口罩若能改為透明的防護罩，對減少聽障者就醫困難也會有很大幫助，但多數醫院並沒有提供透明防護罩給醫護人員。

口罩對視障者接收訊息也會造成困擾，因為視障者與外界溝通時會用身上所有感官，而不是耳朵和手指。全身尤其是臉部的皮膚可以感知周圍環境的差異變化，當臉部被口罩遮住三分之二，只剩下額頭曝露在外時，視障者對周圍的感受能力就會變得遲鈍。

# 三、勤洗手少接觸

防疫期間大家格外重視保持手部清潔，並減少不必要的觸碰，不過這些事對障礙者並沒有想像的容易。保持手部清潔需要常洗手，可是大部份的商店或餐館幾乎都沒有無障礙洗手間，很多商家在疫情期間甚至連廁所也不對外開放使用，這時障礙者就只能用靠效果較差的乾洗手來自保。

為了降低染疫風險，很多人可能使用手扶梯時不扶手把、搭車時不坐座位、不拉拉環、不倚靠開門隔板等。然而，對身體重心不穩的身障者而言，搭乘大眾運輸實在難以做到「完全不觸碰」。

> 這些疫情上的因應措施，對如何兼顧身心障礙者的特殊性造成極大挑戰。

減少觸碰受影響最大的應該是視覺障礙者，因為觸覺是視障者日常生活中重要的訊息來源。不能亂摸會讓視障者難以獲得很多重要資訊，戴手套則會讓手指的敏感度大幅下降。許多電梯為了方便消毒，按鈕全用膠膜遮蔽造成視障者摸不到點字。因此最好的方式是，在貼膜上面的相同位置貼上透明點字，或者膠膜只貼住按鍵避開旁邊的點字區塊。

此外，有些心智障礙者可能較難記得或配合「不可到處摸」、「不摸眼口鼻」等防疫行為，機構工作人員或家庭照顧者只好增加勞動量，提高物品與環境的消毒頻率。

有些自閉症、心智或精神障礙者需要固定生活作息規律，防疫期間有的活動大量增加（如增加環境消毒的頻率與洗手次數）、有的活動則減少（大型集會活動取消），或者活動時間的改變，可能都會影響他們的生活適應。

## 四、保持社交距離

　　保持社交距離的目的是為了減少感染者和未感染者間的接觸，使疾病傳播的可能性降到最低。不過有些障礙者需要經常與他人近距離接觸，像是身體無力或肢體活動障礙者需要他人協助翻身或移位時，便不可能保持安全距離。另外像是有些視障者平時需要透過光影或聲音來確認自己的位置，社交距離會讓光影辨識或聲音定位變得不易。當旁邊的人不出聲音，視障者就很難判斷距離。如果視障者需要他人導引，或者需要他人在旁口述影像時，也是難以保持距離。防疫期間很多志工都不敢出門，視障者有時連要找路人幫忙也會有困難，因為大家也都會怕被別人傳染，不敢太靠近。

　　社交距離的規定不僅讓障礙者取得協助不易，也限制了障礙者的人際支持與社會適應活動。比方疫情嚴重時，很多機構都暫停新進障礙者，原有的院民無法外出，家屬也不能來探望。許多全院型的活動也暫停舉行，或只能「分艙分流」各辦各的。日常活動及刺激減少，可能導致障礙者生活規律混亂、日夜顛倒、情緒不穩定，進而加速心智功能的退化。由於院內醫師擔心個案外出就醫會亂跑，疫情期間院外就醫的管控也變嚴格。院民的活動範圍變小，志工服務也減少，只能和同單位的人互動的情況下，院民的情緒控制可能變得比較不好，甚至容易有暴力的情況發生。

　　類似的困擾也發生在身心障礙社區式照顧服務。當機構工作人員或居家照顧服務員，因確診或成為密切接觸者時需要居家隔離和自主防疫，都會導致服務人力嚴重不足而被迫降載服務量能。有些日間照顧或是小型作業設施，由於擔心障礙者染疫而採取預防性暫停服務，或者障礙者家屬主動採取預防性請假，則會導致服務中斷。精神障礙者平日已難以

適應變動，疫情中社區服務中斷形同將障礙者推回家庭的壓力鍋。2021年5月下旬中央頒布疫情三級警戒，室內群聚不得超過5人，許多障礙者的社區服務（如日間復健機構）都被迫終止時，若缺乏配套措施就會使得問題更形嚴重。

## 五、遠距就學就業

線上教學或視訊會議在疫情期間廣為普及，讓大家感受到數位科技的便利。許多障礙者長期爭取遠距教學、非紙本的電腦考試，或是遠端居家工作等調整方式，過去經常都不是很順利，但這樣的就學就業模式卻因疫情而得以實現。各種線上會議室及教學軟體應運而生，且廣泛被接受和使用。對行動不便的肢體障礙者而言，這種遠距教學或工作模式既可減少交通時間成本，也能減少教室或工作環境中設施設備有障礙的問題。

> 社交距離的規定不僅讓障礙者不易取得協助，也限制了障礙者的人際支持與社會適應活動。

不過線上教學或視訊會議對障礙者也可能帶來困擾。比方在一般面對面的實體會議中，視障者可以透過發言者的聲音或氣味，來判斷誰在講話以及與自己的距離。視障者也可以從其他人呼吸、翻紙張的聲音，以及細微的音調變化，來猜測他們的表情和感覺。可是在線上教學或視訊會議中，視障者只能依賴聲音來判斷誰在講話，當很多人同時發言時就變得非常困難。因此發言者必須提供更多口述資訊，才能讓視障者容易參與。

對聽障者而言，如果老師戴口罩線上授課，對聽障生自然會造成理解上的困難。因此需要安排同步聽打與共用字幕，鏡頭對準教師或發言者的臉，聽障生更容易讀唇和看到教師和發言者的表情。對精障者而言，

疫情期間無法與同事直接面對面溝通，只能透過網路傳遞訊息。這時如果對文字以外的訊息容易做過度推測，而產生負面想法時，便可能不適合完全透過遠距來進行。此外，由於網課很難複製出學校的規律感和社交環境，智能障礙、自閉症、學習與情緒障礙等特教生，可能會因坐不住、不會用電腦、專注力不夠、缺乏協助者、失去正常學校作息等原因，導致讀寫和數學等基本學力更形落後，並造成社交能力的退化。

> 雖然 COVID-19 對所有人都可能造成威脅，但對原本就受到社會歧視與不公平待遇的脆弱族群，他們罹病與死亡的風險又會特別高。

## 六、疫苗預防注射

當新冠疫情延燒，只靠單純非藥物的公衛措施已不可能壓制時，為了減少病毒傳播和降低重症或死亡的風險，施打疫苗變成不可或缺的手段。然而當疫苗短缺時，如何制定接種順序便引起各界關注。2021年中障礙者在這兩個條件下，被列為優先施打對象：一類是群聚不可避免，如長照機構或社區照顧機構的障礙者與工作人員，特別是臥床、失智、智能障礙、自閉症、慢性精神病患等第一類心智精神方面的障礙者，往往較難落實防疫SOP。另一類則是因重大傷病或病弱，一旦染疫會快速成為病危重症的高風險人口。雖然障礙者並非必然屬於上述兩類人口群，但許多障礙者屬於經濟與社會弱勢，若染疫生病可能會為社會帶來更大的負擔，因此有些障礙者和障礙團體主張，應該讓中重度身心障礙者優先施打。另外有些障礙者因工作性質，比方視障按摩師難以完全遵照防疫SOP，從事的是比其他人更容易染疫的高風險行業，應該也要列為優先施打對象。

預約疫苗所須的考量和防疫資訊取得類似，包括疫苗相關資訊易讀服務、疫苗登記與預約系統符合無障礙規範，以及「圖形驗證碼」加上語

音朗讀設計。此外，施打疫苗場所須有無障礙環境與動線的規劃外，行動不方便的障礙者的交通問題也需要考慮，因此高雄市結合計程車業者推出「好家載」政策，以解決障礙者行動上可能碰到的障礙。

## 七、遠距醫療與無障礙就醫環境

疫情嚴峻期間醫院能量多已超載，因此新聞報導頻頻呼籲民眾，不要因為「小病」上醫院，這對每個月需要到醫院拿藥做復健的障礙者，形成一種巨大心理壓力。2022年5月出現大規模社區感染後，各縣市政府開始推出語音問診。然而視訊門診有許多因素需要克服，像是網路不穩、看診時間到病患未上線、規範資料準備不齊等。目前各醫院使用通訊軟體也尚未統一，這對不熟悉3C產品的身心障礙者也會造成困擾。倘若醫療單位無法配合視訊診療，迫使精障者必須轉換醫院或醫生，可能因為醫療端不了解其病史，導致藥物調整不適，或因為彼此信任關係不足而影響治療。此外，聽障者雖能透過Line或Skype，結合手語翻譯員來進行視訊問診。但有些醫師指出，患者透過手機看診時，可能因為螢幕太小而只能看的到醫師的臉部。醫師若要全身入鏡，則會因距離太遠而無法看清楚患者表情，這些是目前遠距醫療常會碰到的問題。

在無障礙就醫環境部分，目前各大醫院的病房雖然都會有無障礙設備，但過去負壓隔離病房主要供法定傳染病或是空氣傳播的疾病（如肺結核、SARS、MERS等）之病人使用，因此就比較沒有設置無障礙廁所和相關設施，當確診者需要進入隔離病房時，行動不便的障礙者與院方都倍感困擾。此外，由於院方為避免交叉感染不准有照顧者陪同進入隔離病房時，護理師便得自己全副武裝提供照顧，聽障者則需要透過視訊來解決溝通上的問題。不過護理人員在負壓隔離病房的時間其實也有限，

且通常必須在30分鐘內離開。如果醫護人員不了解障礙者的需求，加上沒有適當的輔具和通用環境協助，這時醫護即使有心幫忙也常束手無策。萬一是心智障礙者的照顧者被確診隔離時，這時需要尋找其他合適的照顧者接手，才能穩定心智障礙者的情緒並減少感染機會。

## 八、結語

雖然COVID-19對所有人都可能造成威脅，但對原本就受到社會歧視與不公平待遇的脆弱族群，他們罹病與死亡的風險又會特別高。綜合前述防疫期間身心障礙者的生活經驗，以及政府相應措施與因應過程的討論，本文可得到以下幾點結論與建議。首先，防疫資訊平權屬於全國性議題，中央應編列經費委託智能障礙團體與相關專業編製防疫易讀手冊、提供聾人團體即時的手語翻譯及聽打字幕資訊、建置網頁提供防疫相關資訊，和服務時重視視障團體對網路資訊之閱讀機制的需求。其次，勤洗手、戴口罩、保持社交距離等防疫ＡＢＣ必須要顧及各種障別的困難與需求，更了解身心障礙者以及服務的誤區，合理合情地調整、因時因地因人制宜。第三，防疫期間因應疫情而採取遠距教學者，應主動檢視身心障礙學生既有之個別化支持計畫，配合遠距教學方案調整適切資源，以確保身心障礙學生之學習權益。第四，疫苗施打優先順序應考慮障礙者不同生活居住與工作型態，加強原本應有之支持服務，而不需把所有障礙者都視為脆弱易受傷害族群。最後，在醫療平權與健康照護方面，無論是負壓隔離或是普通病房，都須加速改善醫療院所的無障礙設施設備，和視訊診療的近用性（accessibility）。政府應統一研發簡易操作的APP供各醫療院所、高齡者與障礙者使用，及早因應未來人口老化後遠距醫療的必然趨勢。

參考資料

中華民國身心障礙聯盟（2020）。〈針對有高度支持需求的智能障礙者、和泛自閉症障礙者家庭面對 COVID-19 新型冠狀肺炎疫情擴散之心理壓力因應建議〉。https://www.enable.org.tw/issue/item_detail/810。

周月清（2020）。〈嚴重特殊傳染性肺炎（武漢肺炎）對您生活的影響：障礙者與其他民眾的比較〉，臺灣女性學學會年度學術研討會。臺南：成功大學。2020年9月26日。

周怡君、林惠芳、林幸君（2021）。〈疫情三級警戒下臺灣身心障礙者社區日照中心與家庭照顧者照顧狀況調查〉。

陳伯偉（2020）。〈「我家也有陳時中」：COVID-19下障礙者的社會困境與防疫經驗〉，臺灣女性學學會年度學術研討會。臺南：成功大學。2020年9月26日。

張恒豪、游以安、林予安、邱春瑜（2021）。〈身心障礙大學生在新冠肺炎（COVID-19）期間的遠距教學經驗調查〉。

臺灣身心障礙者自立生活聯盟（2021）。〈針對障礙者在新冠肺炎疫情下之生活困境問卷結果摘要〉，2021年7月3日。https://ciltw2018.blogspot.com/2021/07/。

臺灣障礙研究學會（2020）。〈國際障礙聯盟針對COVID-19的障礙者權利之建議〉，林昭吟、張恒豪、周月清合譯。2020年4月17日。https://www.facebook.com/SDSTaiwan/posts/619433848915311/。

天下雜誌（2019年06月21日）。〈打破時間與空間的疆界　遠距醫療不是你想的那樣〉。網址：https://www.cw.com.tw/article/5095716。

心靈與情感
的新日常

# 由物出發，終歸於世

## 疫情中的針具以及其他 [2]

◎
陳嘉新　國立陽明交通大學科技與社會研究所副教授兼所長

## 一、沉默的針具

最近一年關於新冠疫情的討論多半集中在疫苗：研發、種類、效用、副作用，乃至於生產國別與混打效力等等。然而，在諸多疫苗相關報導中，更讓我覺得有趣的，反而是一個沉默的角色：針具。

新冠疫苗不會自己進入人體，總是需要針具作為導引物才能進入人體，產生效用。然而針具這件事情卻常常被視為理所當然，因而消失於疫苗相關的討論中，只有在少數情況才會出現在大眾眼前，例如殘劑的施打。就算在這樣的議題中，針具依舊是一個邊緣的存在。當疫苗供給較為充裕而需求舒緩下來的時候，殘劑或針具這些議題就又會從公眾的討論中消失。

殘劑議題的出現，是因為臺灣注射的主要疫苗如AstraZeneca（以下簡稱AZ）或者莫德納（Moderna）都是非單一劑型的瓶裝。例如每一瓶AZ雖說設定為十人注射的份量，實際上在產品裝填時會多裝一些，因應每次抽取藥劑時可能出現的誤差。而誤

---

1. 編註：本文初稿完成日期為 2022年07月11日。

差的出現，其實與針具的設計有關。常見的針具構造包括容納針劑的空筒、推進藥劑的活塞，以及銜接空筒的針頭。一般的注射動作中，當活塞推到底時，空筒盡頭仍可能有一小段空間無法排除針劑。裝填較多一些劑量，便是考慮了這一小段空間所做的調整。

但是有些診所不使用3cc的空針，而改用1cc的空針，加上較仔細的藥劑抽取動作或是改用較細的針頭，這樣就可能多供應一兩個人的使用。另外，有一種特製的針具，將活塞前頭設計成突出而非平緩曲度，這樣子在活塞推進到底時，就可以讓每次注射的少量殘量極小化，更可能在瓶罐中留下多些針劑。[3] 不管用什麼方式，這多出來的一到兩劑就是所謂的「殘劑」。在AZ供貨缺乏的時候，臺灣也一度興起「搶殘劑」的風氣。不過等到疫苗來源較為充足之後，搶殘劑的人群減少，引起的媒體關注也就逐漸退燒。

針具是個售價低廉的平凡物品，用完即丟的特質也使人容易忽略它作為疫苗乘載物的重要性。然而，就科技與社會研究的角度來說，所有的物都在科技開展與應用的系統中扮演某種角色。但這種角色的內容、意義與重要性，則視這個物在所處的社會關聯之網中所建立的關係而決定。看似沉默而平凡的物，常是科學真理生產或者是政策效力展現的關鍵存在，但是卻容易在科學或政策的成功敘事中消失，就像是確認拉美西斯二世是否死於肺結核的X光機或者是愛滋減害政策的宣導海報 。[4]

---

2. 編註：本文初稿完成日期為 2022年07月04日。

3. 這個新聞報導中有不同針頭的描述：〈「1cc空針數量告急！ 等待「殘劑」恐難上加難」〉（2021年9月27日）。TVBS新聞。網路連結：https://news.tvbs.com.tw/life/1593454。取用日期 2022年7月3日。

4. 前者可以參看Latour, Bruno (1999)。On the Partial Existence of Existing and Nonexisting Objects. Pp. 247-269 In Daston, Lorraine (ed.) The Biographies of Scientific Objects. Chicago, IL: University of Chicago Press. 後者可參考本人的論文 Chen, Jia-shin (2011) Studying Up Harm Reduction Policy: The Office as an Assemblage. International Journal of Drug Policy 22: 471-477.

## 二、針具與政策：減害政策的前例 [5]

　　針具與殘劑的議題出現在臺灣的新冠疫苗注射政策，說明了沉默物件跟集體政策之間常常有巧妙的連結。政策的實施不只是政治意志的具體化呈現，同時也是如何部署諸多人與物的問題，這些人與物的連結才是政策是否真實生效的根基。殘劑之所以產生爭議，是因為針劑容量與針具設計搭配下產生的多餘劑量，加上群眾對疫苗的高度渴求下才產生的供需問題。殘劑當時被當成媒體焦點，是以此突顯了疫苗總量不足的問題。當疫苗來源多元化且供給量較為充裕之後，殘劑依然可能存在（不只限於AZ疫苗，在其他多劑量包裝的疫苗如莫德納與BNT都可能出現），但是就不構成批評政策實施短處的依據，而變成民眾彈性取得所需疫苗的方式。[6] 因此參與「殘劑」浮現於公眾視野的因素，不只有疫苗供給的實際量能與民眾亟欲取得疫苗的欲望，還包括媒體如何形塑疫苗不足或充足的方式，以及參與這場社會建構的物件（針具）以及醫護的熟練抽藥技能與協調注射民眾的勞力。所謂的政策效益，往往正是這些供需、欲望、人與物的參與和協調所共同構築出來的表象。當中最容易被忽略的成分，往往是不能為自己發聲的沉默物。

　　物雖為人所用，物也無主體意識，但物有其頑固之處（obduracy），不見得能夠任意為人任意驅使或操弄，甚至可能使得使用者不得不配合物的特質，因此依然可能造成上述建構之網的形構改變。我在研究臺灣愛滋減害政策時注意到針具的重要性，因而讓我體驗到科技與社會研究

---

5. 本節中關於減害政策裡的針頭選擇議題，係改寫自本人的博士論文第三章第二節：〈Numbers and Needles〉。

6. 參見聯合報〈中年族哀怨平台登記等不到 葉彥伯：改打殘劑機會高〉，2021年9月27日。網路連結：https://udn.com/news/story/7325/5774429 。取用日期：2022年7月3日。

對於非人之物的重視，的確有其道理。

　　針具對於減害政策非常重要。在2005年試辦愛滋減害計畫的時候，針具交換與口服美沙冬（一種治療鴉片類物質成癮的替代性藥物，可以減少使用藥物的人減少高風險的注射行為）、擴大篩檢與諮詢等等措施都是政策的主要部分。當時輿論對於針具交換的討論，多半集中於這種政策作為是否變相鼓勵了注射成癮藥物的非法行為；或者是實施是否真有其必要性的質疑，因為購買針具在臺灣並不是一個被嚴格管制的事情。然而，當時的田野訪查發現，注射藥物的人的確會因為藥局有警察站崗盤查的可能性而卻步不前，因而重複使用自己或他人的針具來注射藥物。

針具與殘劑的議題出現在臺灣的新冠疫苗注射政策中，說明了沉默物件與集體政策之間經常有巧妙的連結。

　　這種共享針具的行為造成血液傳染病（如愛滋病）在這個隱匿族群快速散布，而愛滋病一直是具有高度汙名且受到政策關注的感染症。因此推動愛滋減害政策的疾病管制局（現已升格為署）站在疾病防治的立場上，力推針具交換政策。這個政策是希望成癮藥物注射者能夠到針具交換點以使用過的針具來免費交換乾淨針具，以避免共用針具產生的疾病傳播。

　　政策細節不是本文的目的，因此我在此只敘述針具的重要性。當時政府要推廣上述針具交換政策，就需要採購足量的針具發放到交換點，供有需要的民眾取用。然而要採買哪一種針具呢？這考驗了行政單位對於藥物使用者慣用針具的知識，但也同時參雜了行政單位其他的風險考量。

　　就受訪者所言，當時一開始採購的是一般的3cc空針。但是這種3cc空針並不被注射藥物的人接受。後來疾病管制局也有考慮到回收針頭時可能造成的意外扎傷與感染風險，因而也曾採購在針頭上帶有連接式針蓋的安全針具，讓使用者可以在注射之後蓋上針頭，以避免廢棄之後產生

217

非特定人員的扎傷事件。不過地方衛生單位很快又發現這不是成癮藥物注射者慣用的針具，許多發下的針具很快就被注射者棄置不用。很顯然地，負責採購的中央行政單位並不清楚注射者的習性。

　　最終採購針頭的行政單位搞懂了注射藥物的人習慣使用的針頭，其實是更小劑量的、通常拿來注射胰島素的針具，而且如果能夠有針頭與針筒一體成型的設計則更好。當中的道理也類似此次的殘劑。一體成型的針具能夠使每次注射的藥物殘留更少，讓這些藥物使用者辛苦花錢、花精神取得的藥物（主要是海洛因）能夠毫不浪費地進入血管，發揮效用。而且，考慮到胰島素是皮下注射而成癮藥物是靜脈注射，針頭大小的選擇也有其講究。

　　這些錯誤看在受訪的地方衛生機關從業人員，多少反映出中央行政機關對於成癮藥物注射者的缺乏認知。當然，這也可能是政策施行中必要經歷的嘗試錯誤，畢竟成癮者並不是過往愛滋感染者的主要族群，疾病管制局也是第一次面對如此眾多注射成癮藥物的愛滋感染者。不過，一如好幾位日常工作會接觸到成癮藥物使用者的公衛業務與研究人員所說：「這其實是先打個電話問我們就會知道的事情啊！」

　　雖說「做學問要在不疑處有疑」（胡適語），但是這句話並沒有說清楚求知者如何可能在造成改變的不疑處「有疑」。就政策檢討的角度，知道哪些問題重要且知道要問哪些人，的確是省去很多行政浪費的關鍵。輕忽了針具這個「物」的角色，顯然地影響了使用者的使用意願，也間接地影響了政策效果。類似的輕忽在此次的疫苗政策也不時可見。政府沒有配給協助疫苗注射的診所醫院足夠的合適針具，就容易影響殘劑的量。這在疫苗供給寬裕的時候或許不成問題，但是在目前疫苗供給仍不夠充裕的狀況底下，殘劑的多寡以及殘劑所代表的意義，就容易在媒體報導與民眾討論中發酵，成為針砭時政的切入點。

## 三、物與其後續效應

　　讀者可能覺得，不管叫做「殘劑」或者趣味一點的「詠春劑」（「用剩」的台語諧音），對應於整體疫苗政策來說都無足輕重。不過在減害政策的例子裏，選錯了針具，就無法促使使用成癮藥物的人配合政策規範，改變用針行為以減少風險，進而有效推展交換計畫。在這樣的例子中，針具之為物，選擇不同就有不同的後續效應。

　　在減害計畫的研究中，還有另一段有趣的插曲：疾病管制局曾經一度考慮在發出的針具上加印疾病管制局的字樣，但是最後還是打消了這個念頭。加印字樣除了可以有政策宣導的用途，還有政策評估的功效。由於成癮藥物注射者不願意帶著使用過的針頭行走，更遑論帶回針具發放點來交換，所以政策施行後原本的交換計劃就必須修改目標，將針具回收與發放分開處理。因此針具發放點就不強制前來取用針具的人必須交回使用過的針具，而是另外在公廁、醫療院所、協同發放針具的藥局等地設置針具回收筒。疾病管制局想知道這些回收的針具到底有多少是局內發出的，有多少是使用者自行購買取得的，若是發出的針具印有字樣，那麼就可以就回收的針具抽樣而得到這個比例，也可以推算有多少公務發給的針具流落在外。

> 殘劑不只是針具本身所產生的問題，也關乎疫苗劑量的包裝形式與使用方法。殘劑的存在與概念，本身就是被這些物質條件所構成並形塑的。

　　不過正是這個「公務發給的針具流落在外」的想法讓當局打消了針具打印的念頭。因為針具並不只是政策工具，也是可能傳染疾病的醫療廢棄物。這些針具的使用情境並不是高度管制、制度完備的醫療場所，而是使用者各種可能的注射場所：自家住戶、車上、郊外無人處，這些針具被棄置很可能會被不特定人接觸而產生感染風險。如果造成感染的是個印有官

署名稱的針具，那麼這個政策很可能會遭受巨大的抗阻而失敗。

減害政策最終達成了政策目標，也就是減少新增愛滋感染患者當中的成癮藥物注射者的數目與比例。對於這個政策的成功，學者提出過很多的因素。不過就這個「物」的立場來說，如何馴服物的頑固處（obduracy）並合宜地擺放物與人，使兩者相互協調到政策期待的狀態，便是疾病管制體制所要致力的目標。徒法不足以自行，但徒人也不足以行法。

回到當前疫情中的針具與殘劑議題。由於殘劑的出現，政策的樣貌也可能產生改變。例如衛生單位可能因此要求一罐原本規定注射十人的疫苗改成注射十一人，將額度外的殘劑當成額度內的供給；但是這種作法一來增加醫療院所的實施難度，同時也可能擠壓了原先殘劑所帶來的注射彈性，讓有意注射但尚未排入政府期程的民眾喪失管道。[7]

根據Google Trends，[8]「殘劑　預約」的網路搜尋次數在今年（2021）6月27日到7月3日那週到達最高峰，之後下降，然後在7月底又有一次較小的增加。就內容來看，7月初的最高峰時，新聞幾乎都環繞在殘劑的分配問題，包括是否應該長者優先，或是使用哪種預約方式才算是公平正義。換句話說，這個因為劑量裝填與針具樣式而產生的殘劑，可能迅速地結合了疫苗分配正義的集體關注。但要注意的是，在單一劑量包裝的疫苗（如高端）上，就沒有殘劑的問題，打不完的疫苗充其量就歸還給衛生單位或者留著日後打就

以本次的疫情來說，由物出發是理解並探索這個世界的一個管道，但最終，這些探索都會指向我們眼前已然形成、且正在轉變的「新常態」。

---

7. 聯合報〈疫苗精打細算 診所：沒殘劑機會〉，2021年9月20日。網路連結：https://udn.com/news/story/7325/5758142。取用日期：2022年7月3日。
8. 調查時間：2021年9月28日。

好，並沒有開瓶後就要打完的立即時間壓力。

　換句話說，殘劑也不只是針具本身所產生的問題，同時也關乎疫苗劑量的包裝形式與使用方法。殘劑這個存在與概念，本身就是被這些物質條件所構成並形塑的；建立在殘劑上的分配正義思索和疫苗供給是否充足的爭議，也多少都承繼了這種物質性的基礎，並連結到其他既有的社會議題與政治爭議上頭。在這裡，我們看到的是一個社會與物質相互連結且相互構成的意義之網。物並不單純是個只能「被使用」的惰性存在，而是可以「產生差異」的關鍵焦點。但這個差異的產生，也不完全是物本身的性質所致，而毋寧是物、人以及非人的社會條件（意識形態、政黨爭議、社會心理）等等因素的複雜連結之下的產品。

## 四、由物出發，終歸於世：

　本文由沉默的針具出發，由愛滋減害政策當中的針具選擇談到當前新冠疫苗施打的殘劑問題背後的針具，並由此延伸到針具以外的其他物件（如疫苗裝填）以及非物件的人、事與結構。這個以物為起點的考察可以有不同的探索方向：一種是沿著時間軸發展的物之傳記，讓物的描述、討論、形象都歷史化，藉此挑戰常被假定為恆常不變的物性（thingness）。另一種則是順著物的連結爬梳出一個結合社會性與物質性的網路，打散既有的認知概念，而描繪出一個更為人、物對稱的世界秩序形成圖。除此之外，還有其他許多由物出發的發展途徑。這些構成了一個近年來極為重要的學術取徑，可以探索知識、社會與科技相互生成且影響的世界。以本次的疫情來說，由物出發是理解並探索這個世界的一個管道，但最終這些探索都會指向我們眼前已經形成且正在轉變的「新常態」（new normal）。

# 民主之神：抗爭、仲裁與宗教防疫[9]

◎ 趙恩潔

國立中山大學社會學系副教授

　　大甲媽祖遶境是眾多信徒引領企盼的每年聖典，舉凡經過駐足停歇之處，也涉及大量經濟活動與利潤收益。2020年2月，因為疫情之故，為了決議是否取消遶境，主事者大甲鎮瀾宮、中央政府以及公民輿論三者之間各自拉扯了一番。某些公眾輿論認為政府不直接禁止，是怕得罪鎮瀾宮與宗教界；另外也可能是由於蔡政府自詡要與威權中國區別，不願意侵犯廣大人民的宗教自由。另一方面，不少人也指出神明其實「很好溝通」，甚至神諭可以「操作」，一切都是「人」的意思，是看人要不要延後遶境而已。這樣的想法，或許太低估了漢人民間宗教場域中，人們對於靈力的重視以及對神明的敬畏，有其自身的文化邏輯。近年來宗教人類學的研究，也鼓勵我們朝向本體論的方向，重視神諭對於人們究竟是什麼，而非用其他功能來解釋。[10] 在這樣的基礎上，若我們可以正視臺灣歷史中神明與民主的複雜關聯，或許也能從

---

9. 編註：本文初稿完成日期為：2021年10月27日。

10. 參見Holbraad, M. (2008). Definitive evidence, from Cuban gods. Journal of the Royal Anthropological Institute, 14, 89-104.以及Swancutt, K.A. (2006). Representational vs conjectural divination: innovating out of nothing in Mongolia. Journal of the Royal Anthropological Institute, 12, 331-353.

不同角度捕捉2020年臺灣「宗教防疫」的現象。舉凡2月底公民社會呼籲「跟媽祖請假」，以及各宮廟委員會的開會共識決後向媽祖稟報等行動，都說明了媽祖遶境延後的最終決定有賴對神明的敬畏以及公民社會自動自發協助防疫。初步看來，具有臺灣風格的宗教防疫的現象，能幫助我們在防疫與記疫的時刻，也記得文化的力量。

◎

這是一個「政府與宮廟拉鋸，神明與百姓突圍」的故事。筆者絕非研究媽祖或漢人宗教的專家，而僅僅是一位關懷臺灣社會的公民。以一個外行人的角度來看，一個鮮明而有趣的故事軸，大概是這樣的。2020年2月8日，當時臺灣尚無本土疫情，大甲媽的遶境以擲筊確定為3月19日起駕、28日回鑾。

接著，在臺灣南方發生了一件頗為神蹟的事件，但並未引來太多注意。此事發生於2月13日，地點是擁有370年歷史的台南大觀音亭的佛祖面前。廟方當時正在向佛祖請示過往千人平安宴的舉辦事宜，主事者想問佛祖問要辦幾桌、容納多少人？是一千、兩千、或三千人？結果1小時擲嘸筊。由於擲筊的基本邏輯，正是在於尋找正確的陳述，因此主事者在一個小時的失敗之後轉換問題，改問佛祖是否是想要取消平安宴？一問之下，3個聖筊，表示神明同意。

2月16日，臺灣出現了第一名COVID-19死亡暨社區感染案例。頓時全國人心惶惶，擔心社區感染已然或即將爆發。臺灣常用的社群媒體尤其臉書上開始出現各種醫師的呼籲，強調臺灣不應該步上鑽石公主號與韓國新天地教會的後塵，而進香過程是大宗的群聚，密集地並肩行走與吃喝均不能避免口沫傳染。有趣的是，一些醫師並非以一種擁有科學知識的

高傲姿態來指責遶境，而是對朝聖表示尊敬；甚至本身就是媽祖信徒，但仍然呼籲取消或延後，強調媽祖本身道行功深，又有左右護法千里眼及順風耳，因此就算延後遶境、在家誠心祈禱，媽祖慈悲，必然也能理解。

到了2月24日，當時的立委洪慈庸與林淑芬分別提出「向媽祖請假辦法」。隔日，媒體開始重新回收並大幅報導當初在台南大觀音亭的2月13日神蹟。2月25日這日，也是網紅紛紛提出「向媽祖請假」以及各種勸長輩不要遶境的長輩圖出爐的時機。到2月底前，臺灣開始有了一波波全臺各大宮廟取消或延後原訂3月期間的遶境活動的現象。然而，全臺最大、號稱世界第三大朝聖遊行活動的大甲媽祖進香，一度堅持要如期舉辦。此時，政府、廟方與人民形成了的一種微妙的緊張關係。

一方面，廟方多次聲明希望政府出手干預直接禁止，或許是如此一來，可以減輕背負其高達數十億朝聖相關事業的經濟壓力；另一方面，中央政府卻希望廟方可以自主延後，或許是因為時值2月23日頒布禁止醫事人員出國之際引來醫界不滿，不希望再度拉高潛在民怨。然而，許多民調指出，在疫情的威脅下，多數民眾支持政府禁止遶境活動，然而政府考量「禁止媽祖遶境活動」可能會有的政治與道德不正確性與後果，一直期待輿論可以讓廟方自主延後。

這裡的矛盾與拉鋸，存在著微妙的多重考量。雖然多數民意支持政府管制乃至禁止遶境，然而對於某些信徒而言，如果中央政府認為自己大到可以管神明，那事情就非同小可了。衛福部管制醫事人員出國已經引來反彈，但雙方至少有行政上的主從關係。但政府與宮廟卻沒有如此直截了當的關係，而是有著複雜、彼此糾結但又各自獨立的關係。如果直接去限制大甲媽遶境，引起的實質反挫會是什麼？相反的，如果尊重各宮廟、讓爐主們有權利自己決定，那情勢就大為不同了。很明顯，中央

希望輿論可以帶起風向，讓信眾影響爐主，自主決定取消或延後。就在政府與宮廟僵持不下的狀況下，約莫2月25日前後，許多宮廟的主動取消以及一般信徒一波波的「向媽祖請假」潮，開始扭轉了趨勢。到了2月26日，事情急轉急下，一部分是因為白沙屯媽祖廟方採取網路民調，而大多數投票者支持防疫優先、延後遶境。翌日，2月27日早上白沙屯決議延期。由於大甲媽祖與白沙屯媽祖可說是臺灣數一數二的媽祖遶境活動，如果白沙屯都停了，那麼鎮瀾宮也無法一意孤行。果不其然，當天鎮瀾宮也終於將遶境活動延期了。

表面上，大甲媽祖遶境延後的結果，並不脫離「人」的政治估算，包含蔡政府的「輿論戰」等。確實，「人」的因素固然是重要的：民俗專家林茂賢老師約在2月24日表示「不可將防疫責任推卸給神明」，意思是說不應執意遶境、以「神明會保佑」來當託辭，他也強調延後遶境與否，不應該以擲筊決定。接連幾天，不分黨派均有名人表示「別讓媽祖背黑鍋」，而2月25日衛福部部長陳時中表示「不要讓媽祖憂心」。然而，整個過程，仍然必須考量民間宗教場域中對於靈力的重視以及對神明的敬畏。在作為取消宗教活動之正當性的台南大觀音亭神諭，其實早就於2月13日獲得取消宗教活動的神諭。然而，這是2020年因防疫而取消宗教活動當中，唯一一個以擲筊決定的著名案例。接下來的活動取消，大部分均為廟方委員會的共識決或投票等方式決定。某種層面上，許多主事者深知神諭並不像許多人想像的如此好操作，因此在防疫的時刻若以擲筊決定，恐怕存在極大未知的風險。在此，或許簡要說明「神諭的迷思」以及「神諭的迷思的迷思」有些幫助。

所謂「神諭的迷思」，是以為擲筊只是一種偏袒擲筊者的機率遊戲：只要針對自己最有利的願望，不斷擲筊下去，根據數學算式推導，在無

> 具有臺灣風格的宗教防疫現象，能幫助我們在防疫與記疫的時刻，也記得文化的力量。

限次數的擲筊中，終究會有逼近2/3聖筊的成功機率。然而，這樣的想法本身也是一種迷思。因為，在真實的擲筊現場中，問事的邏輯是相當不同的。畢竟，擲筊問事的邏輯，是「找到對的陳述」。在社群遇到重大爭議時，正面問法、反面問法與各種問法都會問過一輪，才能知道神明的心意。在這樣的情況下，不論是正面問法或反面問法，都有同等的聖筊機率，也因此無法說是假借神諭來遂行人意。最重要的是，在信徒的主觀經驗之中，有所謂靈驗的特定神明與宮廟，也有所謂疑似「偽裝」的假神諭。信徒並非完全不理性地看待擲筊，而是有自身主觀的經驗以及根據經驗累積起來的客觀判斷的能力。換言之，神諭之所以有號召力，正是因為裡頭有人為不可測性，超越個人能力可影響，才能使人信服之處。

> 神諭之所以有號召力，正是因為其中有「人為不可測性」，超越個人能力可影響，才有使人信服之處。

## 神諭、民主抗爭與擲筊仲裁

神明趕走災害瘟疫、擔任民間仲裁角色的歷史由來已久，而在過去四十年間，許多案例也揭示了神諭可能提供民主抗爭的正當性。以下我僅以眾多案例中的三個實例，簡要地說明神諭與民主抗爭的緊密關聯：貢寮反核、後勁反五輕、苑裡反瘋車抗爭。後兩者是由熱心的報導人向我提供的資訊，而前者則來自新聞報導。

1987年，當後勁反五輕運動剛開始時，社區裡敢出面的人並不多。當時已有圍廠事件與鎮暴警察出現，不少人心有餘悸。這段時間，有信徒至萬應公廟，但一直遇到「卡筊」的狀況：筊卡在神桌桌布的穗鬚上，神明不讓人問事。因為卡筊，按照慣例，必須由爐主在公開的程序下，擲筊詢問有應公有什麼指示。在問了其他公共事務後，仍然擲不到筊。

此時爐主改問，是不是煉油廠的事，接著獲得聖杯。在此，神諭不僅安撫了惶惶的人心，也提供了行動的方針，即抗爭。

1988年，時值台電已規劃在貢寮興建核四廠。為此，澳底居民的信仰中心仁和宮的廟方委員多次擲筊請示媽祖核四會不會建、會不會發電，但一直擲不出「聖杯」。擲筊碰壁後，究竟發生了什麼？從臺灣的新聞報導來看，至少有兩個主要版本：一說是廟方請乩童起乩，媽祖降旨：「核四會建，但不會運轉」；另一說是委員提出「核四會建，但不會運轉」的陳述，而立刻獲得聖筊。根據臺灣人類學家張珣的分析，[11] 仁和宮有特殊的經濟與政治條件，使得她在貢寮眾廟宇中，特別具備有某種動員抗爭的資本。對澳底的虔誠信徒而言，媽祖意旨的加持，以及關於核四神準的預言，顯示核四的啟動並未獲得神明的認可。

2012至2014年的苑裡反瘋車抗爭中，位置不同的幾個村落與風車業者均有不同的關係。寶靈宮的顯靈並非來自全鎮大廟，而是座落在某一「搖擺村」之上。寶靈宮的神諭在這個案例中不是透過擲筊，而是透過手轎書法，由法師解讀。當時，村民對於是否參與抗爭，有相當大的疑議。2012年春，在一次手轎結果當中，神明對於風車的解讀，在書法中呈現為「百年之災」。最特別的是，「扶手轎」者當中，也有反對抗爭的人士。但也正是因為如此，神諭的結果才令人心服口服，因其顯然與持轎者的心意相悖。因而，抗爭初期的抗爭共識的凝聚，神諭扮演了重大的角色。到了2014年抗爭暫時告一個段落前，對於是否與風車業者暫時和解，寶靈宮則出現了「決戰5月」的神諭。對當地人而言，這表示5月應當是做一個階段性決定的時刻。

---

11. https://www.thenewslens.com/article/129389

除了上述關於神諭可提供民主抗爭的時機、凝聚社區的士氣，並強化行動的正當性之外，神諭也不時在臺灣的正式民主選舉當中扮演仲裁的角色。比如2014年竹崎鄉長泛綠人選有兩位堅持參選到底，經縣長與立委多次協調無效，最後透過雙方在竹崎真武廟擲筊才解決。又比如2009年縣議員選舉，國民黨的兩位人選是透過在斗六市南聖宮擲筊才決定人選。除此之外，還有一種更基層的案例，比如2011年新北市中和區里長聯誼會長選舉，93個里競爭激烈，最後出現同票，原本考慮再重新投票或抽籤決定，但擔心勞師動眾且有動手腳的空間，最後決定由中和廣濟宮神明做主，以擲筊決定，以此服眾。

在此，我們可以看見，漢人宗教並非僅是美國人類學家武雅士（Arthur P. Wolf）當年描繪的經典漢人宗教理論中，複製既有政治官僚的超自然機制，而是發展成相對獨立的存在，可以在正式政治的體制外運作的同時，在更大的社會體系裡參與正式政治，甚至在裡頭執行司法。而神諭之所以能提供司法的功能，正是由於其有所謂神明加持的正當性。

## 從佛祖指示防疫到向媽祖請假

媽祖遶境成為全臺最大宗教盛典的時機約莫發生在2000年前後，當時既非歷史最悠久，也非廟宇最宏偉的大甲鎮瀾宮將媒體宣傳、媽祖誕辰、總統大選前夕幾個重大因素結合，使得遶境活動成為全臺民眾每年關注的盛典。

在這次防疫中，率先在2月13日取消大型集會的，是台南大觀音亭興濟宮。興濟宮政治關係良好，藍綠皆有支持，其藥籤出名，深受民眾信賴。這似乎是唯一一個在此次疫情中透過擲筊來決定延期宗教盛典並被大肆報導的案例。在此之後的諸多廟宇的集會取消，均是由董事會或廟

宇委員會的決議完成。不過，這兩種取消方式，未必衝突，而是一種共同體防疫情感的承接。因為諸多廟宇的決議來源，來自廣大輿論，尤其是「向媽祖請假」的風潮。

日本人類學家三尾裕子認為媽祖、臺灣意識以及臺灣國族主義有著密切的關係，而媽祖成為全臺重要信仰，也是本土化運動的重要里程碑。[12] 比如，媽祖與民主化的關係，可見於解嚴後諸位總統候選人與重要政治人物時常來為媽祖抬轎，顯示獲取神聖正當性的重要性。儘管近年來，三尾裕子也與其他學者同樣指出「宗教統戰」的存在，比如以祖廟香火、兩岸宮廟交流與招待旅遊等現象，然而，她也指出，其實1997年的湄洲媽祖來台之行，可說是與鎮瀾宮在經費上鬧翻後而轉往其他較不知名的媽祖廟。或許我們可以解讀，正是由於媽祖反而凸顯這當中各宮廟間與不同政治勢力可能存在的合縱連橫都一直處於變動狀態。

> 所有傳統都是社會變遷的結果，而非僅是舊有思想的不完美延續。今日的創新即是明日的傳統，而宗教與民主的共生也應更受到廣泛的注意。

在此，或許我們能說，尊敬神明乃民之所欲，因此在這個基礎之上，尊敬佛祖指示取消宗教盛會是應然，但強調佛祖指示防疫，也提供了接下來所有宗教盛會取消或延後的正當性。沒有凡人有資格指示媽祖是否該遶境，而鎮瀾宮在種種因素下也不願在2月8日後重新探詢媽祖的意願，彷彿推翻媽祖原先的意願。此時，或許佛祖的出面指示，正屬民之所欲，也構成一種人民與神明的聯盟，成為後來廟宇委員會自主取消的正當性基礎。

---

12. 三尾裕子（2003）。〈從兩岸媽祖廟的交流來談臺灣的民族主義〉，林美容、張珣、蔡相煇主編，《媽祖信仰的發展與變遷：媽祖信仰與現代社會國際研討會論文集》。頁193-204，雲林：財團法人北港朝天宮。

在這次媽祖遶境延後的過程中，是公眾輿論形成廟方退讓的壓力，同時在政府與宮廟拉鋸時，人們透過「向神請假」的行動來表達希望遶境延後的願望。[13]

## 宗教與民主的共生

文化實踐作為民主的實踐，是真實發生在社會生活中的。民主只是社會生活中的一個面向，是人們的豐富傳統中的一項傳統。民主的運作並無法獨立於其他傳統之外。民主不產生於真空，也不存在於真空。

在十九世紀法國政治思想家托克維勒影響後世甚巨的古典公民社會理論中，[14] 美國琳琅滿目的教會團體實際上是促成民主的基石，但當時的民主實踐排除了女性、黑人以及原住民。在90年代末期印尼的民主化過程中，穆斯林大眾組織的挺民主運動也佔有相當重要的角色。[15] 這些其他地區的現象，以及臺灣公民社會與宗教性的交織，有助於我們思考，即便宗教常常被誤以為是某種不變的傳統，但在實際的運作中，宗教實踐與宗教思維其實時常變遷，且具備政治意涵。而所謂的傳統，其實就跟「現代性」，是同樣的多元、多變。所有傳統都是社會變遷的結果，而非僅是舊有思想的不完美延續。今日的創新即是明日的傳統，而宗教與民主的共生也應更受到廣泛的注意。

---

13. 關於「為何不去遶境，是跟媽祖請假」，請見我在芭樂人類學部落的文章〈新自由的年代，共同體的良心：從下架政客到跟媽祖請假〉https://guavanthropology.tw/article/6798

14. De Toqueville, Alexis. 1835. Democracy in America. http://aspirant.at.ua/Books/dem-in-america1.pdf.

15. 請參見Hefner R. W. (2011). Civil Islam : muslims and democratization in Indonesia. Princeton University Press.

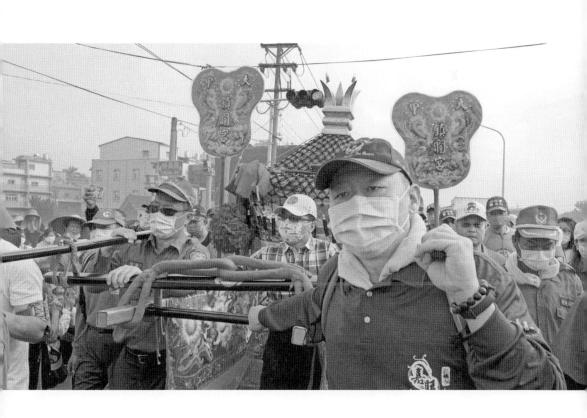

心靈與情感
的新日常

# 視覺藝術檔案與見證功能：
# 臺藝大研究生「記疫」角度
（節錄）

**2020・9・21**

◎羊文漪　國立臺灣藝術大學書畫藝術學系教授

　　今年1月底，如眾皆知，新冠病毒從中國武漢向全球傳播開來，全球五大洋洲無一倖免，確診及喪生人次無以計量，至今年9月初仍於不斷攀升中，怵目驚心，為百年來人類傳染疫情最大的浩劫。所幸臺灣擦身而過，並未遭逢空前劫難！

　　然時值2、3月間，態勢未見明朗。社會人心惶惶，全國各級學校也如臨大敵，在教育部敦促下，做好周全各項前置的準備。倏忽間，原本活潑自由的校園忽然門禁森嚴，人人配戴口罩，量體溫，各間教室入口設置消毒水備用，惟恐百疏一漏，前所未料地打破我們熟悉既定的日常以及正常的生活慣習與節奏。便是在這樣緊繃的氛圍下，以及對於未來高度不確定性下，我們決定調度課程主軸，暫擱置人類世及萬物有靈論議題，揀選當下肆虐蔓延中的新冠疫情，來做為這學期創作發想主題。

　　誠如德勒茲（Gilles Louis René Deleuze, 1925-1995）與加塔利（Pierre-Félix Guattari, 1930-1992）在著名《千高原》（Mille plateaux, 1980）中所寫，微生物病毒入侵人體細胞內核後，透過解畛域化與再畛域化不斷的物質交換，形塑人類物種演化至

今本質上的多異性，也揭示病毒亙古以來在人類基因形構上，扮演一定角色。因而，循此做為創作主題，有其對於當下疫情之外，跨領域多層面的開發可能性。便在這樣背景下，我們以virus（病毒）的中譯「維勞斯」為名，由研究生發揮實驗創作精神及想像力，媒材不拘、涉入議題不拘，尺幅也依個人抉擇，來從事個人化創作。

原文標題為：
〈視覺藝術檔案與見證功能：臺藝大研究生「記疫」的角度〉

# 享響樂集 2021防疫
# 線上合奏計劃 (節錄)

## 2021・7・9

◎ 李姿瑱 享響樂集團員

　　享響樂集是由一羣結識於管樂團練的朋友所組成，團員來自各行各業以及不同年齡層，憑藉著對音樂的熱愛和有著讓管樂生活化、普及化的相同理念，並且得到龍山國中提供團練場地租借的支持，在萬華區成立了一個以音樂為主軸，進行跨領域生活體驗與分享的社區型樂團，希望讓喜歡音樂的人都可以自由揮灑，一起享受聲響並分享聲響。

　　公益是享響樂集經營的核心價值，希望透過音樂帶給社會愛、關懷與正向的力量，期待用音樂帶動社區文化再造並促進公共利益。每年除了關懷弱勢族群的公益演出之外，並計畫與各級學校、民間企業以及社會團體合作，推廣社區成人樂團，讓音樂深入民眾生活日常，並以扶植偏鄉學校音樂教育為長遠的目標。

　　今年5月以來由於新冠肺炎疫情升溫，全國進入三級警戒，享響樂集每週六下午固定的團練隨之暫停，許多音樂的分享計劃也暫時踩下煞車；雖然許多民生的日常活動都因為疫情受到限制，但是因為有第一線醫護及防疫人員們堅守崗位的防護之下，讓享響樂集團員雖然無法相見（團員中有兩位醫護人員

正投身防疫工作），卻仍然可以安守在家裏拿起樂器在雲端合奏。

作為音樂圈的一份子，享響樂集團員提出線上防疫合奏計劃，以一曲〈明天會更好〉向全國第一線醫護及防疫人員致上最深的敬意與感謝，並得到音樂同好們共襄盛舉，提供照片（剝皮寮篩檢站進行檢疫相關工作實景）、繪製圖畫、協演、剪輯影片等共同完成了這場跨界防疫行動藝術！

# 在瘟疫蔓延下更應寫作（上）

（節錄）

**2021 • 7 • 13**

◎ 曾婉琳

國立臺灣歷史博物館研究助理

1.不能上課

2.沒有功課

3.沒有人顧我們

4.我們會很傷心

5.請代課老師

6.上網學習

7.會很吵鬧

8.會很擔心自己有沒有被傳染

——109年5月19日麻豆國小五年級學生日記

　　今（2021）年5月20日，麻豆國小文化體驗課程的林玉婷老師寫信到臺史博「COVID-19（武漢肺炎）防疫資料蒐集計畫」信箱，她把武君怡老師班上同學寫的「疫情聯絡簿」上傳到「COVID-19圖片蒐集網」，我到網站瀏覽了這些圖片，雖然才9張，但圖文並茂、直言不諱的記事方式，讓人莞爾一笑。「疫情聯絡簿」紀錄整個學期疫情下的校園生活，小學生寫出了面對疫情、寒假延長、無法外出玩耍、學校午餐從桶飯到盒餐、線上教學……等等的心情，而今年5月以來這波疫情，更讓他們

面臨沒有畢業典禮的無奈。

　　兩位老師和學生們響應臺史博「COVID-19（武漢肺炎）防疫資料蒐集計畫」，將「疫情聯絡簿」捐出來，並相約10年後來臺史博看這批物件。

　　2019 年年底以來的 COVID-19 疫情，截至今年7月4日止，全球已至少有 396萬7千390人病逝，1億8331萬9千994例確診，臺灣亦在今年5月中旬面對社區感染的緊急樣態。

　　全球性災難、不確定的病源，在在衝擊著日常生活的安全與安定，而疫情寫作正是舒緩憂慮與壓力的一種解方，心理學家相信寫作可作為一種療法，能促進精神健康、面對創傷、舒緩壓力。

本文首刊於《臺灣歷史博物館》網站，獲刊載作者與單位同意轉載。因版面限制故縮短篇名，原篇名為〈在瘟疫蔓延下更應寫作：回應COVID-19快速蒐藏的疫情寫作計畫（上）〉。

# COVID時代

**2021 • 10 • 12**

◎楊倍昌

國立成功大學醫學院微生物暨免疫學研究所教授；醫學、科技與社會研究中心研究員

47/365

Delta病毒

社交距離

梅花座

疫苗

嚇

恐慌

疏離感

防疫疲乏

Wreck生活

COVID 時代，正常人要過什麼樣的生活是跟文化價值綁在一起的。開學了，學校除了傳達戒慎恐懼之外，還要有積極面，建立更好的環境吧。

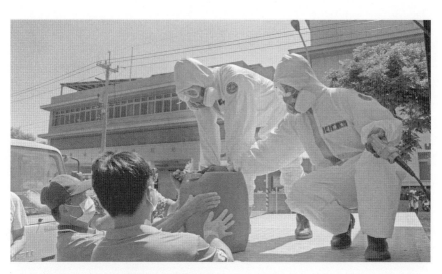

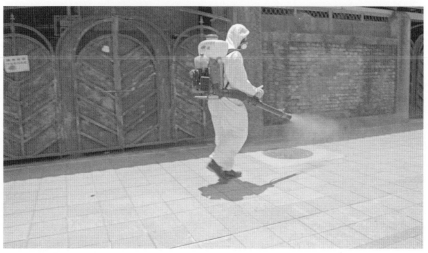

心靈與情感
的新日常

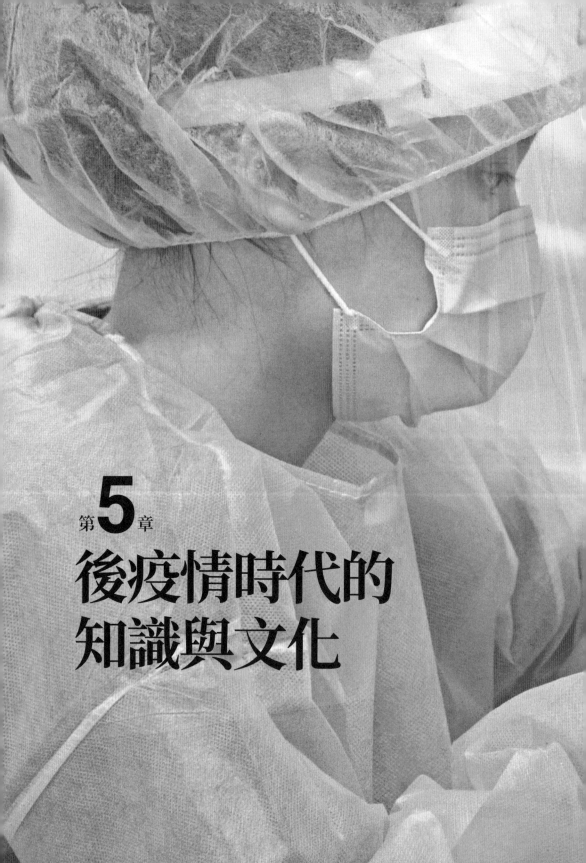

第 **5** 章
後疫情時代的
知識與文化

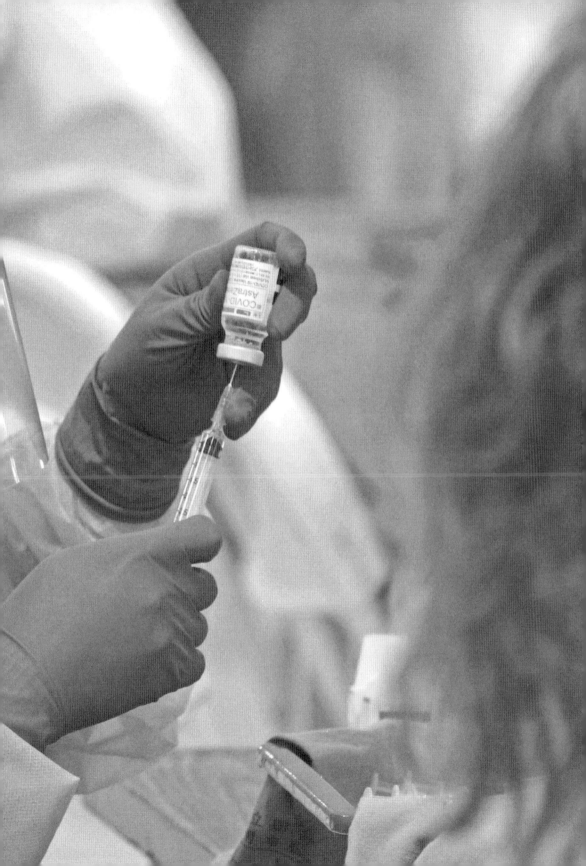

# 萬華目前最需要的，是加油與打氣 (節錄)

## 2021・5・15

◎卓曉青

國家交響樂團小提琴手

　　從多年前的SARS到今日的武漢肺炎，萬華從未被病毒打倒。病毒從來就不是從萬華開始傳播的，但是萬華總是要面對沉重的污名化考驗。

　　自從廢公娼後，無法管理的私娼與暗藏深巷內的茶館成為被這個城市遺棄的神秘荒原；曾經被美女議員用水柱噴灑驅逐的街友，只好在各個角落尋找安歇之地。

　　瘟疫總是在政府最不重視、最疏於管理的角落與族群間爆發。平日我們眼不見為淨，但一旦災難發生，萬華的底層長期以來的被標籤化加上迎面而來的疫情爆發更使得萬華的污名更為腥羶躁動。

　　萬華目前最需要的，是加油與打氣，而不是媒體和輿論不斷地將「疫區」的標籤聳動地貼上引起更嚴重的恐慌與壓力。人們可以快速掩鼻而過，餐飲外送員可以棄單不服務萬華，但萬華人還是一直守在這裡，和全體國民一樣，承受疫情的壓力和更嚴峻的病毒威脅。在龍山寺管制區之外，還有眾多的萬華居民，我們在疫情爆發最嚴重的區域，依然要守護自己的家園，

保護心愛家人的生命。沒有任何人應當要在抗疫的戰爭中被孤立與排除。

　　當年SARS之後，艋舺青山王每年總是在漫天鞭炮煙火中夜巡萬華，驅趕惡鬼瘴癘。多年以來，萬華依然以最獨特的姿態屹立在城市之中，霸氣的艋舺人也無畏外界異樣的眼光，努力維持這處台北最古老的文化與風情，照顧被城市遺棄的弱勢底層。今天，還有無數的艋舺阿計阿哥們，將會跟神明站在一起，守候著這生長的土地，努力抗疫，我們萬華人珍惜的，跟你沒有不同。

本文首刊於2021年05月15日《Cho Hsiao Ching》臉書網站，獲作者同意轉載。

# 你不把病毒當一回事，
# 它就跟你當好朋友 (節錄)

**2021・5・22**

© Mark Han　旅美市井小民

　　這幾天看到臺灣疫情情況，以及網路言論，朋友反映，哏圖傳來傳去等等，都與美國去年一開始一模一樣，不禁讓我想到這一年從洛杉磯疫情爆發，到封城、開城、巔峰，世界第一確診率，再到復原整段經歷，想跟我在臺灣的朋友說些話。

　　剛好目前我也與洛杉磯公共健康部一起工作，跟大家分享一些資訊／經驗，也希望大家在驚恐冷靜下來後，能慢慢接受。

　　大家互相指責，互相推卸責任，罵政府，罵這裡罵那裡，都是恐慌的自然反應。美國已經罵了一年多，現在還在罵，還有人在說新冠是假的。請大家不要把心思放在那上面。臺灣已經為你們爭取了一年多的時間，等到疫苗出來。

　　這是所有臺灣人應該覺得驕傲的。美國從去年3月到現在，還沒恢復正常。我個人從去年3月開始，到現在只吃過大概5次餐廳。

　　假消息／假新聞都是在危機的時候最活躍。不要相信什麼網路偏方，不要相信任何不是正式媒體／部門發布的消息。任何LINE、微信等等軟件上面傳的東西一概當是假消息。有這些關

鍵字：「內部消息、我朋友在XXX上班、某某醫生建議」反正這類的東西，直接刪除不要轉發。也多多關懷家裡的長輩，因為他們會被假消息壓不過氣。

　　臺灣目前的措施，都非常快，非常到位。而且大部分來說，大家也都很合作。我相信大家的努力，是能夠保住病床不潰堤。請大家要有耐性，這不是一兩個禮拜能解決的事。甚至一兩個月可能都未必能回歸。暫時先別見朋友，一起把數字壓下來先。破口，只要一個，這些就得全部重來。大家忍著點！

245

後疫情時代的
知識與文化

# 最漫長的暑假：
# 值得我們省思的幾件事（節錄）

**2021・5・25**

◎曾柏文 新北市文化基金會顧問

　　全國入三級，大家都在適應各種新規。臺灣最不缺的，則是深信規範的網路與馬路糾察；面對疫情瀰漫的焦慮，更增幅了想介入的力度——因此這陣子，湧現對許多確診者足跡的嘲諷羞辱，以及對各種生活「違規者」正義感爆棚的斥責。

　　幸而，偶爾能見到一些平衡揭露，彌補許多人對社會上不同人生理解的匱乏（例如對阿公店做為「高齡邊緣人口」社會支持系統的著墨）。

　　也幸而，指揮中心也有滾動式地調整規定，在倉促推行的層層規定下，替各種「不得不」留一條活路（例如開放勞動者在戶外用餐的規範）。

　　未來要撐過去的防疫生活，可能會比許多人在心理預期的長，整個社會也要一起學習如何調適，如何在重重限制下保持生活的韌性，並且思考如何用配套，接住會因此墜落的人。而我希望，大家都能少一點自以為義的敵意，多一點嘗試去理解的善意。

上週一，在宣佈全國停課前兩天，我替豆豆請假時提到：「妳要有心理準備，這可能代表著你國小在校生活已經結束。甚至，9月能否順利上國中，我也不敢確定。」

「你要想想，5月到9月如果不能出門，如何規劃這個可能是『最長但得宅在家的暑假』？」

我們或許都得想想。

本文首刊於2021年05月25日《Albert Tzeng》臉書網站，獲作者同意轉載。

# 即使無知，
# 也不要喪失人性 (節錄)

## 2021・6・1

◎ 沈榮欽 加拿大York University教授

　　朱學恒為了在疫情期間炒作，今日送了四個喪禮花籃給至衛福部，羞辱陳時中所領導的疫情指揮中心。

　　臺灣媒體最貶抑自己的方式便是邀請像朱學恒這樣的「名嘴」上節目胡扯。眾所周知，朱學恒不學無術，毫無論述能力，偏偏各種主題都不放過賣乖出醜的機會，從台積電赴美投資到疫情校正回歸，他的發言在新聞內容與插科打諢之外，剩下的除了錯誤還有什麼呢？

　　原本只是媒體亂象的一環，如今為意識形態連人性都喪失，可嘆的是，臺灣卻仍有媒體邀請，而且朱越是以喪禮花籃炒作，越能夠獲得缺乏自省的媒體邀約，但這恐怕也是臺灣媒體改革如此困難的原因。當媒體不在乎自己的公信力，民眾又為何要在乎你的破產呢？每當要追究科技巨頭壟斷力，要求付費給媒體時，總有民眾如此反駁。正是因為有如此自我作賤的媒體與名嘴，才會使得臺灣媒體改革舉步維艱。

但是朱學恒對臺灣的傷害不僅於此。根據IORG（臺灣資訊環境研究中心）的報告，許多社交媒體有「群聚發文」的現象——多個社交媒體帳號在短時間內張貼相同內容或連結。臺灣、香港、馬來西亞社交媒體皆有「群聚發文」行為。

　　但是中國對台資訊操弄能否成功的關鍵因素，還取決於「在地協力者」的協助。在地協力者的定義依其客觀行為是否顯然有助傳播資訊操弄內容而定，而與其主觀意願無關，如主流媒體、名嘴、Facebook 專頁等。

　　甘為獨裁者鷹犬，配合中國將病毒甩鍋給美國，也是名嘴在臺灣為人不齒的原因之一吧。

本文首刊於2021年06月01日《沈榮欽》臉書網站，獲作者同意轉載。

# 謹慎分辨各種訊息背後的意圖，成為守護民主的溫柔力量

**2021・6・2**

◎彭仁郁

中央研究院民族學研究所副研究員

　　很想知道一年多前頭貼加「我ok你先領」特效框的人，現在有多少會願意加「我ok你先打」。

　　臺灣真正令人擔心的地方，並不是國內充滿以扭曲訊息攻擊政敵的惡意，使得集體面對災難時無法團結，意識形態凌駕一切，將持異己意見者去人化。網際網路讓我們看見全世界各大文明古國、百年民主國家的人民，都有同樣的症頭。

　　臺灣的困境在於，這樣的惡意試圖擊毀的是民主體制本身，一心一意併吞臺灣的外來操盤手，已經藉各種利益管道找到許多內部協作者，但更關鍵的武器，其實是使數量更龐大的不明究理的受操縱者，誤以為自己只是在行使言論自由。當下愈緊急，我們愈需要歷史的識見。明白歷史的就理解，病毒即使真是來自自然，也早已被人為政治意圖工具化。

　　我們必須理解自己置身處的來時路，才有能力分辨誰是有良心的政治人物，誰是無良的政客。疫苗從來不只是疫苗，而是

總體戰的一部分。敵人一定會趁亂襲擊，但我們需要小心不讓恐懼和焦慮淹沒自己的人性，也維繫看見他人人性的能力。

　　高尚與卑劣的距離永遠比我們想得更靠近。只需一個閃神，我們可能在不自覺中成為惡的幫凶。請謹慎分辨各種訊息背後的意圖，成為守護民主的溫柔力量。大家一起加油～

本文首刊於2021年06月02日《彭仁郁》臉書網站，獲作者同意轉載。

# 談疫情期間的公眾討論與社群輿論 (節錄)

## 2021 • 6 • 23

◎吳易澄　精神科主治醫師

　　大約從2016年川普上任起，全世界都在面臨一個狀況，也就是世界的局勢受到一種力量左右，公共議題無法被有效與理性的討論，社會對話的方式更加無法對焦。因為新媒體的崛起，個人使用媒體的門檻降低，社群媒體的分眾特性，這徹底地改變了整個社會對公共議題的討論方式。

　　這種後真實世界的政治，也就造就了所謂的同溫層跟平行世界。公民社會裡不再只是人民跟政府之間的關係，有特定政治立場的人發出不一樣的言論這些並不能被理性的檢討，但是他們的言論會在特定的社群當中不斷地被複製傳播和建構出另一個看似真實的理性與道德世界。

　　但是當然，問題並只是不在於這些網紅身上，而是這個時代對於事實的建構方式早已超出我們可以掌握的範圍。其實在面對疫情的過程中，我們每個人都在面對我們從來沒有面對過的狀態。我們每一個人都會成為這些訊息傳播鏈的媒介，也都會是激化不信任的一份子。這也就是為什麼我們對防疫政策可以檢討，但又必須極為謹慎地避免破壞信任。

因為所有的言論，本身會像是變種病毒那樣，在某種「傳播鏈」當中被大量扭曲、激化、複製。而那些嚐過影響力的人本身又時常不會被放在權力者的位置，因此他們很難被檢討。可是他們卻是防疫工作中真實而巨大的阻力。他們不只是防疫破口，甚至是鑿洞的人。

本文首刊於2021年06月23日《Yi-cheng Peter Wu》臉書網站，獲作者同意轉載。

# 有人問我為什麼相信臺灣國產疫苗

**2021・8・10**

◎周奕成　創業人、創作人

　　有人問我為什麼相信臺灣國產疫苗。我說我不只相信臺灣國產疫苗，我也相信英國疫苗、美國疫苗，甚至中國疫苗。

　　事實上我相信的不是哪一個國家和政府，而是相信整個現代醫學／科學的專業社群。

　　我相信的是整個現代科學社群的intelligence（智慧）和integrity（正直）。每一個科學家都可能犯錯。但整個社群的知識和品格，我是相信的。

　　當然我也可以對科學社群抱著絕對懷疑，每天接收一堆談話節目或社交平台上的言論，甚至去搜尋一些不知道什麼來源的各國網站。

　　但這樣做對我並沒有任何益處。如果我不相信台大醫院、不相信美國NIH（國家衛生院），但我卻沒理由地相信Line群組裡面的消息，那就是完全地非理性。

　　我很清楚知道臺灣的醫學／科學社群是值得信賴的。不是相信什麼人或什麼公司，而是相信這些人和機構做為一個整體。在這個病毒肆虐全球的狀態下，我信賴這個社群，是基於最佳

的理性。他們一起犯錯的機率也存在，但絕對遠低於道聽塗說的錯誤機率。

臺灣的醫學／科學社群，一百年來就是全球現代科學社群的一份子。只有對世界非常無知的人，才會以為臺灣的水準低於世界。

所以我相信臺灣國產疫苗，這是很清楚的理性選擇。不相信臺灣和世界的科學社群，才是非理性的。

疫情之下，人應該要學著更清明。

本文首刊於2021年08月10日《周奕成》臉書網站，獲作者同意轉載。

# 疫情下的藝術演出（節錄）

## 2021・9・9

◎陳昭蓉 旅日臺灣人

　　看到一些朋友在疫情緩解後終於能開始策畫音樂會或藝術節，又在此時面臨疫情反覆，人在日本沒甚麼太大用處，想想可以分享去年看到日本頂尖的四季劇團社長接受NHK專訪的部分內容。在看不到隧道另一端的幽暗時刻，有人一起相互召喚，也許能支撐彼此再堅持一下。

　　四季劇團鼎盛時期據說一年演出3,500場，去年取消超過一千場演出，後來在群眾募資平台募款維持營運快速達標，重新開演後又面臨團員染疫的考驗。摘錄的訪談是2020年該劇團第一次因為緊急事態無法演出兩三個月，正要重新開始，又發生團員確診，還看不到未來的時候。希望臺灣藝文業界的朋友能看到自己並不孤單，也希望其他朋友看到需要演出舞台的藝文工作者面對困境的心情：

　　「舞台演出是無法戴口罩進行的，疫情戳中了痛點，逼我們面對艱難的抉擇。」

　　「在討論重新開演的會議上，有團員說：『演員上台也有風險，我們確定所有演員都有此覺悟嗎？』……想想的確該尊重

演員，所以私下個別詢問。印象最深、最常聽到的回答：『我喜歡在台上表演。』幾乎所有人都把人生投注在舞台上，所以他們不怕風險。」

「舞台劇是必須有觀眾才得以成立的藝術⋯⋯台上台下共度相同時光，演出結束之後一切都消失於無形，是一種沒有實體的藝術形式⋯⋯疫情正好衝擊了『沒有觀眾就沒有舞台劇』的根本結構要害。」

「疫情讓許多人覺得走投無路。舞台劇想傳達的『放心活下去，放心做自己』的訊息，一定能傳到更多人的心裡⋯⋯這是舞台劇最能鼓舞人心的重要時代。」

本文首刊於2021年09月09日《Chaojung Chen》臉書網站，獲作者同意轉載。

# 在原來的生活裡流離失所：
# 疫情下的人際互動與學習情境 [1]

◎李宜澤 國立東華大學族群關係與文化學系副教授兼系主任

## 疫情悄悄潛伏，轟然現身

COVID-19疫情開始出現以來，人與人的互動模式和距離感因而改變；從長遠來說，時間的感受性也有許多改變。在COVID-19疫情開始前，每個人的時間感會因為特定的群體節日、家人朋友活動慶祝、甚至每個家庭固定的出外活動模式建立一年當中的時間序列。

COVID19疫情打亂所有的活動規劃，改變人與人互動的模式：不管是傳統類型的各種節日慶祝方式，或者自家特殊的經驗與規劃，大概都因疫情有所改變。臺灣先前尚未出現外來病毒進入本土社區，卻因沒能自由出入國境產生「報復性」國內旅遊情境時，一切感覺還在掌握之中。

當本土疫情未出現前，原來隨時可與國際接軌的感覺變成了水晶球裡的小確幸。在新聞或者訊息裡看著國外朋友疫情當中被迫一直宅在家裡，工作受影響，小孩整整半年沒有「走出家門」

---

1. 編註：本文初稿完成日期為 2021年09月30日。

（若有就在院子裡活動，連跟鄰居都不敢脫下口罩打招呼）；甚至在新聞裡面聽到親人過世無法奔喪，老人家必須自己待在隔離空間裡沒有家人可以照料等等讓人心痛的消息。這種被迫放棄許多原本覺得理所當然的心情，在臺灣似乎難以想像；而我以為這完全不會出現在防疫有成的身旁社會。

2021年母親節剛過，臺灣還沉浸在過節的氣氛。沒想到一年多以來的守成，卻在一週後出現破口。為了防止社區不明傳染源頭擴散，全臺進入三級警戒：室內5人以下，室外10人以上禁止聚會，為得是要阻止「群聚」發生的機會。一夕之間，許多生活型態有巨大的變化。

大部分家中有國中小生的爸媽應該跟我一樣，當時不知道狀況會持續這麼久；更不知道將要經歷一場特殊的疫情人際互動與學習歷程。除了學生們體驗了完全不同的學習模式，老師和家長也都成長改變不少。對我和太太兩人都要上班，兩個小孩才小學低年級和幼稚園的家庭來講，影響最大之處就是如何安排兩個小孩的日常活動，並儘量和工作的重要時間錯開。

而在這樣因為疫情爆發的基本改變之外，我還同時面臨兩個巨大變動：一方面從原來的住家搬離等待進駐新居，同時卻面臨父親過世的狀況。疫情警戒加上這兩個重大事件同時發生，我們開始在原來生活中流離失所的日子。

## 在原來生活中流離失所

疫情發布警戒的5月15日，當天一早我還在花蓮市區的運動中心游泳。前幾天看到新聞報導桃園諾富特飯店開始出現機組員群聚感染，警覺狀況不太妙，過程中刻意注意不使用蒸氣室等封閉性質空間；沒想到下午

就宣布雙北三級警戒，所有的室內場所全部關閉，隨後全臺也都同步進行。雖然預期小孩的學校可能會有改變活動的措施，但不確定會是什麼方法，但全臺灣同步關閉校園的作法已經開始在媒體中發酵。5月18日早上還正常上課，下午教育部宣布全國一起停課到5月29日。因為數天後正好需要搬家，一方面覺得小孩不上課的政策才使疫情便於安全管理，另方面也因應家中活動不用實體上課正好。但5月21日搬完家之後，實際考驗才真正開始。

原以為搬出舊公寓之後約一個禮拜左右就能進駐新家。但疫情突然擴大，不容易調到工人；施工老闆在原來就已經延宕的工作時間之外，向我們提出工期展延三個禮拜的要求。

沒幾天發生新城工人桃園染疫，我不敢隨意催促裝潢老闆，怕調來疫調足跡不明人力，雖然全部家當都在施工狀態下的新家生活極為不便，但也只能接受。太太有遠見，已經預訂一戶臨時出租公寓，讓「流離失所」的我們可以先住一段時間，卻因為這個突發狀況需要延長在外居住模式。

整個情境變得似曾相識地奇特：我們並非從國外回臺灣居家隔離，但感覺就如同需要短期隔離的情境。警戒期間花蓮疫情比較起來雖然不算嚴重，但因為地方小，有任何新增疫調足跡都會引起地方的疑慮。我們小心地選擇短租公寓大樓，但是因為是陌生住處，疫情期間進出感覺都要額外小心。

在外居住的時間裡，每回出入大樓都使用酒精擦布才敢開大門；大樓電梯還貼上「因應疫情，電梯請勿超過三人乘坐」的標籤。進出該棟大樓，一直擔心被住戶詢問是從哪裡來的陌生人，多半選擇避開上下班時間出入；出外倒垃圾也選擇早一班垃圾車時間，走到遠一點的地方去，省得被人質疑而不易辯解。這種在陌生鄰居身邊「自我審查」的緊繃狀

態，在三級警戒前的生活裡完全無法想像。

而另一種流離失所的狀態，是在疫情發展當中失去摯愛的父親。雖然父親的過世與疫情沒有直接關係，但是在三級警戒之前，爸爸一直認為北區的疫調資訊不夠透明，也不希望我們增加旅途風險，因此在進行癌症治療的後期，他都禁止我們回臺北探視。就在我們完成搬家任務準備稍事休息，原來一直不願意違反父親想法的媽媽打電話來，要我們盡快回臺北。

身體疲累加上心中不安，深夜行駛蘇花的感覺，就像在黑暗中無法預知疫情到底會從哪裡出現的焦慮。清晨抵達臺北，三級警戒下醫院只允許一人陪病。在當時陪病規定尚未嚴格標準化，我沒有經歷鼻腔快篩，而是在醫院入口進行體溫篩檢和簽署病危切結書，和媽媽換班後得以進入病房探視。爸爸已經進入彌留狀態，雖然悲傷痛苦，但在醫院裡仍然不敢些微大意。戴上兩層口罩加上面罩式隔板，才敢在醫院裡面走動；更不用說要用餐的時間，既不能在原有的家屬用餐空間，也不敢在兩人病房裡食用。只好匆匆與媽媽換班，在樓下便利商店旁快速吞下麵包，再回到樓上陪病。

> 疫情打亂所有的活動規劃，改變人與人互動的模式：不管是傳統類型的各種節日慶祝方式，或是自家特殊的經驗與規劃，大概都因疫情有所改變。

疫情當中醫院如臨大敵，但是陪病過程卻又只能在各種防護衣物，酒精消毒噴劑，拋棄式紙巾等工具協助下慢慢習慣，睡在陪病病床上。

一天之後爸爸走了，從病床，太平間，隨行靈車，到殯儀館，一路在不確定病毒可能在哪裡的疑慮中，哀傷地懊悔和責難自己，為什麼在疫情中相信爸爸說沒事就當作沒事，沒有早點帶孫子回來看他？疫情當中連哀傷都沒辦法正常表達。

## 疫情中家庭關係緊繃

在哀傷中回到花蓮繼續假隔離生活。即使在陌生的短租公寓，與自己家人生活應該可以自由自在了吧？但疫情當中小孩的線上學習成為另一項挑戰。疫情升級，生活倉促回應；原來以為只是短暫地在兩個住所間移動，於是小朋友常用的文具、美勞用具、參考書籍以及最重要的可用來打發時間的課外讀物，都「淹沒」在原來以為很快就可以回去拿的紙箱裡面。當新家開始因為裝潢而瀰漫煙塵，我們也打消了回去找文具和圖書的念頭。太太在醫院工作，不方便帶著小孩也無法居家辦公。從三級警戒開始的「超長暑假」，小朋友就跟著我在學校工作環境和短期居所之間移動，帶著最簡單的文具和課本，過著「網路遊牧族」的生活。每天從「被隔離」的位置移動到學校，經歷同樣的體溫檢查站之後，三個人窩在我的工作空間裡，有人工作有人閱讀。

感覺起來好像很溫馨；但「疫情下的親子關係」會變成什麼狀態？如果在網頁上Google搜尋，會發現得到截然不同的兩種回應：有論者認為「學校改線上學習，親子關係更親密」[2]：因為在家庭環境中學習，並且可以創造最適合小朋友的學習方式，以及多元的內容（不再是單調的課本習題，還可以學樂器，烹飪，美術等自我創造的內容）。但另一種意見認為「疫情之下，親子關係會變得緊繃」[3]：因為生活，工作與學習的界線消失了，每個人扮演多重角色；緊密生活距離感也放大孩子的缺點（孩子也看到大人的缺點），這種生活下親子關係不可避免緊繃了起

2. 蘇木春（2021年05月22日）。〈疫情下學校改線上學習 親子關係更緊密〉。中央通訊社。https://www.cna.com.tw/news/firstnews/202105220247.aspx。

3. 布蘭西（2021年05月31日）。〈疫情之下的緊繃親子關係〉。親子天下。https://www.parenting.com.tw/article/5089855。

來。兩者都有道理，不過更明確地看，這種差異來自於照顧者是否有足夠的「環境資本」來面對小孩的需求。

白天小孩跟著我在辦公室，看看今天學校老師交代什麼作業。因為是小學低年級，老師只在Line群組上面說明本週作業進度，並沒有「線上即時課程」可以操作。在該做的時間完成之後，大概就是「自由發揮時間」。這種彈性看起來很棒，可以讓親子發揮創意，不過當帶著小孩的父母親還有事情等待完成需要專心的時候，過多的自由發揮時間就會造成壓力。有時我會跟小孩一起唸一段書本，有時候選擇與課業有關的影片（例如公視整合的「防疫線上看」或者是其他教學網站），但更多時候只好讓小孩自由選擇。於是很自由的時間變成管理規則：「線上卡通一次只能看20分鐘」或者「做好數學題目之後可以玩30分鐘電動」等等。其實，小孩可以體會疫情的緊張；幼稚園的女兒會問：「疫情為什麼這麼久？它不會累嗎？」其實意思是她被爸媽管得很累了……實際上的衝突可能就來自不斷管理的差距。

> 疫情情境下的教學「基礎設施」最主要並不是器材，而是人力配置與支持能力。

警戒的三個多月之間，我們沒有機會到其他地方去活動。每天在一個小格子移動到另一個格子之間，偶爾到附近的海邊步道散散步（也是少數沒有固定空間範圍，而不受到疫情警戒限制使用的公共環境）。其中最難忘的一次，是在美國回臺灣省親的朋友，在回美之前的家庭聚會。大家約定在中正紀念堂旁的音樂廳階梯附近碰面。

小朋友都帶著口罩，互不認識卻也因為難得的玩樂機會就追逐了起來。我和友人夫妻隔著口罩，聊著在美國和臺灣隔離的不同情境。難得四五年不見的朋友，卻沒辦法握手擁抱，或者拿下口罩來看看彼此的容貌。好像在國際太空站裡短暫聚會的異國太空人，在我們之間佈滿疫情

263

後疫情時代的
知識與文化

警戒下不確定的星塵。

## 疫情讓偏鄉資源差距加大

前面是所謂「停課不停學」之下雙親可以輪流帶小孩有餘裕的情境。但如果這個家庭沒有這種餘裕的家庭環境，或者小朋友在偏鄉跟著其他長輩一起生活居住，那麼能夠運用的資源就更有限。例如在疫情期間的特殊教育，比如原住民社區的民族實驗教育會怎麼進行呢？

> 以群體的效果達成疫情教學能力，以及家庭功能的重新檢視，可能是現在這個等待黎明的情境，最需要的事情。

警戒開始以來我參與兩次花蓮縣民族教育小學的期末線上討論，就針對在疫之下如何操作以「體驗與實作」為主的民族教育為主要討論題材。發現在疫情當中最主要的是「基礎設施」受到極大影響。疫情情境下的教學「基礎設施」最主要的並不是器材，而是人力配置與支持能力。

某間位在花蓮縱谷地區比較有資源的小學校長解釋：學校現有的行動載具都發放給學校的小朋友使用：四五六年級用的是有鍵盤可以使用的便宜筆電；低年級使用平板，但是仍然比較需要注意力集中的訓練。如果家裡有大人的情境，可以在家裡自己操作；但許多家庭沒有隨時照顧的監護者，學生可以來學校一起操作。全校16個學生，目前每天大約有5、6位學生來校。學校老師也都有到家庭實地去測試網路效果，學校也出借無線網卡。

另一個民族教育小學，老師們則認為原來規劃的傳統狩獵或者植物種植活動，無法「線上虛擬」進行，再加上比較靠近市區老師們「覺得有銜接其他課程的壓力」，最後在疫情期間就決定「回歸一般部定課

程」：意思就是線上只教導一般學科課程，民族教育只剩下族語老師的族語時間。

在花蓮北區國中任教的朋友就提到，線上教學與課輔最困難的部分，就是要找到「可能的協作人力」：許多學生在網路課程情境下碰到的問題不是不了解，而是沒辦法運用家裡的上網工具跟上老師的進度。在瑞穗的國小聽到老師說的案例是，某位學生一直用簡訊跟老師反映，無法使用老師教導的方式登入Google Meet課程教室，結果發現是在家裡和阿嬤共用一支沒有連網能力只能打電話的手機；可以上網的手機，爸媽帶出去工作了！偏鄉的資源差距，和都市無法以毫釐計算。

在疫情當中談民族教育，聽起來像是奢侈品。不過這樣的思考正是要面對，作為一個「有實踐意義」的教學場域，在不同的疫情環境下，是否能夠維持原來的教學想像與需求。

例如原來就以在教室外推廣阿美族語教育為主的「阿美族語言永續發展學會」，在疫情期間就發起「在家說族語，線上互相分享」的活動。透過不同家庭在Facebook上面分享疫情期間在家仍然能夠說族語的情境，進行如同「線上同學會」的活動，小朋友和家長都能夠因為彼此分享，感覺到自己不是關在家裡孤立無援的「教學焦慮組」，而可以在網路上互動比較，分享方法。其實其他的活動也同樣可以參考這樣的模型。許多小朋友在老師特地舉辦的同學會或者是線上畢業典禮上，對著好久不見的同學大聲說話，互相問候在家的狀況，還有打電動的進度；第一次在網路上重新聽到同學聲音的兒子差點都哭了！

疫情當中不容易進行人際互動，但是需要人際互動的精神並沒有改變。以群體的效果達成疫情教學能力，以及家庭功能的重新檢視，可能是現在這個等待黎明的情境，最需要的事情。

# 「沒有朋友」的疫情：村落中的人際關係產生質變

不只是學生無法在學校環境與同學互動學習，在偏鄉村落中，人際關係也因為疫情產生質變。COVID-19疫情爆發許久以來，我第一次回到吉安阿美族村落家裡，聽到村人引述用以自嘲在疫情中的荒謬故事：對話中住在鄉下的阿嬤問遠居都市的兒子，怎麼好久沒有帶小孩回鄉下了？兒子回答「因為有疫情（要來），狀況很嚴重，所以沒辦法回去」。不常看電視的阿嬤以為「疫情」是某個要來拜訪的朋友，反問兒子，這位朋友生這麼嚴重的病，怎麼不去看醫生？雖然這是大家拿來「演話劇」的飯後玩笑，可是反應了原住民社會面對疫情或者重大醫療資訊的兩個問題：其一是，外來環境看不見的威脅和恐懼，如何在原住民社會透過人際關係被感知？

另一是，主流社會不斷透過媒體提示的「社交距離」與防疫措施資訊，又如何被原住民情境反身「引用」，表達特殊理解？

在每次確診人數的新聞裡，我們所聽聞的總是某個職場環境的特定角色或者人際網絡的關係者確診；在原住民社會中，訪客或朋友總是被人以好客的方式對待，但鄉下阿嬤對這位朋友的身世不理解，關切的舉動和眾人避之唯恐不及的角度大相逕庭，這樣的反差正好表達了原住民生活圈對於疫情中「社交距離」的疑惑。

第二個層面，則是對主流社會防疫行動排除特定人士（比如在這個笑話裡面，是沒有看電視跟上消息的鄉下阿嬤），以及因此缺乏資源的自我解嘲。即使處在都市邊緣或者衛星社區裡，原住民社會仍然可以很清楚地意識到資源差異的對比。因此，「疫情」這個沒人關心的朋友，在原住民生活環境中，正好也反應了原住民族人常常被各類資源忽略的情境。「好客關懷」的阿嬤和「沒有朋友」的疫情，此時成為兩個互相對

照的荒謬真實。

三級警戒尚未開始的前兩週，我在花蓮近郊的村落參與住家改建後落成掃除的儀式。當天成員有4位主要的祭司成員，5位家族成員，以及7、8位的村人親友一同參與。室內的儀式空間裡，沒有超過「政府規定」5人的限制；戶外來祝賀參與的人，雖然並沒有超過規定人數，但現場每位族人朋友戴著口罩走來，卻脫下口罩一起聊天喝酒，享用主人家提供的豬雜點心。

我一開始帶著口罩，後來覺得實在很怪異；在老人家面前感覺「不太禮貌」，也就脫下口罩一起聊天。言談中我問為什麼大家在這裡不戴口罩？一位中年村人朋友說：「平常我們都留在部落，也沒有人出門，不知道那個病會怎麼跑進來？如果沒有喝酒消毒，我覺得應該更容易被感染啦！」乍聽之下好像很「隨便」，族人看似「非理性」的意氣之詞，反而讓我想到人類學者Anna Tsing在關於加里曼丹雨林環境民族誌，政府濫墾森林與當地原住民衝突的一張照片所示：坐在酒吧裡的原住民背後正好是香菸品牌Bomb（炸彈）的宣傳照，朋友對人類學者帶來的禮物發出絕望的感嘆，「所有的樹都被政府砍光了，你最好真的帶著炸彈來把這裡都炸了！」Tsing發現，在強調全球化和治理的環節裡，失望與憤怒是在地能動性唯一可以被看見的表達方式。

村人們每天被限制在村落裡，許多做小吃店或者雇工長達半年沒有工作。能夠在儀式活動現場與親友共同祭拜紀念，並且與還能提供食物的主人家共餐共飲表達對祖先的敬意，其實是難得的自主管理時光。所有的病毒傳染源都是外來的；但當疫情訊息變動劇烈，疫苗供應等待漫長，Line群組開始出現對外在狀況的猜測假訊息，喝酒防疫的行動變成僅存的行動力。但這樣微小能動性終究被三級警戒完全壓制。警戒命令後的6月初，村落裡已經久病的長者過世了。出於公共規定與自身的害

怕，我聽說（因為當時根本無法到村落親友家拜訪）原來每晚都應該有親友去陪同的喪家冷冷清清，但喪家還是依照禮俗，在喪禮家祭後殺了一頭豬分送給親族朋友；結果因為無法多人參與殺豬，大太陽下一頭豬殺了一整個早上才分完。分好的豬肉只能放在喪家門口桌上用香蕉葉蓋著，打電話請親友到自行到場噴酒精後取用。村落阿姨說，那天拿回來的豬肉特別腥，但她還是煮來吃了！這感覺不是抱怨，而是表達疫情下大家不得不「沒有朋友」，那種能動性被剝奪的深刻感嘆。

## 疫情退散了嗎？我們還在等待

從三級警戒到重新開始上課，超過三個月的「網路人生」已經過去了。在這當中，我們家經歷了學校停課，搬家，爸爸／爺爺過世，在外流浪的生活。之前看國外新聞時，覺得那種至親過世卻無人能夠到場送別的情境很感傷；沒想到卻真實發生在自己的生命中。但是依靠每天從家裡到工作地點的「網路遊牧活動」，下午固定到海邊步道走走的規律，似乎還能夠維持小朋友和我們一起活動的成長方式。COVID-19疫情還在嚴峻持續，再加上Delta變種病毒肆虐情境的蠢蠢欲動，這個世界如何繼續運轉？只能在安靜穩定中維持規律，讓大人小孩都了解這個特殊情境互相依賴的意義；祈求全民都相信疫苗，認真施打。只有如此，才可能讓疫情後的世界從自己家中長出來，不再因為恐懼，而在原來的生活中流離失所。

# 新冠肺炎疫情的最壞與最好時代：
# 疫苗、謠言與傳播[4]

◎徐美苓　國立政治大學傳播學院特聘教授

## 一、從疫情到疫苗：
## 　　謠言流傳真只是因民眾無知嗎？

在教授環境與健康風險相關課程時，我常以2003年的SARS為例，指出這是臺灣在21世紀初面臨的重大風險事件。沒想到17年後，當現代科技進一步豐富我們生活之際，新冠肺炎（COVID-19）卻於2020年初起帶來規模更大的全球性浩劫。面對快速蔓延的新冠肺炎大流行，疫苗被視為人類脫離疫情的最佳武器，世界多國也無不投注資源於疫苗的發展。至2020年末，英國牛津大學所開發的AstraZeneca疫苗以及美國生技大廠的輝瑞（Pfizer）與莫德納（Moderna），也分別提出大型臨床實驗報告以取得緊急授權，期待以接種疫苗方式達到全球性的群體免疫，以遏阻歷時將近兩年的疫情大流行。

世界衛生組織（World Health Organization）於2021年10月發起全球新冠肺炎疫苗接種達標策略（Strategy to Achieve Global

---

4. 編註：本文初稿完成日期為 2021年10月18日。

Covid-19 Vaccination by mid-2022），目標是全球所有貧富國家均能在2022年中前達到至少七成的接種率。[5] WHO首席科學家蘇米婭・斯瓦米納坦（Soumya Swaminathan）於同時期接受瑞士報紙《周日展望報》（SonntagsBlick）訪問時則表示，人類對抗新冠病毒之路已經走過大約60%，但仍可能出現意想不到的阻礙，特別是碰到突變的新病毒株。除了令人聞之色變的變種病毒，伴隨疫苗發展與開放接種而來的各種風聲鶴唳、未經證實的疫苗副作用流言與陰謀論，其殺傷力也絕不亞於新冠肺炎病毒本身。德國風險大師貝克（Ulrick Beck）所預言的風險社會體現是越來越明顯了。面對新冠肺炎疫情的因應之道，從疫苗的開發與伴隨而來的流傳謠言分析，可讓我們一睹人類知識與文化的累積面臨到了什麼挑戰，而這些挑戰又因傳播科技的發展展現了何種與過往科學風險謠言不同的樣貌。

新冠肺炎病毒流行初期的著名傳言乃為一在2020年4月於Twitter上流傳，與5G導致新冠肺炎疫情大蔓延的一支影片有關。儘管此流言經多名專家澄清與報導查核，仍流傳至2021年，影響範圍更擴大到印度等國家。例如2021年6月印度疫情失控，當地便謠傳新冠病毒會和5G基地台輻射融合，透過空氣傳播到人身上，因而激起民眾恐懼，開始大肆破壞基地台，即使印度政府澄清境內尚未開始進行5G測試，仍不被採信。社群媒體上反5G的團體論述還會出現「病毒是疾病的真正原因，但5G使情況變得更糟」、「病毒不是疾病的原因，疾病和所有症狀實際上都是由5G引起的」、「疫情爆發是一個巨大的騙局，使政府能夠在封城的掩護下架設5G」等說詞。除此，公眾人物例如一些英國與美國好萊塢演員在個

5. 詳見https://reliefweb.int/report/world/strategy-achieve-global-covid-19-vaccination-mid-2022

人社群平台大力宣傳5G是造成新冠肺炎疫情大爆發的罪魁禍首，也引發廣泛討論。深入探究便可發現上述流言始於反對5G派的陰謀論，過去陰謀論者也曾提出5G設施會導致鳥類滅亡、危害樹木等說法。西方國家對5G的恐慌以及認為它是冠狀病毒大流行的真正原因無處不在，英國、荷蘭、愛爾蘭等國家都陸續發生5G基地台縱火破壞事件。[6]

　　事實上，之後有關新冠肺炎疫苗的流言也反映出類似的恐懼與深層對特定人物或行為的反對信念。例如2020年11月Facebook開始流傳mRNA疫苗會改變人體DNA的說法，至2021年1月底，Facebook、Instagram和Twitter均流傳一則無明確出處，但配有圖片的貼文：「透過奈米技術，mRNA疫苗會改變人體DNA，甚至破壞整體系統，對人體造成永久性傷害。」此類疫苗謠言慣用常民缺乏科學原理知識的前提使其信服，尤甚其者，來自所謂醫師或科學家的「專家證言」強化了流言的可信度，例如自稱是整骨醫生Carrie Madej在2021年7月上傳目前已下架但點閱超過30萬次的YouTube影片，宣稱「新冠肺炎疫苗使我們成為基改生物」、「疫苗會將人連結至人工智慧的介面」；最有名的仍是新冠病毒懷疑論者都柏林大學醫學院Dolores Cahill教授，她在疫情期間創辦了世界自由聯盟組織（World Freedom Alliance），透過演講、訪談並上傳影片至Instagram、Facebook、Twitter、YouTube、Rumble等社群平台，宣稱接種mRNA疫苗會增強疾病，甚至使接種者變成基改生物，因而強烈反對疫苗接種。[7]

6. 見侯冠宗（2021年06月02日）。〈印度人深信 5G 傳播新冠病毒狂砸基地台，但印度根本還沒進行 5G 測試〉。TechNews 科技新報。https://technews.tw/2021/06/02/india-5g/；FunFact (2020,April 9). " Here's where those 5G and coronavirus conspiracy theories came from". https://fullfact.org/online/5g-and-coronavirus-conspiracy-theories-came/

7. 影片詳見：MyGoPen（2021年06月28日）。〈【錯誤】mRNA疫苗增強了疾病？使接種者變成轉基因生物體的影片？誤導內容〉。https://www.mygopen.com/2021/06/video-mrna.html

臺灣的《自由時報》曾於2021年初澄清上述有關mRNA疫苗的網傳流言，然到了2021年中，臺灣購入莫德納和輝瑞等以mRNA為載體的疫苗，mRNA疫苗會改變基因的網路流言再度興起，以致中央流行疫情指揮中心、臺灣事實查核中心及醫界人士均對此說發予以反駁，並被各大媒體引用。[8] 由上述例子可看出，疫苗謠言的流傳不只是一次性的，不會因為曾經被澄清就停歇，之後往往因為突發事件或相關議題，又被賦予或死灰復燃的機會。儘管風險社會中的不確定性特色，可使新興傳染疫病如新冠肺炎得以在非知識的領域中得以見縫插針，一如有關維他命C、D可預防新冠肺炎的未經科學研究證實的傳言。[9] 然風險時代的流言或謠言更多時候是深層極端信念的伺機展現，不見得是與民眾對科學知識的匱乏有關。

**伴隨疫苗發展與開放接種而來的各種風聲鶴唳、未經證實的疫苗副作用流言與陰謀論，其殺傷力絕不亞於新冠肺炎病毒本身。**

有關政府會在民眾接種新冠肺炎疫苗時植入追蹤晶片的說法，可謂上述陰謀論的極致。此流言環繞在「比爾蓋茲陰謀論」（Gates conspiracy theory），[10] 這些陰謀論多半是質疑微軟創辦人比爾蓋茲的「政治與經濟動機」與「可信度」。最經典的說法包括宣稱他計畫透過疫苗接種大規模消滅人口，另一說法則是比爾蓋茲想利用疫苗接種植入微晶片，以追

---

8. 見自由時報（2021年06月23日）。〈謠言終結站〉mRNA疫苗會干擾遺傳基因？ 查核平台打臉〉。https://news.ltn.com.tw/news/life/breakingnews/3579091；林慶順（2021年06月23日）。〈專家散播謠言？為何前輝瑞科學家成「反疫苗英雄」〉。https://health.udn.com/health/story/120951/5551427

9. 見臺灣事實查核中心（2021年06月21日）。〈【錯誤】網傳「免疫力差的人，打疫苗副作用也會比較多，甚至會死亡，想減輕疫苗的副作用，要認真吃蛋白質 維生素A 維生素C」？〉。https://tfc-taiwan.org.tw/articles/5849

10. 見Kelland, K.(2021, January 27). "'Crazy and evil': Bill Gates surprised by pandemic conspiracies". https://www.reuters.com/article/us-health-coronavirus-gates-conspiracies-idUSKBN29W0Q3

蹤與控制人類。因此，陰謀論攻擊比爾蓋茲資助的醫療與研究機構，號稱這些疫苗不安全，比爾蓋茲與他的慈善基金會只是想透過疫苗獲利；政府與媒體因與大藥廠及比爾蓋茲合作，則謊稱疫情嚴重，並透過人民對新冠肺炎的恐懼推廣疫苗。儘管疫苗裡不會含有晶片，也沒有證據顯示比爾蓋茲在進行這些計劃，此類謠言透過名人、網紅（influencers）、意見領袖（key opinion leaders, KOL）等在社群媒體上轉傳，訊息快速擴散，在傳統媒體中曝光度也高。例如2020年7月27日一級方程式賽車選手Lewis Hamilton在Instagram（有1,300萬追蹤人數）和Twitter轉發比爾蓋茲接受美國電視採訪有關新冠疫苗取得的影片，而原影片又是擁有超過2,100萬追蹤人數的帳戶Kingbach。[11] Hamilton隨後雖刪除轉發文章，但媒體仍大肆報導此事件。

由此可知，疫苗流言除了有根深蒂固的信念作為孕育溫床，也靠著與社群平台或媒體共生的網紅或意見領袖推波助瀾，因此就產生如風險學者Rogers E. Kasperson等人所言的「風險社會擴大」（social amplification of risk）效應：即原先僅是小範圍的風險事件，卻因煽情化或不成比例的吹噓，透過不同風險來源（科學家、機構、利益團體）經由多重的轉介機制而傳播給多元的接收者（大眾、意見領袖、相關團體成員等）；並反覆地回饋呼應，對事件後果之描述也遠超過該事件最初的影響，於是導致更強化的風險感知效果，也擴大成公眾社會爭議和恐懼的對象。在這過程中，情緒可以引導行為並擴大風險事件的後果，像水波的漣漪般，媒體的效應尤然。倘若決策者或專家未及時提供必要的風險資訊，

---

11. Kingbach為是加裔美國藝人與網紅Andrew Byron Bachelor在Instagram上的帳號名稱，他在現已停用的影音分享社群平台Vine一舉成名，曾擁有1130萬關注者，也是該平台擁有最多追蹤關注者之一人。詳見https://en.wikipedia.org/wiki/King_Bach

以致於形成風險資訊真空狀態時，各種謠言與揣測則見縫插針，使得後續風險溝通益形困難，新冠肺炎疫情期間有關疫苗流言的傳散便是一個絕佳的例子。

## 二、無所不在的陰謀論及其運作機制

過去人類的認知偏差也許可透過與他人的互動來修正，但今日因網路同溫層效應發揮的結果，我們變得更不容易接觸到相反的觀點。

公共衛生學者將民眾可以接種疫苗，卻因而延遲或拒絕接受疫苗的現象稱之為「疫苗猶豫」（vaccine hesitancy），這現象還可延伸至接種了疫苗但不信任、或僅使用某些疫苗但不使用其他疫苗。疫苗猶豫主要起因於與疫苗相關的醫學、倫理、及法律議題的爭議，包括對疫苗和／或醫療衛生提供者沒有信心、自滿（未能發覺疫苗的需求性或疫苗的價值）和便利性問題（不易取得疫苗施打），絕非以無知或自私一詞可概括解釋。從一些西方國家高度反對防疫與戴口罩的行徑觀之，這並非是教育程度所造成，而是一種對知識信念的過度自信。有關疫苗的爭議自發明疫苗接種以來就存在，反疫苗人士提出的假說也會隨著時間改變。若欲提高全人口的群體免疫，熟悉醫療政策的學者指出需要妥善處理這些造成人們疫苗猶豫的複雜因素。

過去一個有名的疫苗陰謀論範例便是英國反疫苗運動核心人物安德魯威克菲爾德（Andrew Wakefield）醫師的「MMR疫苗與自閉症」關聯性的造假學術論文。MMR疫苗即所謂的麻疹腮腺炎德國麻疹混合疫苗。該論文於1998年發表在權威醫學學術期刊《刺絡針》（*Lancet*）上，並在發布記者會上對媒體公開表示應該暫停三種疫苗的同時接種。於是，1998

年至2002年的新聞媒體不斷提及「MMR疫苗與自閉症」的關聯性，報導內容用隱喻式的描述影響公眾態度與行為。民眾對疫苗的懷疑日益增加，也不再能相信政府、政治人物與專家意見，媒體報導作為反疫苗陣營的公關機器，幾乎涵蓋了假新聞製作的所有類型。儘管後來相關領域證實了MMR疫苗的安全性，並沒有得出與威克菲爾德研究中同樣的結論，《刺絡針》也撤回了威克菲爾德的論文，但已挽不回所造成的傷害與損失。[12]

倫理學者麥金泰爾（ Lee McIntyre）在其2018年出版的《後真相》（*Post-truth*）一書中，提到人類的認知偏差會讓自己誤以為所下的結論都是依據良好的推理，即使事實並非如此，加之以傳統媒體的式微，社群媒體的興起，以及出現了將假新聞當作政治工具的手法，使得當今世界擁有促成後真相時代的理想條件。在此資訊唾手可得的網路年代，許多人因此只關注與自己立場相同的新聞，或是只相信來自同溫層的網路、從他人聽來的訊息，然後又將這些事件以非黑即白的方式，輕易地評斷劃分。

當閱聽眾需要的內容、獲得的管道、累積與生產的方式醞釀著變化，我們接收到的觀點與內容不再一致；即使同一議題，也因選擇載具差異，導致觀點差異越來越大，這就是所謂的同溫層效應。所謂後真相的含義便是，過去人類的認知偏差也許可透過與他人的互動來修正，但今日因上述網路同溫層效應發揮的結果，我們變得更不容易接觸到相反的觀點。因此，若有人喜歡陰謀論的講法，便可輕易找到此類媒體管道，

---

12. 參考：班・高達可（B. Goldacre）著，蔡承志譯（2010）。〈16. 媒體的麻腮風混合疫苗騙局〉，《小心壞科學：醫藥廣告沒有告訴你的事》，頁305-346。台北市：謬思出版。

也比以往更容易找到志同道合者。此外，在同溫層中還需承受修改自己觀點以融入社群的壓力，這種改變自己意見在某種程度上不是因為批判性互動而產生，只是因為不想冒犯朋友，算是互動團體效應的黑暗面。[13]

Dolores Albarracín在Rainer Greifeneder等人主編，於2020年出版的《假新聞的心理學：錯誤訊息的接受、分享與更正》（*The Psychology of Fake News: Accepting, Sharing, and Correcting Misinformation*）一書中，則指出：所謂假訊息或假新聞的陰謀論是一種信念結構，內含強大的隱藏力量，需對這些力量掩蓋的事件負責。

陰謀論具有使屬於此信念結構中的成員免受潛在攻擊的裝置，即灌輸對來自外部來源的訊息的不信任，而屬陰謀論的強大信念結構是難以或拒絕被驗證的。

相信陰謀論者有一共同特性，即傾向於以有規律（patterns）的方式感知世界與周遭的變化，風險社會中的不確定性特色提供了陰謀論運作的溫床，因為陰謀論的單一執著正好發揮了一個有組織及可預測的知識功能，人們對孤立和被社會排斥的害怕於是透過增加焦慮與簡化世界的需求強化了陰謀論的信念。除了社會融合的需求，從認知心理學的角度也能解釋陰謀論支持者的心理特性，人是無法長期承受認知失諧（cognitive dissonance）的。

會相信陰謀論的一個核心動機便是需要支持自我（bolster the ego），這種動機需求可保護自我免受對自身不愉快想法的影響，例如避免認為自己是惡意、欺騙性或無能的；除此，加強自我還能確保可成功採取行動和應對生活挑戰所必需的執行能力。

---

13. 見https://www.thenewslens.com/article/130335

Albarracín在上述篇章中特別指出陰謀論以可驗證性（verifiability）和不可驗證性為基礎，是一個引人入勝的論點案例。這兩個極點特性將陰謀論與人類的所有基本需求聯繫起來，包括對知識、自我防禦和社會融合的需求。陰謀論因此提供了一個看似合理或近乎科學的偽真實，但卻保留了遮掩真實的神祕，這種結合維持了陰謀論中背後支持信念的持久性，且難以被修正。

雖然當今有關假訊息與陰謀論的相關研究不少，但卻鮮少以具有代表性的樣本研究社群媒體及數位科技在其中扮演的傳散程度，Albarracín因而呼籲未來能有更多相關研究投入，以因應我們生活的後真實年代。

> 過去由專家壟斷的知識一旦解放，民眾雖拿回詮釋權，知識的定義也不再定於一宗，但不免眾聲喧嘩，再現巴別塔。

## 三、展望：危機就是轉機的最好時代

英國作家狄更斯（Charles Dickens）在以法國大革命為背景的歷史小說《雙城記》（*A Tale of the Two Cities*）（1859）中開宗明義便寫出：「這是最好的時代，也是最壞的時代」，一語道破現代人欲運用科技掌控世界的想像與困境。的確，當今科技蓬勃發展，顯然延伸了人類活動的無限可能性，而傳播的功能也演變成了要滿足人類對消費的期待、對科技的仰賴。

科技，卻也可能反過來「佔用」自認超人的人類現代社會，再度體現了狄更斯筆下最壞的時代，或貝克所言風險社會中的第二現代。若第一現代的展現指的是上述的進步與發展，第二現代就是指第一現代的副作用或不可預測的後果。

因為新冠肺炎的蔓延，美國《時代雜誌》（Time）於2020年12月14日出版的該期封面，便在2020的數字上畫上一個紅色大叉，並寫下2020年

是史上最糟的一年（the worst year ever），意涵此年發生的事是多麼令人沮喪與無助，讓人完全不想回顧，從新冠肺炎中疫苗謠言的傳散威力中，我們也看到了傳播新科技帶來的超乎人類預料的效應。然危機也可是轉機。若我們將上述狄更斯的至理名言往下改寫，最壞的時代，則能翻轉成最好的時代。這裡的最好，並非意指物質生活的富裕充足，是期待有更能反思的智人（homo sapiens）。

2020年11月2日出版的《時代雜誌》便與世界經濟論壇（World Economic Forum）合作，以「大重啟」（The Great Reset）為該期專題，邀請國際上不同領域的知名專業人士討論如何修補世界、重新出發，意指新冠肺炎疫情提供了人類一個獨特的機會思考我們想要的未來。

聯合國教科文組織對後疫情時代教育所需提出了9點公共行動建議，其中一點便提到要有強烈目標性的科學素養，意指培養科學素養應列為教育的優先行動，以確保在人文目標下，學子知道如何在愈形複雜的世界中分辨事實與知識的關係。此點與上述《時代雜誌》專題的公共行動建議所要表現的意涵可謂不謀而合，此科學素養的培力也可協助我們審視與反思媒體及傳播科技對實體環境影響的能力。

過去由專家壟斷的知識一旦解放，民眾雖拿回詮釋權，知識的定義也不再定於一宗，但不免眾聲喧嘩，再現巴別塔。包括新冠肺炎疫苗謠言在內的非善意假訊息增加，促成了媒體或民間協力的事實查核機制的興起與積極運作，這些機制在疫情時期扮演了重要的事實及時查證與提醒角色。

例如在社群媒體臉書上，一旦碰到與疫情相關的貼文（甚至包括你要轉文時），都會出現警語，提醒你若要獲得正確資訊，還可到哪些網址去搜尋。但是事實的查核永遠趕不上虛假或惡意訊息的製造與病毒式地擴散，此時更重要的角色是導航（navigation），即導引大眾如何更有智

慧地搜尋與運用（或不運用）訊息，提升與賦權自身資訊獲得的判別素養。換言之，我們需要的不只是更多的查核次數與機構，而是大腦的啟動。前述提出陰謀論的社會與心理機制的作者Albarracín亦表示，在這個有人試圖遮蓋我們眼睛的世界，我們應該挺身而出，捍衛真理／真相，同時還要學習如何反擊。

　　作為結語，我們一方面從過往的瘟疫歷史去記取教訓，另方面也同時在累積知識與創造後人可參照的歷史。Theo Colborn等人在《失竊的未來——生命的隱形浩劫》（*Our Stolen Future : Are We Threatening Our Fertility, Intelligence, and Survival?A Scientific Detective Story*）（1996）一書中，便借用美國原住民的哲學觀「做任何決定前，都必須用七代的時間看一件事情」，指出我們目前所做的一切必須考慮對未來會有什麼影響。新冠肺炎疫情可能是本世紀許多人首度面臨到集體生死的恐懼經驗，當我們開始去省思生命是什麼？什麼是真正重要的？我們的未來就可以有機會去選擇、改變與撼動。

# 假新聞、陰謀論與意識形態：
# 疫情中的科學溝通 [14]

◎黃俊儒

國立中正大學通識教育中心特聘教授兼科學傳播教育研究室主持人

　　回顧這一波疫情，臺灣雖然儼然是國際社會上的防疫模範生，但這個過程中卻也同樣需要面對各種深具挑戰的科學溝通狀況。中央疫情指揮中心從2020年1月5日起，就幾乎每天以召開記者會的方式向國人說明最新的疫情，除了中間有幾次因為疫情趨緩而沒有每日開設之外，至今已經延續了600多個場次，這段時程儼然是臺灣民眾有史以來最密集接觸各種防疫科學知識的期間。除了疫情記者會之外，政府也透過各種傳媒大量發佈防疫衛教指引，疾管署的「疾管家」社交媒體帳號更幾乎是每個人手機上的標準數位好友。

　　這些資訊公開與即時溝通的作法符合了許多科學傳播的準則，豐富的資料量與透明度除了滿足大眾傳媒對於疫情報導上的需求之外，也讓一般民眾更加瞭解疫情的發展及日常生活所應該遵循的防疫規範。

　　但是隨著疫情進入不同階段，尤其是在5月中（2021年）爆發大規模本土社區感染，並提升至第三級疫情警戒標準之後，科學

---

14. 編註：本文初稿完成日期為 2021年09月30日。

訊息的溝通樣貌也開始從「平緩期」進入激烈的「震盪期」。原本防疫工作是具有高度科學相關的民生議題，但是因為疫情所牽涉的健康威脅及時間緊迫，導致涉及高度的政治敏感性。

因此，突然之間恆常與穩定的科學溝通策略似乎不夠用了，民心不安、焦慮蔓延之際，各種假新聞與陰謀論四起，當專業信任感受到質疑的時候，疫情中的科學溝通就開始進入了另一個極具挑戰的深水區。

## 假新聞與陰謀論

相信這段期間，我們每個人都養成了每天下午2點關注中央疫情指揮中心的習慣，準時瞭解最新的確診人數，一開始很新鮮，時間久了也就像是一個準時報數的例行公事。但是從2021年5月中爆發大規模本土感染，事情就發生了一些改變，尤其在5月23日的記者會上，指揮官使用「校正回歸」一詞之後，這一個半生不熟的用語立即為各種蠢蠢欲動的防疫議題點燃了大亂鬥的火苗，頓時各種陰謀論的劇本四起。

> 陰謀論之所以難解，就是因為它的起手式，確實是批判性思考與科學懷疑精神的第一步，也就是「多疑」。

透過相關假新聞平台的監控，可以發現從5月中旬之後，臺灣社會中有關「疫苗」相關的假新聞及陰謀論顯著地增加，例如「政府為了銷售疫苗，不惜將疫情擴大」、「疫苗為了防腐加汞和鋁，打多會自閉」、「強迫全國接種國產疫苗，不打疫苗要開罰3,000-15,000元」、「美國最高法院已取消普遍接種疫苗？mRNA疫苗會改變遺傳基因」等。

這些假新聞除了訊息的明顯錯誤之外，背後更夾雜了許多對於政府及專業機構的陰謀指涉，很容易在社會不安的時候撩起動盪的作用。其實在人類社會中，陰謀論是個古老的議題，它經常充斥在各種重大事件

（經常不是什麼好事）之後，意指人們將事件解釋成有一群邪惡並且強而有力的集團，在背後密謀不法的結果。在當代數位傳播工具的加持之下，陰謀論又被賦予了新的活力，成為許多國家在防疫期間十分頭痛的事。

例如在這一次的疫情肆虐期間，美國雖然有大批疫苗在手，卻還是面臨許多疫苗施打速度過慢的問題，其中的一個原因是有關疫苗的陰謀論盛行，包括長期以來反對疫苗施打的「反疫苗運動」組織，或是行之有年的「大藥廠陰謀論」（Big Pharma），背後的論述包括主張疫苗施打與自閉症之間的關係，或是大藥廠為了獲取利益所包藏的各種禍心，直至日前美國都還有移民社區因為陰謀論而拒打疫苗的情事。

> 疫情期間大家對社群媒體的倚賴更甚過往，消息來源齊一化之下的同溫層效應，促使不同分眾族群間的認同更加凝聚，卻同時加劇了排外及極端化的效果。

相較而言，臺灣社會在疫情爆發期間的假新聞及陰謀論有著跟西方社會十分不同的內容及面貌。例如在防疫的工作上，我們懷疑「入境人員需不需要進行全面普篩？」、「機組人員的合適檢疫隔離天數是多少？」、「是否有隱匿更為嚴重的疫情？」等問題；在有關疫苗的部分，國人多數並不抗拒疫苗的施打，我們關注的反而是「為何疫苗採購進度不佳？」、「為何拒絕特定國家疫苗援助？」、「是否刁難民間團體採購疫苗？」、「是否因為政黨利益而導致疫苗分配不公？」、「是否為特定疫苗公司護航？」等問題。

釐清各種疫情的疑問，當然是政府的職責，因為讓民眾可以瞭解並接受目前最新研究的狀態，並據此採取各種防護的措施，是有效控制疫情的重要關鍵。但是在「震盪期」所充斥的各種激烈言論及爭辯，背後往往有許多政治操作的痕跡，這些因素形成科學溝通工作上的強烈挑戰。

陰謀論之所以難解，就是因為它的起手式，確實是批判性思考與科學懷疑精神的第一步，也就是「多疑」。雖然多疑並沒有錯，但它背後仍須伴隨著明確的定義、一致的邏輯、以及充足的證據等三項條件，才不會淪為「為反對而反對」。

但是要在急迫的疫情狀態中同時具備這三項要素，難度是非常高的。由於疫情中的問題多數十分龐大與複雜，具有盤根錯節的脈絡及迫切的時效性，不容易將疑問快速收攏並明確界定。

在缺乏「明確定義」的狀況下，就會造成東談西談，一不小心就讓問題失焦與發散，最後以歪樓收場；其次是檢驗不同立場說法的標準、份量與強度必須相當，如果在心急之下揚棄了「一致的邏輯」，就會厚此薄彼、偏聽偏言、各為其主，不僅無法做出公允的判斷，甚至導致不同陣營的人劍拔弩張；在疫情瞬息萬變的期間要做到「充足的證據」，難度就更高了，因為多數人不容易有第一手以及最即時的資料，所以很容易就會發生一個證據各自表述或互相猜疑的狀況，信任感的建立分外困難。

換句話說，疫情期間要以前述的三種要件，來建立一個有意義的觀點著實不易，多數只有在該議題上已經琢磨許久的專家可以達成，而其他也很想熱心參與的民眾或議論者，很容易就會在這一個具有高度政治性的科學議題中，被導引成政治上的認同，而陷於陰謀論的危險之中，畢竟陰謀論在本質上就是一套鑲嵌在個人及文化世界觀裡的複雜論述 。[15]

---

15. Lazić, A., & Žeželj, I.L. (2021). A systematic review of narrative interventions: Lessons for countering anti-vaccination conspiracy theories and misinformation. Public Understanding of Science, 30(6), 644 - 670.

# 意識形態的威力

如果說在總統大選的時候，有一群人熱情地把票投給蔡英文女士，另一群人也用同樣的熱情把票投給韓國瑜先生，這是完全可以理解的狀況，因為政治選擇的背後原本就有著更多文化及歷史的因素，意識形態的形成並不只是透過單純的認知因素來決定。

**疫情考驗人性，透過知識溝通所喚起的究竟是人性中的善或惡，經常取決於溝通策略，或許「謙虛溝通」會是在此紛亂疫情中更需要被慎重考量的元素。**

但是若討論疫苗跟防疫，即使大家都清楚避免不了政治因素的干預，但也應該都可以同意這些事件背後應該是具有明確的物質基礎。也就是說，最後的決勝關鍵終究還是會落在由科學知識所推演出來的相關措施，就像是「地球繞著太陽轉」，這樣的道理並不是透過投票而來，最終消滅病毒的措施也不會是靠著政黨間的競選產生。

那麼為什麼某些貌似極端不合理的陰謀論，卻還是可以讓如此多的人們買單呢？

過去面對這種科技議題的意見分歧，我們不免直覺地認為某方一定是因為科學知識不足，或是科學素養不夠，所以才會做出錯誤的判斷。但是在疫情期間，卻可以發現知識與學養相當的兩個人，同樣可以因為意識形態上的差異，就把一個科學相關性極高的問題推演成截然不同的兩種極端。如果意識形態可以強烈到這種地步，那是不是有科學知識、沒科學知識，有學理涵養、沒學理涵養，到最後都沒有什麼太大差別了呢？

如果回顧一下過往科學傳播的相關研究，似乎這樣的現象是可預期的。例如即使是類似像「氣候變遷」這樣高度科學性的議題，也可看見明顯的極化現象，尤其是經由政黨屬性所導引的社會認同（social identity）扮演極為強烈的角色，[16] 即使是對於新興科技的感知與接受度，也有很大程度取決於民眾意識形態上的預設。[17] 至於與民眾健康及生命相關的議題就更顯著了。

相關研究指出意識形態及宗教的世界觀，會強烈地主導民眾對於胚胎幹細胞研究相關訊息的支持效果。[18] 所以在如此切合每一個人生命安全狀態的疫情中，當然會有更明顯的效果。根據美國最新的研究調查，發現政黨的屬性甚至會影響民眾對於新冠疫情風險的感知，包括受感染、送醫院治療、感染致死、用光積蓄等方面的焦慮，民主黨人均表現出比共和黨人明顯更高的感知。[19]

從這些案例都可以看出，價值及意識形態就很像是一面感知的屏幕（perceptual screen），會強烈地影響民眾去選擇與自己預設立場一致的說法，並且給這樣的說法賦予特權。[20]

過往科學傳播與政治傳播的研究裡面，就已經領教過意識形態及認同線索（identity cues）在這類議題決策上所扮演的重要角色。所以如果我們瞭解假新聞與陰謀論在煽動人心上所具有的威力，也就不難理解自從疫情升溫之後，為何我們每個人的生活周遭都會多了幾隻「憤怒鳥」，

16. Hart, P. S. & Nisbet, E. C. (2012). Boomerang effects in science communication: how motivated reasoning and identity cues amplify opinion polarization about climate mitigation policies. Communication Research, 39(6), 701-723.

17. Druckman, J. N. & Bolsen, T. (2011). Framing, motivated reasoning, and opinions about emergent technologies. Journal of Communication, 61, 659-688.

18. Nisbet, M. C. (2005). The competition for worldviews: values, information, and public support for stem cell research. International Journal of Public Opinion Research, 17(1), 90-112.

19. de Bruin, W. B., Saw, H. -W., & Goldman, D. P. (2020). Political polarization in US residents' COVID-19 risk perceptions, policy preferences, and protective behaviors. Journal of Risk and Uncertainty, 61, 177-194.

20. Goidel, R. K., Shields, T. & Preffley, M. (1997). Priming theory and RAS models: Toward an integrated perspective of media influence. American Politics Quarterly, 25, 287-318.

可能是談話節目裡立場迥異的名嘴及政治人物、不同社群媒體裡的友人、餐桌上的親人，或是每天中央流行疫情指揮中心直播影像旁留言板裡那些不認識的網友，總是有人不斷地處在一種被極化之後的「氣噗噗」狀態之中。

## 謙虛溝通

面對這樣的狀況，有什麼可以轉圜的空間嗎？閱聽人在訊息接收的過程中，會激發不同的心理結構，並可能因此驅動了一些非預期的態度或行為。

這個過程就好像每個人心中都住了幾個沉睡中的巨人，有意識形態巨人、知識理性巨人、快樂巨人、憂鬱巨人、恐懼巨人等；其中，意識形態巨人很強大，只要它被喚醒了，就會主導整個思考的戰局。我們應該都經歷過一些被意識形態召喚的過程，例如當有人執意地認為某些疫苗非常危險、有些疫苗會改變接種者的基因、疫苗的安全數據是被偽造的、有祕密組織躲在背後影響大部分的疫苗決策等。

這個時候就算你不斷地餵給他正確的科學知識，或是努力地更正錯誤訊息，這些作法經常不會因此養大知識理性的巨人，反而可能倒過來被意識形態的巨人攔截，吞下去當成壯大自己的食物。

所以過去許多關於「高馬效應」（high-horse effect）、「逆火效應」（backfire effect）或「迴旋鏢效應」（boomerang effect）的研究，都看見了這樣的事實，就是當有人用一種高高在上的姿態去更正（或是打臉）另一個人的錯誤時，即使是正確訊息的宣導或是澄清，並不會有效地扭轉他人錯誤的觀念，反而容易因為所引發的不悅情緒而讓人逆向地更進一步擁抱原先的錯誤概念。另外還有過一種更極端的情形，在過去

美國有關「全球暖化」議題的相關調查中，[21] 甚至顯示教育程度越高的人，對於全球暖化的看法分歧越嚴重，甚至呈現出「教育程度愈高、差距越明顯」的落差。

在這種處境之下，我們必須先接受一個前提，就是有效科學溝通的難度確實很高。傳統「欠缺模式」（deficit model）策略的導引之下，對於平緩期中比較柔性的衛教措施，例如勤洗手、戴口罩等宣導都還能發揮很不錯的效果。但是遇到「震盪期」就可能是完全不一樣的光景，不能將科學溝通停留在簡單事實的轉譯或是認知差距的填補，更需要顧及它也是一個意義協商的過程。

在諸如隔離政策、疫苗採購、緊急授權、疫苗施打等容易喚醒意識形態巨人的議題時，更加需要透過委婉的溝通態度，小心翼翼地繞過意識形態的巨人。過去政治傳播的研究多顯示，民眾多是認知上的吝嗇鬼（cognitive miser），也就是對於複雜的政治議題多會仰賴有限的消息來源進行決策，並且靠各種認知捷徑去做出符合自己政治喜好的選擇。如果再遇上像疫苗或防疫等專業知識負荷量極高的議題，想必民眾就更容易採取更為省力的認知策略，因為與其自己花許多精神去搞懂什麼是mRNA、腺病毒或蛋白質次單元，還不如直接參照一下自己認同的人到底選擇哪一種疫苗？如何評論不同的疫苗？

此外，疫情期間大家對於社群媒體的倚賴更甚過往，消息來源齊一化下的同溫層效應促使不同分眾族群間的認同更加凝聚，卻也同時加劇了排外及極端化的效果。這些環境及氛圍都讓意識形態巨人處在一種很容

21. Dugan, A., Newport F. (2015, March 26). "College-Educated Republicans Most Skeptical of Global Warming". Gallup. https://news.gallup.com/poll/182159/college-educated-republicans-skeptical-global-warming.aspx

後疫情時代的
知識與文化

易被喚起的狀態，導致問題的處理難度增高。

國外針對COVID-19的科學溝通研究中，[22] 就針對如何對於假新聞及陰謀論進行更正（correction）的作法提出幾個不同方向的建議。

首先是增加更正訊息的吸引力，包括善用以「故事」的敘事型態來進行訊息的澄清，並且增加「視覺化」的圖卡或字卡來降低閱聽人的認知負荷。

其次則是建議應該聯手兩極化議題專家的意見，也就是要將個人認知之外的社會認同因素也仔細地考量進來，避免讓訊息的「更正」變成不給面子的「打臉」，而招致更多的副作用及反效果。

面對新冠肺炎疫情的強襲，這些溝通策略的建議，以強化認知並弱化意識形態為考量，某種程度是以「同理心」的角度作為整體思考的基調，或許也可以稱之為是一種「謙虛溝通」的策略。

這裡所謂的謙虛，它的意義不是過往那種帶有禮教與美德的意思，它意指的是能夠在科學溝通的過程中，同時將情境、知識以及換位思考等因素都一併考量進來，避免落入一種指責、教誨及對立的狀態。疫情考驗人性，透過知識溝通所喚起的究竟是人性中的善或惡，經常取決於溝通的策略，或許「謙虛溝通」會是在這個紛亂疫情中更需要被慎重考量的元素。

---

22. Dan, V. & Dixon, G. N. (2021). Fighting the Infodemic on Two Fronts: Reducing False Beliefs Without Increasing Polarization. Science Communication, 43(5), 674-682.

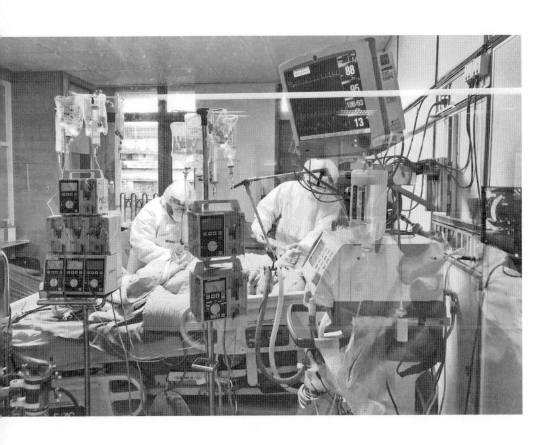

後疫情時代的
知識與文化

# 疫情之後的籃城書房（節錄）

2021・4・11

◎余鎮綸　籃城書房店長

　　疫情開始後，處於跨境封閉的我們，不能輕易到他國身歷其境，所見所聞只能透過媒體網絡來傳遞，因此我們的媒體識讀力、跨文化的溝通與理解顯得格外重要；人們開始發現其實有些工作不需要到公司處理，可在家裡、在戶外，在各種地方，人們逐漸熟悉了用行動辦公室開線上（虛擬）會議；城市本來因人群聚集而易於傳遞資訊的功能因此削弱，當人們開始移居至市郊或鄉村，對於生活品質、環境安全與自然生態維護的要求相對更重視了。作為一家藏身農村的書店，籃城書房提供了城鄉交會的一個窗口。

　　疫情期間，我們用數位科技帶大家探索籃城社區，我們將社區巷弄間的文學地景藝術裝置製作成虛擬實境（VR），將籃城印象臺語詩裝置藝術、籃城常見鳥類製作成的木頭彩繪藝術，結合行動載具QR Code讓大家可以聽作者為你讀詩，也可識鳥、賞鳥又聽鳥。不受時間與空間的限制，讓不能來籃城的朋友也能身歷其境地學習與探索生活，在雲端體驗籃城，乘興漫遊。

最後，回到閱讀本身，在步調快速的現代生活，透過閱讀找回沉靜的心以及學習的動力。我們以實體與線上同步、分步的方式辦理閱讀相關講座與課程，如兒童英語學習與閱讀力主題，希望疫情後願意花較多時間留在家裡的家長，在陪伴孩子閱讀以及學習英語的過程中能找到方向。

　　埔里是個真心實意的好所在，我們生活於此，熱愛於此，享受於此。也期許籃城書房是讓你我暖心的地方。

# 後疫情的鹹水小島

## 2021 • 4 • 29

◎ 黃士恩　植隱冊室主理人

　　疫情肆虐的情形在國外仍在上演著，而臺灣更必須好好恪守本分，並將防疫繼續落實甚至更需強化，而在文化產業更需要政府費心思照顧。在疫情最高峰的那段時間，臺灣面臨文化浩劫，舉凡電影產業、書業產業、表演團體都受到了最嚴重的波及，在後疫情更感受得到這些軟性的浸潤是多麼重要。而身為知識傳遞的這些書店們，更是與時俱進地在選書的過程中找到讀者們的明燈。這些知識都能使讀者們安心，對於未來的生活型態改變，也如同有了定心丸，更多關於保健免疫的食療或醫學科普的書籍也隨著疫情問世，一同與臺灣防疫政策面對這一波不知何時能止的疫情侵襲。

　　充滿鹹水的澎湖小島，在疫情下多了些酒精的味道。

　　中和了點海水鹽味，似乎也隨著悠閒的步調醺了雙手，防疫安全仍然在心中逐步發芽。

# 疫外人生——
# 全臺大停課大傘下的教室
## （影片）

**2021・6・30**

本影片發布於2021年06月30日《公視粉絲團》臉書網站。

來自台東三仙國小五年級的瑋池，因為家裡訊號弱的關係，
只好天天到三仙台隧道附近的高台進行遠端上課；
雖然地處偏遠地區有許多不便之處，但依舊不放棄學習機會！
老師老師（舉手我的電力只剩下1%，等一下可能會關機唷！）
全新第13季・Coming Soon

https://covid19.nctu.edu.tw/article/11061

# 防疫不分立場，
# 放下本位主義與政治盤算

（節錄）

**2021．6．26**

◎李俊宏　醫師

　　我經常覺得臺灣處理事情太政治化，可能是臺灣地位與認同始終是個議題，也可能背後的政治算計太多，到最後，很難持平討論事情，也很容易在極化（polarization）的氛圍裡面，被篩選過的訊息所影響而分裂（splitting）。

　　疫情間的疫苗問題，篩檢問題，幾乎都是如此。

　　當媒體報導各縣市部署如何，差異如何，經常我們內在就先將好壞投射到上面，也有的人認同回來去強化這個移情。所以談事情，雖說是科學問題，但到最後大概都會因為政治觀點夾雜情緒。

　　這也就是先前在說，這是基於科學辯證的政治問題的原因。

　　兩則新聞分別來自於聯合新聞網跟自由時報，雖然講的是同一件事情，都是美國FDA認證的pooled sample testing（池化檢體測試）。但觀點的不同，其實反應的是我們全好全壞的投射。

　　島內的不少議題都是如此。同樣的事情，會隨著不同人做而不同，或是誰先做而不同，一樣是篩檢排隊，一樣是封鎖隔離，就會有不同的詮釋。心理狀態如此，自然也反應到媒體與

社會氛圍。每天都在互別苗頭，超前部署選舉。

面對全世界持續的疫情狀態，恐怕這種情形還得持續好一陣子。有些好的方式，應該就全島適用，本位主義跟政治盤算，應該放下，不然因為經濟影響的民生問題，疫情稍歇後，恐怕民意就會反撲。而Delta病毒，大概也不會分顏色。

這禮拜看診，好幾個個案說經濟困難，有去申請紓困，卻沒有名額的，也還有不符合資格向地下錢莊借錢的，疫情繼續燒下去，自殺防治就要傷腦筋了，很感慨。

本文首刊於2021年06月26日《李俊宏》臉書網站，獲作者同意轉載。

後疫情時代的
知識與文化

# 疫情下來不及說的再見：前言

## 2021 • 8 • 5

◎ 羅佳羚　小學老師

停課過程中，利用班級課程上了一堂情意課……

當每個人都在抱怨停課很煩關在家快被孩子吵死了，

希望親子之間反而停下腳步看一看想一想：

當我們還能和彼此好好說話，好好活著時，也許反而是珍貴的一段時光，不管有沒有疫情，我們都要好好說愛，及時說愛。

今天分享的是在線上課引導孩子的一段自製影片，裡面的分享都是蒐集身邊好友的話，在蒐集的過程中，自己也有許多感觸，才發現我們對身邊重要的人太少說出自己的愛，謝謝疫情讓我停下腳步省思，讓我更珍惜每一天好好多愛的機會。

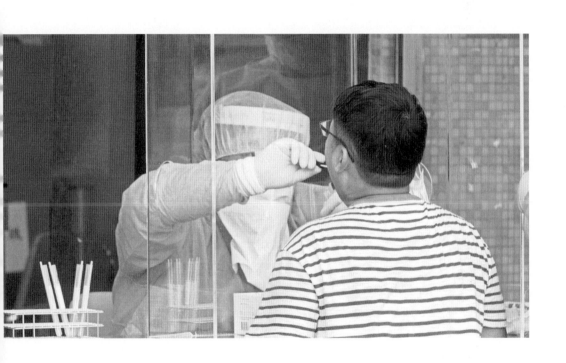

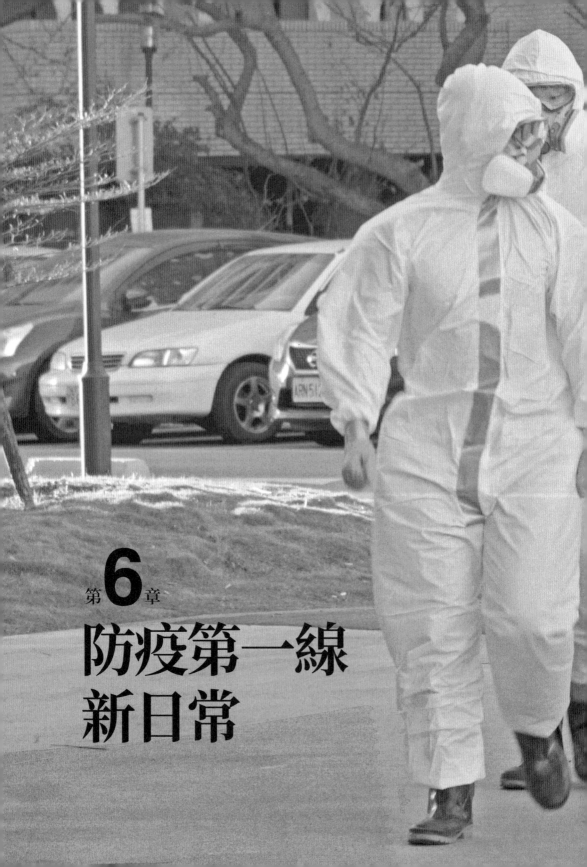

第**6**章
防疫第一線
新日常

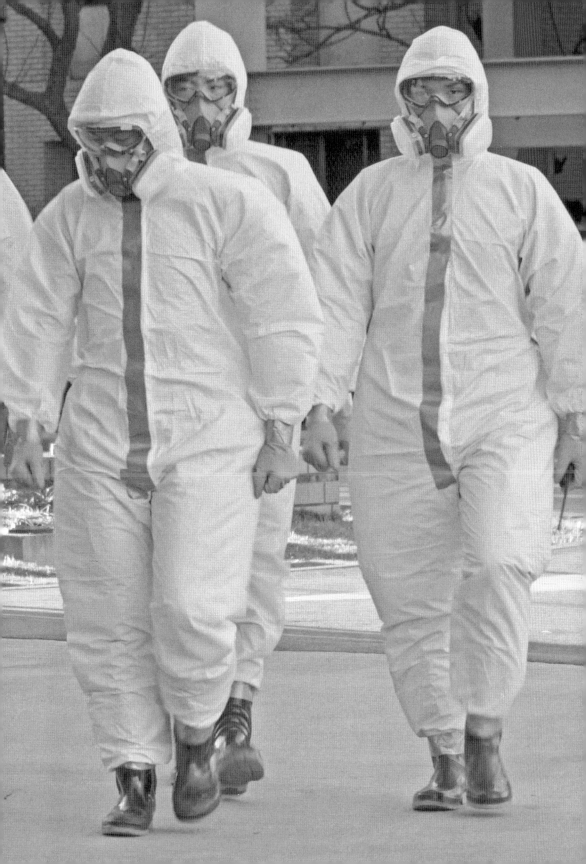

# 談談陪聊、坐檯、情緒勞動或情感支持 <small>（節錄）</small>

## 2020 • 12 • 18

　　有很多工作有雷同的性質，除了需要坐檯的酒店還有Talking Bar、部分特色咖啡廳、特色酒吧、餐飲店、電話交友等。以上有些人的認同是性產業、有些人認為是情慾服務業、有些人認為是色情行業。

　　性產業、相關情慾服務業因應寂寞市場而存在，不只情感支持，當然也有別的供需，例如性需求，我們在業界稱作「S」。在酒店業、情慾按摩業、其他相關情慾產業中，性交易是需要花費的，而金額並不便宜，應該說因人而異。成為一個性工作者可能需要經過一個將自我物化的階段，而物化不一定是絕對的負面意涵，很重要的是你如何看待自己的身體與情感輸出、你在其中得到的是「好的」還是「壞的」感受，妳會如何看待自己的身體、妳陪伴的時間值得多少錢？是否是等價的交換？這些部分都不會只有一個定論。

科技飛進對應的是「人與人之間的互動逐漸失溫」，人們可能透過前往夜店玩樂、創造更多以「社交」為動機的活動場合、聯誼等等的去平衡寂寞，也有許多新穎的服務及系統相應上市，像是五花八門的交友軟體、越來越注重人性化的科技服務，「解決寂寞」是一件困難的事，只覺得時間越往前走感覺越是明顯，應該要被討論。

　　以輸出「情感支持」、感受「情緒勞動」作為校內活動的服務內容相當有趣，新穎且無害的創意應該要給予支持與良善的建議，絕對不需要更多的嘲諷及揶揄。

本文首刊於2020年12月18日《酒與妹仔的日常 Diary of the Hostess》臉書網站，獲作者同意轉載。

# 疫情之後的貨機人生 （節錄）

## 2020 • 12 • 26

© Hector Yang 民航機師

在被輿論的口水戰淹沒之前，必須先理解一個事實。在這253天內，無論是當天來回或是過夜班，無論是載客或送貨，敝公司就有一萬五千個航班飛回台北，全臺灣加起來有超過兩萬個架次的組員，在這段期間接觸旅客，進入疫區過夜再返台。

這麼龐大的航班數量，這麼多的人員反覆進出疫區，返台後並沒有隔離14天，為什麼在過去的253天內，可以維持本土的0確診？

沒有人希望看到0變成1，因為我們很清楚，若是疏於防備，幾週之內，1就能變成難以置信的數字。這麼多架次之後維持的0，隱藏的是無數客貨機組員的心理壓力。進入疫區小心翼翼，返台後就算檢疫期滿仍不得鬆懈，時刻注意自己是否有流鼻水、腹瀉、肌肉痠痛等症狀。鎮日精神緊繃，深怕自己已成病毒溫床，不慎將病毒帶進社區造成大規模傳染。居家檢疫期對家庭生活造成的不便，以及反覆陷於隔離的處境，對組員的身心狀況，難免都會有負面且長期的影響。

熬夜、時差、隔離，就是這一年來組員生活的三元素，在全球航空業如此困難的時刻，能夠換上制服領著班表出勤，已是萬幸。

　　天下大亂的2020年還沒過完，在英國發現的變種病毒已在2021年埋伏，超前部署蓄勢待發。這是一場寒夜裡的越野馬拉松，疫苗的成功研發，還沒完全帶來曙光，在病毒追擊前，我們得摸黑找到終點存活下來。共體時艱，這四個字只差沒刺在背上，提醒自己沒有退路。在世界恢復平靜之前，能再走多久的0就交給老天爺了。

本文首刊於2020年12月26日《Hector Yang》臉書網站，獲作者同意轉載。

# 疫情底下的性別問題 (節錄)

## 2021 • 5 • 13

◎ Vivian Wu　性別評論者V太太

　　今天指揮中心公布了萬華群體感染的資訊之後，網路上出現了很多嘲諷言語，包括對茶室這種相對「老派」的情慾服務的不了解，對性與情慾服務工作的汙名，還有對中老年人的情慾需求的汙名。感恩我同溫層很厚，馬上出現了很多提醒與反駁之言論。

　　這些討論帶我回到了一個很古老的問題，就是從去年的台商去舞廳事件，到這次的茶室，在這類正典親密關係之外的情慾服務中，我們其實始終都看到一個很不平衡的性別分布。

　　白話說就是，需求被服務、滿足的多是男性，而提供服務的則多是女性。而這個性別分布絕對是有意義的。這帶我們來到至少兩個至關重要的問題，首先是，當然我們在反對嘲諷這類情慾服務的時候，我們同時捍衛著需求方和供給方的權益，但事實上，雙方在這個過程中遭遇到的壓迫，以及後續必須承受的後果，是相等的嗎？

另一個問題則是，所以年長女性的社交跟情慾需求呢？在社交方面可能有兩種完全不同的現象，一種是茶室文化反映的依舊是男性在傳統性別文化底下的孤獨感，女性可能還有一些以運動（例如廣場土風舞跟體操）、社區服務打造出來的社群。但也有另一種可能是，我們聽過很多女性在進入婚姻跟生育之後跟年輕時的朋友圈斷了聯繫，然後年長的女性被認定，她們所有的情感跟社交需求可以透過照顧家人、和家人相處（例如帶孫子）來滿足，所以她們也不需要額外的社交生活了……

本文首刊於2021年05月13日《Vivian Wu》臉書網站，獲作者同意轉載。

# 公奴人生｜
# 我居家辦公，錯了嗎？ (節錄)

## 2021・5・24

　　5月20日啟動居家辦公第3天，打開了筆電，還無法連上線，無法刷卡（所以也完全不能報加班），因為資訊單位還未設置完成。接著收到一堆通訊軟體的訊息，同事們不斷的求救或告知這事只能等你來處理。當業界已經實行遠距辦公，甚至可以開專欄分享居家工作心情時，而臺灣政府的員工們，因為現實與口號的距離，因為各種限制和無經驗，原本只是備用的「居家名單」，當防疫升級，卻臨時被當作鴨子上架的犧牲品。而「落後的資訊設備」、「舊式的紙本文化」與「資深同事的習慣」則是居家辦公最常遇到的三個問題。

　　仔細想想，從我一早醒來，就聽到街上公車的聲音，如果出個門買民生用品，想到捷運公車哪一種比較少人？打開電腦就看到軍警、醫護、衛生人員、村里長，還在服務檢疫民眾的新聞，更不用說消毒、清潔人員根本比平常還忙碌，還有非常多人都在原地堅守崗。政府單位是國家到最後的第一線，無論哪一個部門單位，無論外務還是內勤，經費永遠優先給民眾，不是自己的辦公硬體設備，我們服務的對象永遠是民眾，怎麼可

能完全在家獨善其身？

在我的部門、甚至整個政府單位，還沒辦法完善解決居家辦公時，我只能臉皮厚一點，再拜託同事一次：「很抱歉！居家辦公也是為了大家的健康；謝謝你！等到輪替居家人員時，我一定也會多互相幫忙。再麻煩你了！」

本文首刊於2021年05月24日《方格子vocus》網站，獲刊載單位同意轉載。

# 咎責的階序 (節錄)

## 2021・6・10

◎ 陳美華　國立中山大學社會學系教授兼系主任

　　高雄市衛生局長上週公開說，疫情敗在「吃喝嫖賭」，其實也沒錯。只是賭博在高屏引爆的疫情遠比嫖大，但被譴責的焦點其實還是「嫖」。嫖，被放到引號中，因為其實真正被責備的是性工作者而不是買春的人。這整個歸罪女人賣淫、原諒男人買春的論述結構，彷彿買春男人是無辜、被引誘的受害者；甚至誤以為臺灣還是罰娼不罰嫖的年代──其實不是，我們是罰娼也罰嫖。

　　昨天一則高雄新興區警方查獲一起色情案件的報導就是一例。鏡頭拍到警察進入按摩店小房間，查獲正在交易中的一對男女，帶走五、六個人。畫面隱約聽見男人問破門而入的人「幹什麼」之類的話，但整個報導接下來都是以一種合法、道德正當的姿態責備應召站、女性在疫情間還營業云云，完全沒有談及買春男性在其間的角色。今天中午又有一則也是養生館，被查獲的是越南籍女性，不論鏡頭還是媒體評價的對象也是性工作者。

其實全球女性主義者都很好奇，為何像瑞典這種罰嫖的國家，最後買春的男性還是很少被罰錢，更別提把人關起來？我讀過的研究是，法官（通常也是男性）很能同理這些男性，於是這個處罰買春者的效益很有限。

本文首刊於2021年06月10日《Mei-Hua Chen》臉書網站，獲作者同意轉載。

# 6/15鳳山國中疫苗站全日記錄 (節錄)

## 2021・6・16

◎林奕萱　高雄市阮綜合醫院身心內科主治醫師

記錄幾個有趣的事，和覺得可以再調整的地方：

宇美町式的延伸版？長輩從「報到」、「填資料」、「醫師問診」和「接種」這四個站，還是需要「起立」、「走動」等步驟。對於許多行動不便、緩慢的長者來說，還是滿吃力的。如果有機會從頭到尾都坐著，四個站都能「行動辦理」，是否會更「宇美町」？

中午休息時間與院長閒聊時，聊到昨天早上被批評的新聞「高雄巨蛋的擁擠宇美町打法」。還沒聊完，鳳山衛生所的工作人員衝進來說「市長指示，長輩距離拉開為三公尺」。現場立刻調整，並額外規劃出家屬陪伴區（也同樣隔開三公尺），迅速應變。隨後高雄市交通局長、教育局長、里長等也紛紛出現。

一整天下來，行政人員的機動性和熱情，讓人非常驚豔。不斷自動補位、詢問「我還可以做什麼幫你」、「我還需要做些什麼」。身為醫院的小小邊緣人，又是相對不是第一線的身心科，第一次長時間跟其他單位一起工作，覺得這樣的工作氣氛

很棒。想到院長閒聊時說的「身為主管，就是放手讓他們做，他們會自己應變得很好」。雖然扯著喉嚨講話講了一天，但心情非常愉悅啊～

有些家屬／長輩不知道打完疫苗後要觀察15-30分鐘才回家，到現場才知道，急忙與接送的親友聯絡。通知單上或許可以多註明，讓家屬多一份準備。（所以有小小被一個阿嬤唸了一下，說這次打預防針怎麼那麼麻煩～）

有些長輩自行前來，行動自如，講話很有精神。幾乎每個長輩和家屬都很有禮貌，甚至問診完畢後，還會向我們行舉手禮敬禮，非常溫馨。

本文首刊於2021年6月16日《精神奕奕｜林奕萱醫師》臉書網站，獲作者同意轉載。

# 作為已經接種過兩次 AZ疫苗的少數人 (節錄)

## 2021・8・24

◎ 朱俊彥　國立暨南國際大學教育學院USR計畫專案經理

　　作為已經接種過兩次AZ疫苗的少數人，我對於疫苗可能會導致的風險，從來都是銘記於心。

　　我接種第一劑疫苗時是自費，正準備迎來媒體和LINE群組惡意抹黑疫苗的瘋狗浪頭，那時的AZ疫苗正在被說成殺人毒藥，打了就會死人。說得好像我們自費接種的這批人是沒有頭腦的實驗品一樣。甚至疼愛我的親人問我，是不是政府給了我什麼好處，才會去打疫苗。

　　但事實上我一直都有準備。為了接種疫苗，我準備了簡單的遺囑，也買好了疫苗保險。如果真的怎麼了，身後還可以有一筆錢給家人朋友，付清該付的帳單，讓我愛著的人生活好過些。

　　對於生死，我一直都是處之泰然。打完第二劑，見自己活跳跳的沒什麼事，遺囑就刪除檔案進了垃圾桶。但我仍記得自己在遺囑中寫道：

　　「如果我接種疫苗後身亡，這不是任何人的錯，請不需歸咎於政府或醫護。疫苗可以保護大多數人，我死後的肉身請送去

解剖，並請疫苗藥廠收去任何需要的數據。如果我的肉身可以提供疫苗的研究資料，就對臺灣這個還未出生的國家、以及每個身邊我愛著的人有重要意義，未來會有更多人被更完善的保護著。」

作為臺灣人，我們一生要的就是臺灣更好，即使死亦無憾。至於那些在死者下面嘲諷和按笑臉的人，我想會是臺灣人認清滯台中國人，並徹底分道而行的起點。也或許我們可以想清楚，這些人支持的政治人物究竟失去多少自尊和滿意度，才會讓他們以嘲諷死者的方式表達自己的狂喜。

本文首刊於2021年08月24日《Marco Chu》臉書網站，獲作者同意轉載。

# 我們的標準，
# 到底是什麼？！ (節錄)

## 2021 • 12 • 9

© Po-Chien Chen　臺灣高等教育產業工會研究員

中研院基因體研究中心研究人員，疑似因在實驗室工作中，遭帶有病毒老鼠咬到而染疫確診。這毫無疑問是屬因工作而確診的職業災害。然而，卻也因為這樣，我們也才知道，每天直接面對著變種病毒關在實驗室的研究人員，下了班，似乎都還是可以正常回家、正常外出、正常通勤，無須隔離也無須居家檢疫。

今天，傳出他們因工作而不幸確診的消息時，我們的社會沒有過多的指責。我猜想著，我們的社會大眾或許可以想像與理解，他們的工作，以及工作所必然伴隨著的風險，是我們在疫情期間極為重要、甚至是不可或缺的。而確診的研究人員，更不可能是希望自己染疫確診。

這樣的理解與反應，絕對是健康而至關重要的。然而，今天晚上的新聞真正讓我感到哀傷的是，當我們社會與大眾面對機師時，顯然卻無法如此健康地看待基本上與這名研究人員是處於同樣處境，甚至卻是更加艱難、長期在工作之餘形同遭到監禁的機師。

如果我們可以認知到，每天在實驗室內直接與變種病毒相處的工作風險，就算沒有遠高於、至少也等同於因工作需求而全程高規格防護出入於國外機場的機組人員。如果我們也同意，實驗室病毒研究人員的工作，與機組人員的工作，都是疫情期間我們社會不可或缺的。如果我們可以接受變種病毒研究人員，在離開實驗室之後，可以正常地過一般人的生活，可以在外用餐，可以到賣場購物，而不是一下班就直接被關到檢疫旅館隔離，無法見家人的話，那麼，我真的完全無法理解我們的社會，為何對機師會有這麼非理性、完全無法溝通的憤恨與獵巫。

本文首刊於2021年12月09日《Po-Chien Chen》臉書網站，獲作者同意轉載。

# 拆解「人與人的連結」：
# 性/別、污名與科學防疫

◎ 陳美華

國立中山大學社會學系教授兼系主任

## 疫情下的性與親密實踐

　　自從2019年底COVID-19疫情爆發以來，各國隨著疫情起伏都被迫進入防疫新日常。人們現在已經知道，COVID-19除了透過接觸傳染，也可以透過氣膠傳播，因此隨時戴口罩、保持社交距離、避免群聚、保持空氣流通已是全球化的防疫日常。防疫不僅仰賴寬敞的活動空間，也是反社會的：強調隔離、分艙分流、不群聚、不接觸、減少移動。成功的疫調更建立在精確地掌握一條條可以追本溯源的人際網絡或時空重疊的接觸史之上。病毒傳播的特性使得那些必須近距離接觸人群的產業在疫情間倍受關注，也受創最深。另方面，當親密接觸成為防疫禁忌，因為道德污名與法律懲罰而長期地下化的性與親密實踐不僅對整體防疫形成巨大挑戰，也使得人們更容易屈從甚或讚揚既定的性道德秩序。

---

1. 作者感謝成大黃于玲老師於疫情間和我討論相關的防疫政策，閱讀本文初稿並給予深具建設性的意見，唯作者自負文責。
2. 編註：本文初稿完成日期為 2021年09月28日。

一般民眾的性與親密關係對防疫所形成的挑戰，在今年5月以來的第二波疫情達到高峰。自從華航機師、諾富特、宜蘭百家樂迄至萬華茶室接連爆發群聚感染，引爆全臺疫情以來，廣義的八大行業在這波疫情中遭受不成比例的污名，性工作（者）更是首當其衝。另方面，蘆洲獅子會長、華航機師則分別因為已婚、有「正宮」女友的關係，一時間全臺媒體以各種嘲諷、訕笑的語調爭相報導他們和茶室工作者、空姐之間進行「人與人的連結」的新聞與評論。

事實上，如果人類社會未來必須與COVID-19共存，那麼這些案例所曝露出來的各種尖銳的社會矛盾與問題，其實應該被認真對待，並被納入國家治理的環結，而不該淪為人們茶餘飯後的消遣，或置之不理。本文以過去兩年間因為性工作或八大行業而引發的防疫爭議為核心，探討這類「人與人連結」如何因為主流社會對性工作（者）的敵意與偏見、國家法令對性產業的管制以及錯綜複雜的性／別關係成為防疫治理的難題；另方面又讓社會弱勢的處境更加不利，並思索因應此些問題的可能性。


## 科學防疫的雙重標準


病毒並不會偏好特定群體或職業，防疫也必須以公平、公開透明的方式對社會所有成員一視同仁，才能達到圍堵病毒的效果。但在疫情間，筆者很難不注意到，主流社會對性工作既存的偏見與歧視，讓八大行業（從業者）在疫情間承擔不成比例的污名。

臺灣因為疫情控制得宜，在2020年成為全球少數沒有採取停工、封城等嚴厲手段，卻維持經濟正成長的國家。除了2021年5月19日到7月26日三級警戒期間，一些非必要經濟活動暫停營業之外，只有少數出現確診

案例的事業單位被短暫停工清消，絕大多數公私部門仍持續運作。即便在三級警戒期間，餐飲業、小吃攤也都鼓勵外帶以維持業者經濟命脈，唯一的例外是八大行業，至今已兩度被針對性停業。

2020年4月8日一名臺北女公關確診（案379），隔日全臺437家[3]領有合格營業執照的酒店和舞廳被「無限期勒令歇業」；但是與酒店、舞廳營業性質相近、人潮擁擠的酒吧、夜店卻都照常營業，只要他們可以維持社交距離。待疫情逐步控制之後，指揮中心也沒有公告復業日期，而是推給地方政府自行評估是否復業。2021年5月爆發第二波疫情以來，隨著疫情趨緩，旅遊景點、餐廳、各類場館相繼開放，但全臺八大行業至今仍然沒有任何復業的跡象。

事實上，早在2020年4月1日指揮中心公佈的社交距離注意事項中規定，在密不通風的室內空間，人與人必須保持1.5公尺的距離，室外空氣流通處則須保持1公尺距離，但若雙方正確配戴口罩，則可豁免社交距離。為了減低疫情對經濟的衝擊，指揮中心針對人潮容易聚集的餐廳、學校、百貨、大賣場、交通運輸空間等公共場所，加強宣導如何維持社交距離並做好個人防護的工作。

現今大家熟知的公共、集會場所採梅花座、[4]餐廳設置透明隔板，[5]搭乘大眾運輸工具必須強制戴口罩、不得飲食[6]等都是讓市場與社會可以

3. 中央社（2020年04月10日）。〈全臺437家酒店舞廳停業 視疫情決定期限〉。https://www.cna.com.tw/news/ahel/202004100179.aspx

4. 蘋果日報（2020年04月01日）。〈減少用餐桌次 餐廳採梅花座〉。https://tw.appledaily.com/headline/20200401/3GZTM2FUMEANHLSSKB2AA4VVFE/

5. 謝丹慈（2020年03月31日）。〈美食街、餐廳防疫！透明隔板、梅花座因應〉。TVBS新聞網：https://news.tvbs.com.tw/life/1302055

6. 曹悅華（2020年04月04日）。〈台鐵高鐵明起列車停售便當飲料 車上勿飲食下車才可吃〉。聯合新聞網：https://udn.com/news/story/120958/4467012

持續運作,而不致於停擺的防疫手段。回顧過去兩年間,指揮中心針對八大行業所做的決策,人們很難不察覺指揮中心透過差別待遇,將八大行業(從業者)形塑為高風險行業。

這具體地展現在指揮中心處置案379的獨特語意形式與治理工具之上,到了2021年5月爆發社區感染後,對八大行業與性工作(者)的敵意與制度暴力更達到顛峰。

在揭露案379的記者會上,陳時中以隱晦、欲言又止的語調,強調案主「有難言之隱」、「交往複雜」、「疫調困難」[7],必要時將發佈細胞簡訊以追蹤接觸者。這些語彙表面上迴避了案主從事性工作這種直白的字眼,但卻欲蓋彌彰地引發各大媒體報導「家庭主婦變紅牌」[8]、網路上繪聲繪影地勾勒女公關的工作與生活形態等獵巫行為。

「交往複雜」一詞也製造一種疫情恐將成等比級數成長的恐慌心理,而這些又使得指揮中心對八大行業高度針對性、歧視性的嚴管策略具有正當性。指揮中心對女公關案採取嚴厲手段,總共匡列123人,兩週後以零確診結案,但全臺陪侍業已無限期停業。反觀2020年3月下旬,中研院物理所(案168)爆5人群聚確診,共計16人遭居家隔離,該場所人

> 當親密接觸成為防疫禁忌,因為道德污名與法律懲罰而長期地下化的性與親密實踐,不僅對整體防疫形成巨大挑戰,也使人們更容易屈從甚或讚揚既定的性道德秩序。

7. 陳婕翎、楊雅棠、陳雨鑫、邱宜君、簡浩正(2020年04月09日)。〈影/北市酒店女公關確診疑疫調不實 陳時中:她有難言之隱〉。聯合新聞網:https://udn.com/news/story/121060/4479686(編按:連結已失效)
8. 謝文哲(2020年04月10日)。〈【酒店女公關確診】難言之隱曝光 「主婦變紅牌」戲劇轉折網看傻〉。鏡週刊:https://news.tvbs.com.tw/life/1307827

員被令居家辦公14天。台師大也出現同宿舍的2名學生確診（案322和案380），共匡列448人，全校停課兩週。將臺北女公關案和這兩起學院內案例對比，我們可以清楚地看到，不論是從實質確診數或是事後控制疫情傳播的方式來看，指揮中心都以不同的標準和規格來對待性工作者與八大行業。

2021年5月這波社區感染讓八大行業和性工作的污名更為激化。在這一波疫情中，面對蘆洲獅子會長造訪萬華茶室的足跡，指揮中心一方面以「人與人的連結」這種看似對當事人相對友善的方式來模糊性消費的角色，另方面卻又持續地以特殊化、極端化的方式來進行處置。指揮中心史無前例地針對萬華週邊商家和居民發佈高達60萬則細胞簡訊，再次有意無意地突顯，該地區人群密度高、性工作者高度流動、每天接觸的人數眾多等深具召喚道德恐慌的評價。

造成的效應則是讓萬華茶藝館和性工作者成為眾矢之的；另方面也形塑了當地社區居民人人自危，甚而擠爆篩檢站的恐慌氛圍。

事實上，依據指揮中心的統計，萬華茶藝館相關的案件數為71例[9]，這相對於有雙北活動史的546例、有萬華活動史的524例而言，實在是龐大的落差；但在防疫官員、媒體名嘴眼中，萬華茶藝館始終難逃「防疫破口」的罵名。

整體而言，萬華茶藝館實際引發的危險和它所背負的污名、指責與訕笑完全不成正比。事實上，在性工作的污名效應下，即便只是「有萬華足跡」都有可能被想像為是與性工作者進行了「人與人的連結」的潛在

---

9. 衛生福利部。〈最新疫情資訊〉。https://covid19.mohw.gov.tw/ch/cp-4707-52357-205.html

病毒傳播者。

對性工作的極端治理與再污名化，也涉及制度化暴力的使用。三級警戒以來，迄至2021年9月本文截稿期間，各縣市政府都以防疫為名，加強取締私自違規營業的色情行業，包括按摩店、（越南）小吃店以及應召業常用的摩鐵、賓館都相繼因為進行「人與人的連結」而成為新聞焦點，躍上新聞的行政區從礁溪、臺北、桃園、新竹、苗栗、臺中、彰化、臺南、高雄[10] 迄至屏東一應俱全。

尤有甚者，警方喬裝嫖客辦案因常涉及教唆犯罪的問題而為人詬病，如今桃園警方卻全然不避諱地揭露自身喬裝員警取締持觀光簽入境的泰國性工作的行為。[11] 此外，警方的加強取締行動也充滿了族群政治的色彩。我們常常可以在電視上看到，越南小吃店被取締時，店內的越籍女性經常是以清晰的面貌全身入鏡，完全罔顧當事人的肖像權與隱私權；反觀本國籍的女性工作者與男性消費者會以模糊的畫面保障當事人權益。

> 不願意正視性產業存在的事實、未能整合警政資源徹底深入性產業運作的細節來防疫，不僅讓性工作者更加弱勢，也輕忽了來自男性消費者帶來的風險。

值得注意的是，指揮中心對性工作的極端治理模型，反而成為指揮中心因應疫情升溫時的模板或腳本。事實上，三級警戒期間大家熟悉的實名制就源自於疫情間，中央與地方政府對八大行業的嚴格控管。自從前述的案379確診後，臺中市就率先要求出入酒店的客人必

---

10. 石秀華（2021年08月05日）。〈斬斷風化場所「人與人的連結」 高雄警半年查獲應召女和馬伕47人〉。中時新聞網。https://www.chinatimes.com/realtimenews/20210805004293-260402?chdtv

11. 李春台（2021年07月08日）。〈自行解封要「人與人的連結」員警扮嫖客查獲泰國賣淫女〉。今日新聞：https://www.nownews.com/news/5320163

須以實名制登記，以利精準疫調。

2020年6月全臺八大行業相繼復業的前提之一就是必須採實名制，臺北市更要求掃描酒客的證件後將資料上傳雲端，並保留三個月。日後實名制登記在2021年5月以來的防疫新生活運動中普遍地在公私機構中實施。因應實名制違反隱私權的質疑，指揮中心在2020年5月底公告的實聯制措施指引中，強調最少侵害原則、保存期限28天，[12] 但民間八大的實名制與台北市掃描證件的實作都遠超乎此規定，卻從未檢討。

一般民眾與公司行號一直到2021年5月三級警戒期間，經歷了實名登記或使用簡訊實聯制帶來的各種不便，然而人們的三級警戒其實只是性工作從業者的防疫日常。

## 性別化的防疫政治

檢視疫情間性工作（者）被對待的方式，不難發現，在指揮中心或官方的思維中，性工作（者）一方面被孤立為獨特的風險行為（者），但另方面卻又不願意正視性交易在臺灣社會普遍存在的事實。指揮中心一再地以迴避、忽視、不揭露的方式來處理性工作相關的疫情，表面看似「友善」、「寬容」，實則一併放棄了將性產業中的相關行動者（買賣雙方以及管理、仲介等第三人）整合到防疫體制的可能性。

不願意正視性產業存在的事實、未能整合警政資源徹底深入性產業運

---

12. 中央流行指揮中心（2020年05月29日）。〈「COVID-19(武漢肺炎)」防疫新生活運動：實聯制措施指引〉：https://orgws.kcg.gov.tw/001/KcgOrgUploadFiles/81/relfile/16575/197781/2059d70d-3653-4b78-b256-19299f25312a.pdf

作的細節來防疫，不僅讓性工作者更加弱勢，也輕忽了來自男性消費者帶來的風險。

2020年八大遭勒令歇業，但事實上並沒有導致性交易在疫情間絕跡，而是促使有經濟壓力的陪侍業女性從有牌照的營業場所轉入地下化的性交易，或是化整為零自行透過社交媒體與酒客接觸，改做傳播、外送、陪飯局等平常並不熟悉的工作形態。這使得性工作者除了害怕染疫，也因為沒有經紀人或店家的協助而曝露在未知的風險之中。

受僱於他人的（男同）性工作者也面臨，迫於生計必需繼續工作的問題，但不論雇主或官方都沒有提供足夠的防疫資訊來協助他們安全的進行工作。

此外，八大雖然是唯一被勒令停業的產業，但指揮中心並未像日本政府一樣以支付經濟補償的方式提供任何經濟協助，也未針對該群體提供任何紓困方案。即便2020年5月公告的紓困方案納入各種未被社會保險涵蓋的弱勢勞動者，但多數性工作者因為沒有勞保、無法證明自己是受僱者而無法申請紓困。

同時，此一紓困方案是以家戶為單位，並需進行家戶資產調查，這也直接、間接地排除諸多不想讓家人知道自己在八大工作的女性。日前，八大行業在停業四個月之後，在各方的壓力下，政府部門終於祭出八大行業及其從業者的紓困方案。然而，預估除了卡拉OK、遊藝場、酒店、茶室等有正式受僱的員工及業者可以獲得紓困之外，眾多陪侍業者可能仍舊無法獲得紓困。因為店家為避免產生人事費用，已鮮少自行僱用陪侍女性，而是透過個別經紀人（公司）安排小姐到店工作的方式來維持勞動力。

另方面，陪侍女性則是透過讓經紀人抽成的方式，將她們安排到特定店家工作，因而她們並非酒店、舞廳或是經紀人的受僱者，而更像自僱

者。她們的所得通常是以坐檯鐘點數多寡計酬，並直接以現金方式領取日薪或週薪，因而通常也沒有薪資條或薪資帳戶。這類性產業運作的結構性因素，都使得她們難以取得紓困而陷入斷炊的窘境。

其次，萬華茶藝館的疫情使得性工作者幾乎被等同於疫情擴散的根源，也是防疫工作標記的對象。然而，萬華茶藝館或茶室的陪侍女性往往有固定的合作店家，即便她們可能同時有兩、三家合作的店，但因為與店家熟識的關係，陪侍女性的足跡其實是相對容易掌握的。

反而是來自全臺各地的男性消費者，往往在消費完後就得以隱身回到社區，繼續扮演著好父親、好丈夫、好兒子的角色。性交易的污名也使得男性消費者通常也都不願揭露自身的消費行為，形成這波疫調最大的挑戰。然而，我們的防疫措施卻是重女輕男：僅鎖定、盤查、監控女性工作者，而沒有積極教育男性消費者，也低估了男性消費者可能帶來的風險。事實上早在疫情初起時，高雄金芭黎舞廳的小姐機警舉報一名隱匿中國旅遊史的台商而被封為「護國舞小姐」、案379也如實配合疫調。這都顯示性工作者就如同一般（愛臺灣的）民眾一樣了解防疫的重要性，也有勇氣在艱難的時刻做出正確的決定。

但是在最近這波多點社區感染中，我們看到各縣市造訪萬華性產業的男性消費，即便出現症狀也沒有去篩檢，被匡列時也沒有誠實配合疫調。少數誠實配合疫調的獅子會長則在很短的時間內成為全臺嘲諷的對象，這可能也是導致很多男性消費者更想隱藏性消費足跡的原因。

簡言之，對性交易雙方或各種不見容於主流性道德的性與親密實踐者（如約炮、婚外情等）而言，「配合疫調」往往必要面對龐大的道德壓力，甚至法律處罰的問題，如何建立一個友善的、性／別敏感的防疫政策將是防疫成功與否的重要關鍵。

綜觀而言，雖然病毒並沒有偏好任何族群、性別、階級等社會範疇，

但它明顯對不同群體造成不同影響。同時，我們也很難否認，疫情對社會中的弱勢或污名群體帶來更大的傷害，而弱勢者也更無力回應突如其來的衝擊。回顧近兩年的防疫經驗，我們很難忽視性工作的污名以及它的勞動特性使得性工作（者）在疫情間遭受歧視與再污名化的效應。

此外，當防疫政策無法共同對抗性工作污名，也無法結合社政、警政從性工作組織運作的特性來規劃防疫時，這些防疫策略也常事倍功半。比較令人振奮的是，在2020年6月，一群年輕的女性陪侍公關強烈感受到疫情間性工作者承受的污名與歧視，而籌組成立了「台北市娛樂公關經紀職業工會」。

這對向來沒有工會協助爭取勞動權益的性工作者而言實在是很重要的里程碑。希望未來可以有更多的從業者加入工會，強化對業者與政府的監督，而政府部門也能從過去兩年的防疫汲取經驗，強調以事實證據為基礎來防疫，而非任性道德運作侵害弱勢群體。

# 反思防疫：掙脫個人主義，回歸預防性、公共性、集體性與組織性 [13]

◎ 陳美霞

臺灣公共衛生促進協會常務理事；成功大學公共衛生研究所特聘教授

## 以公共衛生基本原理反思防疫

近兩年，新冠病毒疾病（COVID-19）的世界流行及其對人類社會造成的巨大衝擊，提供全球社會一個反思公共衛生體系問題的絕佳機會。臺灣當然也不例外。

臺灣從2020年1月開始到2021年5月在新冠病毒疾病流行的過程中，因為境外阻絕有效，再加上確診病人接觸者的調查、嚴密的隔離檢疫政策、民眾洗手與戴口罩的落實度高，使得確診病例及死亡人數都相對低；然而，2021年5月中開始，臺灣爆發嚴重社區感染，確診及死亡人數飆升，臺灣民眾人心惶惶，無所適從。臺灣防疫表現因此被外國媒體譏為從5月之前的「模範生」淪為之後的「後段班」。

那麼，我們應如何反思臺灣的防疫呢？本文提出一個以公共衛生基本原理來審視臺灣公衛體系及其傳染病防治的思考。

筆者先對公共衛生原理做個說明：公共衛生是一門經由社會集

---

13. 編註：本文初稿完成日期為 2021年10月29日。

體的、有組織的力量，預防疾病、促進健康、延長壽命的科學與藝術。公衛體系包括兩大部門：預防與醫療，前者是在健康問題還沒有發生之前做的預防性工作，後者則是在健康問題或疾病已經發生了，才加以治療的工作。

公共衛生有兩大基本原理：一、預防為主、治療為輔；二、強調「公共性」、「集體性」、「組織性」：人類健康及生命是深受政治、經濟、社會環境影響的，因此公共衛生的問題有明顯的「公共性」，因而公共衛生也必須經由社會集體的、有組織的力量來推動，才能有效促進全人口——而不是個人——的健康；在此，我們必須指出，這三大特性與資本社會基於個人主義，強調個人自由、個人利益、自我支配的價值觀大相逕庭。

這三大特性在當代公衛體系的表現是：因為全民健康問題的「公共性」，它不僅是個人的責任，更是社會集體的責任，因此政府有責任與民眾集體地、有組織地共同推動、促進及維護人民健康的公共衛生工作。與這三大特性相反的則是將本該是政府的責任丟給私人資本或民眾個人，進而將公衛體系的醫療部門商品化及市場化。[14] 醫療商品的提供及交易是個人性的，不是集體性的；是為了個別醫療資本家的利益，因此也是沒有組織性的。

---

14. 商品化是把過去非商品—例如這裡的醫療服務—變為商品的過程。市場化則是政府對商品的買賣鬆綁、不管制，例如政府對提供醫療服務這個商品的機構的工資及價格的管制放鬆或不干預。市場化的前提是商品化，因此市場化通常也是商品化的過程，即把非商品變為商品的過程。醫療服務過去多經由國家稅收，以社會福利的方式（減免收費，特別對弱勢者）提供給民眾，所以當時醫療商品化程度比較低，但是現在卻轉變為民眾必須以從市場購買醫療商品的方式（經由醫療保險或直接支付）取得，這就是醫療商品化及市場化的過程。

## 回顧臺灣公衛體系在預防性、公共性、集體性及組織性的歷史發展

接著，我們來檢視臺灣公衛體系是否符合上述第一個基本原理：即，預防為主、治療為輔。要理解現在，必須先了解歷史。

我們要了解臺灣過去一年多公衛體系的新冠病毒疾病防治，必須從臺灣公衛體系的歷史分析起。筆者過去的研究（陳美霞，2011；2012；2020）發現，臺灣光復（1945年）後，從「公共衛生政策」、「人力」、「經費」、「權力」、及「衛生所功能」等五大層面，公衛體系都呈現醫療化的歷史發展。

在1950到70年代間，許多比新冠病毒疾病更險惡的急性、慢性傳染病橫行臺灣。但當時公衛體系打造的社區防疫典範，成功使霍亂、痢疾、瘧疾、日本腦炎、肺結核、小兒麻痺等傳染病銷聲匿跡。

為何稱為「典範」？簡單地說，正是因為公衛前輩們打造的社區防疫機制，遵循上述公衛兩大基本原理。

當時的公衛政策以「基層公共衛生預防建設優於醫療建設」為最高指導方針，政府賦予公衛最基層組織——衛生所——大量資源及人力。傳染病防治均透過衛生所公衛護士、公衛醫師及保健員，挨家挨戶接觸、拜訪，展開衛教、篩檢、監測、通報、調查、疫苗接種、社區消毒等大量預防性工作。衛生所人員與社區民眾為了維護集體的、健康的共同目標打成一片，自然形成一個社區防疫行動主體。

這些有系統、有組織、以集體為推動單位的公衛工作，加上公衛體系其他部門全力配合，使臺灣六、七〇年代戰勝許多險惡的傳染病。然而，1980年代後，這個本應「預防為主，醫療為輔」的政策卻有了大逆轉。

## 從「預防為主、治療為輔」，發展成「治療為主、預防為輔」

因為篇幅所限，我們僅先以「人力」的變遷來分析臺灣醫療化的歷史發展。圖一展現1950年代至今，醫事人員（包括醫生、護士、醫技人員等）相對公立衛生機構公共衛生人員增加的趨勢。即使衛生署（今衛福部）從1985年始有公共衛生人員的統計資料，這張圖仍然彰顯一個相當突出的事實：臺灣的公衛體系在1980年代之前，醫療部門與預防部門人力規模相差不大，但是，1980年代之後則是醫療部門人力不斷增長，預防部門的人力基本上沒有明顯增長，因此與醫療部門相形之下，預防部門的人力明顯是「侏儒化」。

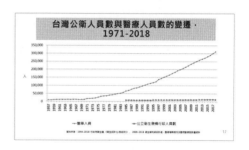

圖一、1957-2018年臺灣公衛人員數與醫療人員數的變遷
資料來源：醫事人員：1957-1994：1994年〈衛生統計(公務統計)〉，表43；1994-2018行政院衛生署〈衛生統計(公務統計)〉；2008-2018衛生福利部統計處醫療機構情況及醫院醫療服務量統計

同時，「經費」也出現了相應的變化，本文上面已經指出，1980年代之前的公衛體系，光是傳染病防治就有大量預防性的工作，需要充沛的人力及經費的投入。但是，在2018年的全國醫療保健總支出的1兆2千多億元中，卻只有約4%投入預防部門，其餘都投入醫療部門（陳美霞，2011；2012；2020）。總之，就公共衛生第一個基本原理來審視臺灣的公衛體系的歷史發展，它是從「預防為主、治療為輔」，發展成「治療為主、預防為輔」的。

## 臺灣公衛趨勢：商品化、市場化替代公共性、集體性

接著，我們來檢視臺灣公衛體系是否符合第二個基本原理：強調公共性、集體性及組織性。

先簡單地說，從筆者過去的研究（陳美霞，2011；2012；2020）可知，臺灣醫療部門從1980年代後就不斷地商品化及市場化。下面我們以公私立病床數（圖二）及醫事人員數（圖三）的變化來呈現醫療部門市場化的歷史發展，這個發展是：1980年代之前，公私立醫院的規模及人員數量是旗鼓相當的，而且政府大幅投入公立醫院的建造與支持其經營；反之，1980年代之後，政府對公立醫院的支持急劇下降，私人資本主導了醫療部門的發展，而且這個醫療部門商品化、市場化的發展趨勢在過去數十年中是快速而明顯的（見圖二、三）。而即使公立醫院的病床數及醫事人員數也增加（但相對私立醫院的增加明顯緩慢許多），然而因為政府

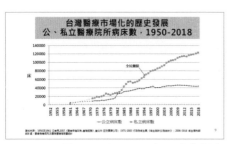

圖二、1950-2018年公私立醫療院所病床數變化

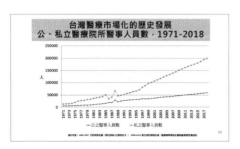

圖三、1971-2018年公、私立醫療院所醫事人員數變化

在1980年代後推行新自由主義政策，對公立醫院的補助逐漸減低，公立醫院開始必須自負盈虧，被迫進入市場競爭的行列。因此公立醫院在1980年代後本質上與私立醫院並沒有差別，也一樣是以個人醫療為運作

單位，目標是為了醫院的利益、利潤而經營。另外，筆者的研究也顯現，過去數十年之中，不斷增加的診所幾乎全是私立的，公私立數目的對比十分明顯，公立診所佔診所總數的比例目前已經低於1%。[15] 也就是說，1980年代後，醫療部門基本上走向全面商品化、市場化。總之，1945年臺灣光復迄今，臺灣公衛體系醫療部門的發展是：從偏向公共性、轉而偏向個人性；從比較集體的力量、轉向以個人的力量來維護全民健康；從組織基層民眾推動公共衛生、轉向民眾自掃門前雪以維護本身的健康及尋求治療自己的疾病。

上面有關臺灣公衛體系的醫療化、商品化、市場化的歷史發展分析反映：臺灣公衛體系在1980年代之前是符合公共衛生的兩個基本原理而設計、推動、執行的。但是，這個方向及趨勢，1980年代之後卻有了大逆轉，公衛體系的設計、推動與執行越來越背離公共衛生的兩大基本原理，最終走向兩大基本原理的對立面：醫療化、個人化、去集體化、去組織化。而這樣的公衛體系正是2020年1月新冠疫情開始侵襲臺灣之時，臺灣社會所承襲的公衛體系現況。

## 專注醫療，忽視預防：新冠病毒疾病入侵臺灣之後 中央疫情指揮中心的防疫作為

2020年1月新冠病毒疾病入侵臺灣之後，中央疫情指揮中心掌管全臺灣的新冠病毒疾病防治工作，它並沒有試圖改革公衛體系的醫療化、個人

---

15. 1980年代之後的醫院或診所也提供少許預防性服務，例如醫院提供產前檢查及預防接種的服務，或診所提供預防接種的服務，但是這些服務主要是與婦女生產之前及之後的醫療服務連結在一起的，已經與公衛體系預防部門提供的系統性服務本質上不同。

化、去集體化、去組織化問題；相反的，過去一年多中央疫情指揮中心所主導的防疫過程，事實上是越來越與公共衛生兩大基本原理背道而馳的。首先，指揮中心違反「預防為主，醫療為輔」的基本原則，主要關注的是已感染、得病，甚或死亡的確診及死亡病例數及其醫療，鮮少過問公衛體系更前端的預防及社區防疫工作。

我們明顯看出，過去一年多來的新冠病毒疾病防治的原則正好與臺灣公共衛生前輩於1980年代之前建立的傳染病防疫典範相反：前者專注醫療，忽視預防；結果，在2021年5月臺灣社區感染爆發，感染新冠病毒疾病的病人接踵而來，使得公衛體系末端的醫療工作沉重異常；反之，1980年代之前的傳染病防治，卻將公衛體系大部分人力及經費主要投入到公共衛生前端的、大量的衛生教育、預防、疫情監測、通報、調查、檢驗、處理、居家隔離、疫苗接種、社區消毒等等預防性工作，這些預防性工作防堵了很多傳染病病例的發生，因此公衛體系後端的醫療部門需要治療的傳染病病例相對比較少，因此治療的負擔就不至於過分沉重。

> 公共衛生是一門經由社會集體的、有組織的力量，預防疾病、促進健康、延長壽命的科學與藝術。

## 由上而下、十分個人化的防疫一條鞭

其次，有關公共衛生第二基本原理，指揮中心不僅沒有試圖改革醫療部門商品化及市場化的問題，甚至將防疫工作更往個人化的方向推動。過去一年多來，全臺灣防疫焦點都集中在中央流行疫情指揮中心身上，由指揮中心從上到下的發出指令，基層衛生局、衛生所都是被動配合防疫中心的指示。基層民眾主要以勤洗手、戴口罩及保持社交距離來被動

配合指揮中心之令。在這樣由上而下、防疫一條鞭的政策下，公衛體系中與民眾密切結合的社區防疫網的集體智慧及潛力也沒有被發動起來。[16] 2020年6月，在連續數天本土病例數零確診後，臺灣開始「微解封」。中央流行疫情指揮中心給臺灣民眾在解封之後生活指引卻是十分個人化，與改造、鍛鍊公衛體系毫無相關的「防疫新生活」：請民眾繼續勤洗手、戴口罩、保持社交距離、盡量不去人潮擁擠的地方等等個人的行為指引。而這樣的個人化指引，貫穿臺灣新冠病毒疾病防疫整個過程。

## 防疫工作，過度依賴個人化、去集體化、去組織化的醫療部門，負擔沉重

在此，筆者要指出，我們並非認為個人的防護行為，如勤洗手、戴口罩及保持社交距離對防疫工作不重要；但是，根據公共衛生第二基本原理，這些個人行為不應該停留在個人層次，而應該與社會力量結合、應該在全臺灣有組織、有系統的推動。在防疫工作中，個別民眾不應該被視為被動聽指揮中心指令而行動的個體，民眾在防疫工作中反而是擁有充沛能量及豐富智慧、可以發揮重要作用的主體及集體。筆者再對照1980年代之前的社區防疫典範，就

> 過去一年多來的新冠病毒疾病防治原則，正好與臺灣公衛前輩於 1980 年代之前建立的傳染病防疫典範相反：前者專注醫療，忽視預防。

---

16. 社區民眾除了可以做例如勤洗手、戴口罩、保持社交距離的個人行為以外，還可以在疾病風險溝通、謠言制止、資源協調、情緒安撫、組織動員、科學防疫、危機處理及意見反饋方面發揮很好的作用。這些社區民眾可以在防疫工作發揮的作用，內涵十分豐富，本文篇幅所限，只能綱要提出，無法詳細討論。

更清楚：當時的傳染病防治是遵循公共衛生第二基本原理推動的：當時公衛體系堅持傳染病問題的公共性，以基層衛生所工作人員擔任傳染病防治工作的核心組織者，與社區民眾為了維護民眾整體健康的共同目標打成一片，在基層衛生工作人員組織民眾及推動衛生教育過程中，基層衛生所與社區民眾自然形成一個社區防疫行動主體，民眾在防疫工作中起了主動的、有組織的、關鍵的作用。

很遺憾的，指揮中心所主導下的新冠病毒疾病防治，不僅違反公共衛生「預防為主、醫療為輔」的基本原則，而且忽視傳染病問題的公共性、集體性及組織性，無論思想指導或政策執行基本上以個人——而不是集體——為分析及推動單位。

因此，指揮中心的防疫工作，多數只能依賴新冠病毒疾病疫情發生之前所承襲下來的個人化、去集體化、去組織化的醫療部門，使得醫療部門必須治療不斷增加的新冠病毒疾病病人，負擔十分沉重。

從光復以後，臺灣公衛體系醫療化的發展與公衛體系之中醫療部門的市場化發展存有共生的關係。由上面的歷史考察可看出，在公衛體系兩大部門中，醫療部門是商品化、市場化的；而商品化、市場化的醫療產業，就像其他產業一樣，它的運作邏輯是不斷地擴張、不斷地鼓勵消費，才能不斷的資本累積。

當醫療機構不斷增加或擴大，所需醫事人力也因此不斷增加（如圖一）。相對的，因為多數公共衛生預防性工作不是商品化、不是市場化的，不需尋求市場來賺取利潤，因此不會像醫療機構一樣會不斷擴張及累積資本，再加上政府對預防部門的支持與投入因為「預防為主、治療為輔」的政策的大逆轉而逐漸減低或停滯，預防部門力量相對微弱的問

**在防疫工作中，個別民眾不應被視為被動聽從指揮中心指令而行動的個體，民眾在防疫工作中反而是擁有充沛能量及豐富智慧、可發揮重要作用的主體與集體。**

題更是雪上加霜。當公衛體系中醫療部門發展的規律是不斷擴張，而預防部門不以相同的規律發展甚至是按兵不動時，日積月累的結果是前者過份龐大，後者卻相對有如侏儒，那麼，公衛體系的醫療化便是必然的後果。

## 公衛體系醫療化、商品化與市場化的個人主義哲學思維根源

而公衛體系之中醫療部門的商品化、市場化與公衛體系醫療化的政策思想根源都是來自於政策決定者個人主義的哲學思維。我們上面已經指出，公共衛生強調公共性、集體性及組織性的第二個基本原理與資本社會的個人主義哲學思維是大相徑庭的。

個人主義是隨著資本主義生產資料私有制的發展而產生的，它在資本主義進一步發展的過程中內化、深化到資本主義社會的主流意識形態。個人主義強調個人自由、個人利益、自我支配的價值觀，因而將公共利益置於次要地位。這種哲學思維在公衛體系的普遍表現，則包括將健康與疾病的問題視為個人責任（individual responsibility），進而將健康的維護等同於個人的醫療：「健康」意味著「生病了就去給醫生看，自行把健康找回來」，並將醫療商品化及市場化，「看病」成了個別病人與醫療提供者之間的買賣行為。

因此，個人主義哲學思維自然與公共衛生第二原理——強調公共性、集體性與組織性——是水火不容的；反之，個人主義哲學思維卻是醫療商品化與市場化理論的思想基礎。而醫療商品化與市場化不斷擴張的後果是公衛體系的醫療化，最終則是與公共衛生的第一基本原理——預防為主、治療為輔——完全對立。可以說，個人主義的哲學思維是公共衛

生二大基本原理的天敵。

# 在疫情危機中，攜手為臺灣建構一個理想的公衛體系

　　天主教教宗方濟各因為反思新冠病毒疾病對全世界人類造成的危機，而在2021年寫成《讓我們勇敢夢想：疫情危機中創造美好未來》（*Let Us Dream: The Path to a Better Future*）一書（方濟各，2021），全書對世界資本主義體制及其背後的個人主義意識形態提出十分犀利的批判，方濟各認為，「這兩者合謀，造成了當前危機」。他更進一步邀請人們「放棄個人主義，也放棄個人主義所帶來的孤立，因為孤立只會讓我們自己打敗自己」，他呼籲全世界人民站起來，攜手共同投入根本性的社會改革，從疫情危機中打造一個更美好的世界。反思臺灣的防疫，筆者也在此呼籲臺灣社會：為了臺灣公衛體系的改造、為了臺灣社會的改造，全民應該攜手共同邁向這條萬里長征：掙脫主導公衛體系的個人主義哲學思維，回歸公共衛生的預防性、公共性、集體性與組織性，全民共同為臺灣建構一個理想的公衛體系。

參考文獻
　　陳美霞（2011）。〈臺灣公共衛生體系醫療化與市場化的歷史發展分析〉。《臺灣社會研究季刊》，第81期，頁3-78。
　　陳美霞（2012）。〈公共衛生體系醫療化與市場化的共生關係：一個歷史的考察〉。載於蔡甫昌、江宜樺主編。《疾病與社會：臺灣經歷SARS風暴之醫學與人文反省》（頁128-153）。台北市：台大醫學院，2012。
　　陳美霞（2020）。〈橫行兩岸的公衛醫療市場化〉。人民食物主權公眾號。
　　教宗方濟各與奧斯丁·艾夫賴格（2021）。《讓我們勇敢夢想：疫情危機中創造美好未來》（譯者：鄭煥昇）。台北市：大塊文化出版股份有限公司。

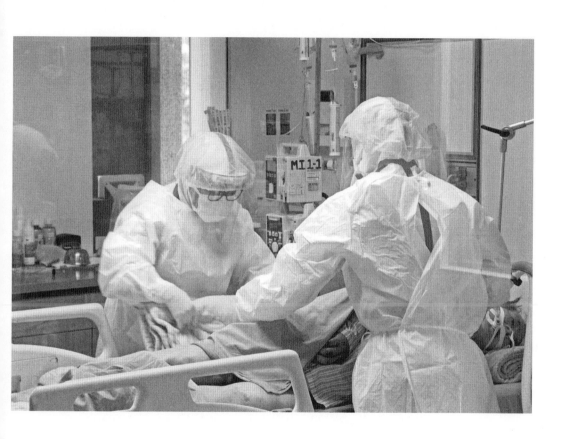

# 國產疫苗
# 緊急使用授權之反思[17]

◎ 蔡甫昌　臺灣大學醫學院教授

　　2021年5月臺灣防疫失守，短短兩個月間新冠肺炎染疫人數激增至15000人、死亡超過700人，造成舉國民眾不安，國家防疫策略提升到三級警戒。原本4月底因不受青睞而開放自費疫苗施打，突然變成疫苗不足之全民恐慌。無奈變種病毒造成全球疫情再升溫，向國外訂購之疫苗遲遲無法供貨，兩款試驗中的國產疫苗是否安全又有效、能否通過審查上市，乃背負了國民與政府的殷切期待。

　　疫苗臨床試驗原則上分為三期：第一期旨在確定疫苗之劑量、安全性與可引起免疫反應，通常以一小群年輕與健康人為研究參與者；第二期以確定安全性與可引起免疫反應為目標，將受試對象盡可能延伸至所有使用此疫苗之族群，包括各年齡層、性別等，至少數百人參與，通常透過多個試驗進行、設有對照組；第三期旨在驗證疫苗抵抗該疾病的有效性（efficacy）即所謂保護力，此階段參與人數規模更大，至少數千名研究參與者，會與施

---

17. 編註：本文初稿完成日期為 2021年07月19日；後記初稿完成日期為 2022年07月04日。

打安慰劑之組別對照,同時持續觀察疫苗的安全性。[18] 政府藥政單位於第三期試驗結束評估完成後決定是否給予藥證。而一般所稱第四期則是指上市後監測,旨在評估長期的有效性及安全性。[19] 然而傳統疫苗研發動輒耗時五年十年,面對此次全球疫情之急迫性,已有多種加速疫苗試驗之模式被採用[20];美國、英國、歐盟及世界各國亦在評估第三期期中分析報告後給予數款疫苗「緊急使用授權(Emergency Use Authorization, EUA 或 Emergency Use Listing, EUL)」。

## CDC補助COVID-19疫苗研發計畫

我國衛生福利部疾病管制署(下簡稱CDC)於2020年7月訂定「補(捐)助民間團體研發COVID-19疫苗計畫」時,僅要求廠商進行第一期與第二期人體臨床試驗(未提及第三期),並於第二期受試人數給予較高之要求(至少1,300人,但以3,000人為目標)。[21] 此相較於一般第二期試驗較嚴格之人數規模,實為依據WHO對於發證前之安全性標準,考量欲觀察到一件發生率為1/1,000之不良反應事件(adverse event)在統計95%信心水準下至少需3,000人,因此一般以3,000人為安全性之評估門檻,如美國FDA在2020年10月發布的COVID-19疫苗緊急授權使用指引,

18. World Health Organization. (2020, December 8). "How are vaccines developed?". Available at: https://www.who.int/news-room/feature-stories/detail/how-are-vaccines-developed

19. 中華民國免疫學會(2021年06月22日)。〈中華民國免疫學會對於COVID-19疫苗議題的建言〉。http://www.immunology.org.tw/news/index.asp?/203.html

20. 蔡甫昌(2021年1月)。〈新冠肺炎全球大流行下的疫苗加速研發〉。健康e世界。https://www.health-world.com.tw/main/home/tw/thishealth_edit.php?id=2008&page=15

21. 衛福部。〈衛生福利部疾病管制署109-110年度補(捐)助民間團體辦理「研發 COVID-19疫苗」計畫申請說明〉。

亦採此人數標準[22,23]。相較AstraZeneca（簡稱AZ）第一期、第二期在南非與英國共收納3,220人、莫德納第二期與輝瑞第二期分別在美國收納660人與360人。[24] 高端疫苗與聯亞生技第二期臨床試驗完成第二劑疫苗施打人數分別是3,815與3,844人，65歲以上的受試者分別占21.97%與20.6%，高端二期期中結果顯示有高度安全性，[25] 聯亞二期期中分析顯示安全性與耐受性良好。[26]

## 以保護力相關性替代傳統有效性試驗

　　傳統疫苗臨床試驗中，第三期試驗最為費時。一般而言，第三期試驗的有效性是透過與對照組比較臨床指標（endpoint），例如預防發病、有症狀感染、重症／住院、死亡等來評估。換言之，在至少數千名的研究參與者裡，以盲性（blinding）方式分為施打疫苗或安慰劑兩組，追蹤、記錄一段期間再比較兩組在臨床指標的差異。由此可知，導致第三期試驗困難與耗時之因素甚繁（如成本、試驗環境裡的盛行率、解盲後或已有可用疫苗時使用安慰劑的倫理問題等）；因此，面對傳染病大流行之迫切威脅，如何在有效性評估上尋找可加速且合乎科學設計的替代

22. U.S. Department of Health and Human Services Food and Drug Administration Center for Biologics Evaluation and Research. (2021, May 25). Emergency Use Authorization for Vaccines to Prevent COVID-19 Guidance for Industry. Available at: https://www.fda.gov/media/142749/download

23. World Health Organization. (2004/2017). WHO Expert Committee on Biological Standardization (WHO technical report series; no. 924/1004). Available at: https://apps.who.int/iris/bitstream/handle/10665/42921/WHO_TRS_924.pdf ; https://apps.who.int/iris/handle/10665/255657

24. 黃奕慈（2021年05月31日）。〈國產疫苗僅二期 陳時中：已是擴大試驗 人數多於國外一、二期〉。Newtalk新聞。https://newtalk.tw/news/view/2021-05-31/582132。

25. 同附註102。

26. 謝柏宏（2021年06月27日）。〈聯亞生二期期中分析符合預期 6月底提交報告給食藥署〉。經濟日報。https://money.udn.com/money/story/5612/5561627

方法，成為疫情下加速疫苗研發之關鍵。

「保護力相關性（correlates of protection, CoP）」即為替代評估方法之一，隨著與疾病及疫苗相關的研究數據累積，將有機會從免疫學上尋找與保護力（可預防或降低感染或疾病）具有統計關聯性之替代指標（substitute endpoint）；一旦成功建立，將對後續疫苗研發、授證、以及真實世界有效性（effectiveness）之監測有重大助益。[27] 然而，相較於傳統試驗臨床指標的統計分析，尋找CoP等替代指標的分析方法更為複雜，有賴該領域之專家團隊共同投入研究、商討、與建立科學上之共識。有鑒於此，WHO於2021年5月26日召開專家會議，針對以下目標進行探討：

**面對傳染病大流行之迫切威脅，如何在有效性評估上尋找可加速且合乎科學設計的替代方法，成為疫情下加速疫苗研發之關鍵。**

1. 免疫橋接（immunobridging）方法用於評估現階段COVID-19疫苗之角色。

2. 基於免疫橋接或CoP進行決策時應具備之數據。

3. 討論各種分析與動物模型的角色與現階段詮釋該數據之限制。

4. 針對CoP臨床研究之設計與分析進行論辯（不劣性vs較優性、對照與臨床指標的選擇）。

5. 回顧現有數據並定義出研究議程（research agenda）。[28]

由於探尋與建立CoP並非易事，通常需要仰賴長時間與大量既有疫苗試

---

27. World Health Organization. (2013). Correlates of vaccine-induced protection: methods and implications. Available at: https://apps.who.int/iris/bitstream/handle/10665/84288/WHO_IVB_13.01_eng.pdf

28. World Health Organization. (2021, June 1). WHO Meeting on correlates of protection: COVID-19 vaccines. Available at: https://cdn.who.int/media/docs/default-source/blue-print/final-agenda-immunobridging.pdf

驗與上市後的數據累積，縱使有團隊陸續發表潛在的CoP指標，現階段皆尚未有共識。如針對較常被提出之以高水平之中和抗體為指標，有專家則持保留態度。舉例而言，許多受試者在接受第二劑前之中和抗體濃度幾乎難以測得，但在有效性試驗中卻仍可呈現極強的保護力；此外，中和抗體濃度亦不適合預測面對變異株的保護力，且濃度將隨時間下降。而除中和抗體以外，T細胞在疫苗保護力亦占有重要角色 。[29]

**科學方法及試驗步驟，也時時發生變革、甚至典範轉移，更有價值與倫理判斷面向，不僅要衡量運用在個人身上的利益與風險，也須考慮可能對群體、家庭、社會與國家之廣泛影響。**

對於同一平台發展之疫苗，因原疫苗之安全與有效性已被初步認可，若是以原疫苗為基礎進行改良與更新，對其有效性評估的簡化較易被科學上接受。如因應變種病毒帶來之疫情反覆，歐洲藥物管理局於2021年2月25日通過指引，針對已在歐盟有許可疫苗的廠商，在由同廠商且遵循與原疫苗相同流程與品質標準下，其針對變種病毒所研發「變種病毒疫苗」（variant vaccine）之有效性評估可適用簡化流程；當已有CoP存在時，流程將可再大幅減化。[30]然而，不同平台之疫苗是否適合以免疫橋接方法進行評估，專家則採較保留態度。[31]

面對疫情帶給社會之沉重負擔，此艱鉅任務最終將由各國政府主管機關承擔與裁量，包括對於不同平台

29. Callaway, E. (2021, July 1). "Scientists identify long-sought marker for COVID vaccine success". Available at: https://www.nature.com/articles/d41586-021-01778-2

30. European Medicines Agency. (2021, February 25). Reflection paper on the regulatory requirements for vaccines intended to provide protection against variant strain(s) of SARS-CoV-2. Available at: https://www.ema.europa.eu/en/regulatory-requirements-vaccines-intended-provide-protection-against-variant-strains-sars-cov-2

31. 財團法人藥品查驗中心（2021年06月10日）。〈國產COVID-19疫苗臨床研發及試驗設計之法規科學考量〉。https://www.cde.org.tw/news/news_more?id=256

發展之疫苗，是否可採用CoP等替代之有效性評估標準、以及應如何訂定標準以促進疫苗研發。舉例而言，英國之藥政單位即決議，針對法國生技公司Valneva開發的傳統去活性疫苗，若能激發比Oxford-AstraZeneca疫苗於4,000人試驗中更高之抗體水平，將發給其許可，[32] 而我國亦計畫採取類似之標準。[33]

## 食藥署訂定國產疫苗EUA標準

日前食藥署（TFDA）訂定的「COVID-19疫苗EUA審查標準」是參考美國2020年10月發布之COVID-19疫苗緊急授權使用指引，以及WHO專家會議討論但尚未形成共識之免三期替代方案。考量台美疫情差異，TFDA在獲得第一批AZ疫苗時，蒐集了200位部立桃園醫院醫護人員接種AZ疫苗之中和抗體結果作為對照組，並在今年5月初研商以免疫橋接方式採用中和抗體作為替代療效指標（CoP）。[34] 國產疫苗第二期所得中和抗體結果必須證明不劣於AZ疫苗，方能獲得EUA。財團法人醫藥品查驗中心（CDE）詹明曉組長解釋，相關指引是參考2020年6月美國FDA發布的預防新冠肺炎疫苗之開發與許可之產業指引中一段話：「一旦科學對新冠病毒的免疫機制有進一步了解，能合理預測疫苗接種後人體的免疫反應及保護力，就有可能以替代指標來加快批准過程。」[35] 指揮官陳時中部

---

32. 同附註29。

33. 衛福部（2021年06月10日）。〈食藥署廣納並參考專家意見，訂定國產COVID-19疫苗緊急使用授權審查標準，透過嚴謹審查確保疫苗品質安全有效〉。https://www.mohw.gov.tw/cp-16-61305-1.html

34. 同上註。

35. 吳靜芳、陳良榕（2021年06月10日）。〈國產疫苗能快速上市嗎？獨家文件揭露，食藥署去年做一個大膽決定〉。天下雜誌。https://www.cw.com.tw/article/5115184

長則在2021年5月31日表示，各國二期臨床試驗僅收案幾百人，臺灣國產疫苗收案超過3,800人，申請EUA通過讓民眾施打疫苗後才繼續進行三期計畫。[36]

## 國產疫苗EUA爭議現況

臺灣國產疫苗二期解盲後，是否可以用EUA給予許可，國內專家分成兩派觀點。反對方主張：僅比較國產疫苗組與AZ疫苗組的血清中和抗體效價，不足以證明疫苗之有效性，也並非目前國際標準，[37] 必須有第三期試驗之期中分析數據來證實疫苗保護力方可給予緊急使用授權。贊成方主張：以中和抗體作為保護性替代指標有其科學根據，EUA的標準應依各國現況而定，若國內疫情高漲而國外採購之疫苗遲遲無法到貨，以免疫橋接法檢視國產疫苗二期試驗結果，若中和抗體效價不劣於AZ疫苗，則可授予EUA；第三期臨床試驗有其可取代性。[38]

在回顧上述事件、文件與歷程，筆者針對我國國產疫苗之緊急授權使用爭議現況做一歸納與分析：

1.臺灣截至2021年6月底向國外訂購之疫苗有COVAX[39] 476萬劑（2020

---

36. 王馨儀、江煜文（2021年05月31日）。〈國產疫苗僅二期 陳時中：各國都沒過三期〉。華視。https://news.cts.com.tw/cts/general/202105/202105312044372.html

37. 簡立欣（2021年06月11日）。〈陳建煒：只看中和抗體 絕不是國際標準〉。中時新聞網。https://www.chinatimes.com/newspapers/20210611001097-260114

38. 何美鄉（2021年06月10日）。〈第三期臨床試驗的必要性與可取代性〉https://www.facebook.com/518100102/posts/10165178064270103/

39. 編註：嚴重特殊傳染性肺炎疫苗實施計劃（COVID-19 Vaccines Global Access，簡稱COVAX）是一項旨在讓全球公平獲取COVID-19疫苗的倡議。此協議由聯合國兒童基金會、全球疫苗免疫聯盟、世界衛生組織等組織發起。

年9月），AZ 1,000萬劑（2020年10月），莫德納505萬劑（2021年2月）；國產疫苗則有高端500萬劑（2021年5月），聯亞500萬劑（2021年5月）；台積電與鴻海捐贈的BNT疫苗各500萬劑。然而採購之疫苗到7月中僅有約290萬劑抵達，目前國內施打之疫苗主要是由美國（250萬劑）與日本（124+113+97萬）所捐贈共584萬劑。

2.衛福部疾管署於2020年7月訂定新冠肺炎疫苗研發補助時即以完成大型二期人體試驗（超過3,000人）為目標，未明確要求第三期試驗為EUA之條件。

3.數個第一代新冠肺炎疫苗（AZ, Pfizer-BNT, Moderna, Novavax, J&J）已獲得多國EUA並通過WHO及COVAX認可在各國施打。此時執行第三期隨機雙盲對照試驗，若對照組施打安慰劑是低於標準照護，於研究倫理上有所瑕疵；對照組若採施打第一代疫苗來做比較、則會有來源不一定容易取得問題。

**WHO 在 2022 年 COVID-19 研究與創新報告中提到，疫苗平等不僅是公平性的問題，而是關乎如何控制世界各地的流行病。**

4.開發二代新冠肺炎疫苗（COVID-19 next generation vaccine）在試驗方法上，國際趨勢（WHO、EMA等）乃朝向採用免疫保護力關聯性（ICP/CoP）或免疫橋接法（Immunobridging）以取代傳統第三期人體試驗。惟國際共識與標準尚未形成，但已有歐盟、英國、韓國等採接納態度。

5.國產疫苗目前完成二期試驗期中分析，基本上安全性獲得證實，而有效性評估則計畫採免疫橋接方式、以中和抗體效價作為指標與AZ疫苗施打者進行非劣性比較，以此申請我國之緊急使用授權；惟國內專家對此評估方法亦持有正反立場。

# 對國產疫苗EUA的倫理反思

至此，筆者欲回顧EUA之內涵與目的，WHO定義「緊急使用清單（EUL）」的程序是評估尚未獲得許可的衛生產品在突發公共衛生事件的適用性。目的是更快提供這些藥物、疫苗和診斷方法以應對緊急情況。評估主要是根據強而有力的證據，權衡緊急情況造成的威脅與使用相關產品的好處。[40] 而我國EUA之依據在《藥事法》第 48-2 條：「有下列情形之一者，中央衛生主管機關得專案核准特定藥物之製造或輸入，不受第三十九條及第四十條之限制：一、為預防、診治危及生命或嚴重失能之疾病，且國內尚無適當藥物或合適替代療法。二、因應緊急公共衛生情事之需要。」 兩者皆強調是為因應緊急狀態之需求，WHO則指出要根據強而有力的證據，來權衡威脅風險與產品益處。

國內疫情自5月中旬起經兩個多月三級警戒下已大致獲得控制，然而為了國民生計與社會經濟，解除警戒之需求急迫，可能再次發生社區傳播風險仍存在。加速疫苗到位並提升施打效率，以期盡快達成全體國民超過七成接種率，是防控疫情穩定民生之必要國家策略。在此可設想兩種情境：

1.如果疫情持續緩解、向國際採購之疫苗陸續到位、國民接種順利、社會經濟秩序恢復、民心安定，由於國產疫苗相對上其有效性之驗證僅靠免疫橋接與中和抗體效價比較，不如傳統三期試驗之嚴謹充分。在疫情管控得宜、國民染疫威脅風險降低，又未存在強而有力之疫苗有效性證

---

40. World Health Organization (2020, November 13). "First ever vaccine listed under WHO emergency use". Available at: https://www.who.int/news/item/13-11-2020-first-ever-vaccine-listed-under-who-emergency-use

據，經權衡下則給予緊急使用授權之正當性便降低。

2.若是疫情持續延燒、變種病毒國際流竄威脅上升、何時將入侵國門引爆發另一波流行無法保證能被防控，而訂購之國際疫苗無法掌握到貨時辰（甚至屢遭他國惡意政治干預），民心對於疫苗不足仍然恐慌，執行第三期隨機雙盲對照試驗不僅緩不濟急且致生研究倫理疑慮。此時國產疫苗大型二期試驗已證實其安全性，有效性評估則經由免疫橋接法與第一代疫苗比較中和抗體效價後證明其非劣性，而國際趨勢接受免三期試驗新指引之共識逐漸升高。考量國家疫苗生產自主性能有助民心社會經濟安定、甚至可輸出援外，延遲給予EUA意味著更多國民生命財產的損失。經過我國特別處境下之威脅風險與產品益處權衡後，給予緊急使用授權其正當性便升高。

## 結語

國產疫苗緊急使用授權（EUA）之核予本質是一個科學問題，必須以嚴謹的研究方法與程序來證明疫苗的安全性及有效性。然而就像大部分日常的醫療決定或用到人身上的醫藥，它往往充滿不確定性，也鮮少只是單純的科學問題；所謂科學方法及試驗步驟，也時時發生變革、甚至典範轉移，更有價值與倫理判斷面向，不僅要衡量用在個人身上的利益與風險，也須考慮可能對群體、家庭、社會與國家之廣泛影響。這種情形在全球疫病大流行與公共衛生緊急事件下更為鮮明緊迫，挑戰決策者的智慧與對公眾溝通的能力。

*以上文稿發表在健康E世界110年7月號，感謝作者及健康E世界雜誌社授權轉載。原文網址：https://www.health-world.com.tw/main/home/tw/thishealth_edit.php?id=2179&page=3

# 後記——高端疫苗通過EUA

衛福部食藥署針對高端疫苗專案製造申請，鑑於專家會議多數同意通過且中和抗體效價不劣於AZ疫苗，在2021年7月19日CDC記者會上依《藥事法》第48-2條宣布核准緊急授權（EUA），附帶條件是核准後一年內檢送國內外疫苗保護效益（effectiveness）報告。[41] 高端疫苗屬於副作用低的蛋白疫苗，可讓無法接種mRNA與腺病毒疫苗的人多一種選擇。[42]

此外，WHO在2021年8月13日討論疫苗加強劑時，揭露高端疫苗接種兩劑後的抗體數據，抗體會在接種第二劑的14天後達到最高點494.85（IU/mL），並在43天後來到最低點76.59（IU/mL），僅剩最高點的15%。但是若第209天追加第三劑中和抗體又會達到818.31（IU／mL）。[43] 另一方面，高端疫苗在2021年7月20日獲准在巴拉圭進行COVID-19疫苗第三期臨床試驗；9月22日則獲得歐盟歐洲藥品管理局（EMA）正面回應，准以免疫橋接比對方式進行第三期試驗。[44,45] 高端疫苗的2期期中分析數據在2021年10月13日在《Lancet Respiratory Medicine》發表，更是為COVID-19疫苗的免疫橋接提供具體參考基礎。[46]

另外，根據莫德納新冠疫苗免疫橋接臨床試驗的結果分析，接種後的

41. 衛福部（2021年07月19日）。〈衛福部核准高端MVC-COV1901新冠肺炎疫苗專案製造〉。http://at.cdc.tw/B3BH93

42. 陳潔、楊惠君、嚴文廷（2021年07月19日）。〈首支取得EUA的國產高端疫苗，防疫角色如何定位？保護力監測與國際接軌考驗在哪？〉。報導者。https://www.twreporter.org/a/covid-19-medigen-vaccines-eua

43. 姚惠茹（2021年08月27日）。〈WHO 評估加強劑納入「高端疫苗」，意外曝光接種兩劑後抗體數據〉。科技新報。https://technews.tw/2021/08/27/medigen/

44. MoneyDJ理財網（2021年07月20日）。〈高端疫苗獲准於巴拉圭進行新冠疫苗三期臨床〉。https://www.moneydj.com/kmdj/news/newsviewer.aspx?a=ac1fe1eb-93e3-4c2e-aca4-1234d0b19d54

45. 韓婷婷（2021年09月22日）。〈高端COVID-19疫苗第3期試驗 獲歐盟EMA核准進行〉。中央通訊社。https://www.cna.com.tw/news/firstnews/202109220304.aspx

抗體效價與疫苗保護力是直接相關。[47] WHO在10月26日啟動「團結試驗疫苗」（Solidarity Trial Vaccines）計畫，而高端疫苗確認獲選，並在哥倫比亞、馬利及菲律賓三個國家超過40個臨床試驗中心執行。[48] 澳洲藥物管理局（TGA）在11月22日也授予高端疫苗「審查資格認定」（provisional determination），此程序是申請澳洲緊急使用許可的關鍵。[49] 高端疫苗在巴拉圭第三期解盲於2022年2月14日符合要求核准EUA，並且取得「流行病預防創新聯盟（CEPI）」贊助，執行高端疫苗與mRNA疫苗、腺病毒載體疫苗的第三針追加免疫混打試驗。[50] 根據外交部資料，高端疫苗獲印尼、帛琉、紐西蘭、貝里斯、索馬利蘭、泰國、愛沙尼亞和巴拉圭等8國認可。[51] 此外，接種2劑AZ疫苗的行政院長於3月14日第三劑混打高端疫苗，以鼓勵長者接種疫苗與宣傳接種疫苗可獲500元超商禮券。[52] 至於高端疫苗在臺灣是否能提供給12歲以上青少年接種，目前食藥署仍在蒐集資料待審查。[53]

46. Hsieh, S. M., Liu, M. C., Chen, Y. H., Lee, W. S., Hwang, S. J., Cheng, S. H., Ko, W. C., Hwang, K. P., Wang, N. C., Lee, Y. L., Lin, Y. L., Shih, S. R., Huang, C. G., Liao, C. C., Liang, J. J., Chang, C. S., Chen, C., Lien, C. E., Tai, I. C., & Lin, T. Y. (2021). Safety and immunogenicity of CpG 1018 and aluminium hydroxide-adjuvanted SARS-CoV-2 S-2P protein vaccine MVC-COV1901: interim results of a large-scale, double-blind, randomised, placebo-controlled phase 2 trial in Taiwan. The Lancet. Respiratory medicine, 9(12), 1396–1406.

47. Gilbert, P. B., Montefiori, D. C., McDermott, A. B., Fong, Y., Benkeser, D., Deng, W., Zhou, H., Houchens, C. R., Martins, K., Jayashankar, L., Castellino, F., Flach, B., Lin, B. C., O'Connell, S., McDanal, C., Eaton, A., Sarzotti-Kelsoe, M., Lu, Y., Yu, C., Borate, B., ⋯ United States Government (USG)/CoVPN Biostatistics Team§ (2022). Immune correlates analysis of the mRNA-1273 COVID-19 vaccine efficacy clinical trial. Science (New York, N.Y.), 375(6576), 43–50.

48. 自由時報（2021年10月27日）。〈入選世衛團結試驗計畫 高端：展開全球第3期臨床試驗！〉 https://news.ltn.com.tw/news/life/breakingnews/3716793

49. 韓婷婷（2021年11月22日）。〈高端疫苗獲澳洲授予審查資格認定 加速申請EUA〉。中央通訊社。https://www.cna.com.tw/news/firstnews/202111225005.aspx

50. 韓婷婷（2022年02月14日）。〈高端疫苗巴拉圭三期解盲達標獲EUA 續向其他國家爭取〉。中央通訊社。https://www.cna.com.tw/news/ahel/202202145013.aspx

51. 吳亮儀（2022年02月15日）。〈高端疫苗獲巴拉圭EUA已8國承認 陳時中：未來會有更多國家認可〉。自由時報。https://news.ltn.com.tw/news/life/breakingnews/3830450

52. 葉素萍（2022年03月14日）。〈蘇貞昌第3劑打高端 不領北市500元超商禮券〉。中央通訊社。https://www.cna.com.tw/news/aipl/202203140022.aspx

53. 江慧珺、張茗喧、陳婕翎（2022年03月10日）。〈青少年打高端疫苗EUA未過？陳時中：尚未啟動審查〉。中央通訊社。https://www.cna.com.tw/news/ahel/202203100216.aspx

# 國際組織認同免疫橋接

國際藥物監管機構聯盟（The International Coalition of Medicines Regulatory Authorities, ICMRA）在2021年6月24日召開關於COVID-19疫苗開發的研討會，並接受合理的免疫橋接研究用在疫苗開發。由英國、澳洲、加拿大、新加坡和瑞士藥物監管機構組成的跨國醫療聯盟「Access Consortium」也表示免疫橋接研究可用於COVID-19疫苗授權，並以免疫反應生物標記（immune response biomarkers）比較不同疫苗功效。「Access Consortium」認同ICMRA的結論並認為，中和抗體滴度（neutralising antibody titres）作為跨平台免疫橋接試驗主要療效指標（primary endpoint）是可被接受。不過，必須對免疫橋接的受試者至少進行12個月的安全性和免疫原性之追蹤，並記錄描述性臨床療效數據。申請者應提供關於中和抗體作為免疫橋接研究主要療效指標，並有數據支持候選疫苗的作用機制，以及具有適當的設計和比較的儀器。[54,55] WHO在2022年COVID-19研究與創新報告中提到，疫苗平等（equity）不僅是公平性（fairness）的問題，而是關乎如何控制世界各地的流行病。監管機構支持將免疫橋接（基於已知有效的原型疫苗）用於開發變種疫苗的方法，能以有效的方式使用免疫反應（immune response）而不需要充分「保護力的相關性」（correlates of protection，CoP）。隨機化（無論個體或小集群）可以產生有關疫苗有效性的基本資訊以滿足需求。前

53. Fierce Pharma. (2021, November 29). "COVID-19 tracker: Merck requests emergency use authorization for antiviral treatment". Available at: https://www.fiercepharma.com/pharma/covid-19-tracker-pfizer-vaccine-data-babies-could-come-by-september-spain-s-reig-jofre-to

54. GOV.UK. (2021, September 15). "Access Consortium: Alignment with ICMRA consensus on immunobridging for authorising new COVID-19 vaccines". Available at: https://www.gov.uk/government/publications/access-consortium-alignment-with-icmra-consensus-on-immunobridging-

55. for-authorising-new-covid-19-vaccines/access-consortium-alignment-with-icmra-consensus-on-immunobridging-for-authorising-new-covid-19-vaccines

置時間的花費加上缺乏疫苗即時可用性，使得隨機部署更加可行。[56] 世衛組織指出，改良 COVID-19 疫苗的橋接研究（依賴原型疫苗的數據）可在 18-55歲年齡組進行，並可將結果外推並適用於原型疫苗其他年齡組的療效數據。[57]

## 美國免疫橋接的應用

美國FDA根據2021年6月10日「Vaccines and Related Biological Products Advisory（疫苗與相關生物製品諮詢）」會議報告也認同，中和抗體做為生物標記，並可透過免疫橋接推斷COVID-19疫苗在兒科人群中的有效性。如果建立了免疫反應生物標記的臨界值，則可預測對感染或疾病的保護力、並得以檢驗兒科免疫反應不劣於成人，這種方式在過去已用於兒科HPV疫苗和霍亂疫苗的批准。不過，由於尚未建立預測保護力的特異性中和抗體效價，嚴格的免疫橋接研究將透過血清抗體反應率評估。此外，為避免兒科疫苗開發可能涉及劑量相關之不良反應，需更深入了解中和抗體濃度（neutralizing antibody titers）與保護之間的關係。考量劑量-反應關係可能因兒科年齡組有異，理想情況是區分出幾個年齡組，像是12歲至小於18歲的青少年、6歲至小於12歲的學齡兒童、2歲至小於6歲的幼兒，以及6個月至小於2歲的嬰幼兒。[58]

56. World Health Organization, R&D Blueprint (2022). COVID-19 Research and Innovation Powering the world's pandemic response – now and in the future. Available at: https://www.who.int/publications/m/item/covid-19-research-and-innovation---powering-the-world-s-pandemic-response-now-and-in-the-future

57. Singh, J. A., Kochhar, S., Wolff, J., Atuire, C., Bhan, A., Emanuel, E., Faden, R., Ghimire, P., Greco, D., Ho, C., Moon, S., Shamsi-Gooshki, E., Touré, A., Thomé, B., Smith, M. J., & Upshur, R. (2022). WHO guidance on COVID-19 vaccine trial designs in the context of authorized COVID-19 vaccines and expanding global access: Ethical considerations. Vaccine, 40(14), 2140–2149.

58. FDA. (2021, June 10). "Vaccines and Related Biological Products Advisory Committee June 10, 2021 Meeting Announcement". Available at: https://www.fda.gov/advisory-committees/advisory-committee-calendar/vaccines-and-related-biological-products-advisory-committee-june-10-2021-meeting-announcement

# 防‧移工‧疫

2020 • 9 • 2

◎ 葉琇姍 臺灣大學社會工作博士

在許多臺灣人眼中，移工就是病毒。

染病的移工在病房開直播，全民撻伐。澳洲音樂家染疫，開直播報平安，全民關心。

疫情像是顯影劑，顯出了人們心中最深的歧視。

離鄉背景的移工，比誰都怕染疫。因為健康的身體，是他們打拚的本錢。雇主家庭，比誰都怕移工染疫，因為沒有移工，就沒有人幫忙照顧老人。因為我們需要移工的勞動力，雇主得用力地保護這些資產。但當我們心中恐懼時，移工是最廉價的責難對象，他們不會反駁，也不會還嘴。

**防疫 防移工**

在防疫的同時，我們更加防著移工，而不是更想保護他們。在我參與移工服務的過程中，不斷地和政府部門對抗著，想撕掉各種加諸於移工身上的負面標籤，然而在醫療專業的霸權下，移工終究是帶著標籤的人，從愛滋病、登革熱、茲卡病毒、到新冠肺炎，移工永遠都被列入要關注的對象。在我與他們相處的時候，他們認真地學中文，認真地學照顧，她們也稱讚臺灣防疫做得好。

病毒會過去，或以某種方式繼續與人類社會共存。

歧視也將是。

# 有家的人居家避疫，
# 沒家的人怎麼辦？
# 疫情陰霾中的無家者

## 2021・6・9

◎ 朱剛勇　人生百味創辦人

### 此刻無家者的日常

在NGO工作者們忙進忙出，協力單位、大眾不遺餘力的時刻，街上大家的生活又是如何進行呢？

許多人開始學習適應新的應急規律：先到服務單位領取洗澡洗衣的號碼牌，然後離開避免群聚，輪到自己時才回來。無法工作的人們，運用基礎物資設法過日子。而有些已脫離無家、開始租屋的人們，反而在這時選擇成為街上人們的支援，有人來幫忙搬物資、有人則成為派送物資時重要的引路者。還有夥伴分享，有一群無家者在車站發現了一位流浪的未成年少女，便帶她到警察局報案，甚至在稍晚取得物資時，想要拿去警局分送給少女。

我們不會武斷地說每一個無家的人都是善良的，就我們如同不會評論每個有家的人。正因為是人，才會如此脆弱，容易陷入恐懼、戒備；卻也正因為是人，才能理會身為而人，才能走向人。

國外抗疫以及過去SARS的經驗街告訴我們，排除人並不是好的防疫方法。全島一命也不只是情感訴求，而是每個人如何透過穩定的新生活方式，阻絕傳播鏈，並增強支持網絡。畢竟，我們想力抗的是病毒，並非是人。

本文首刊於《獨立評論》網站，獲作者同意轉載。

# 台北市娛樂公關經紀職業工會正式成立

## 2020 • 12 • 27

　　相信有聽過我們演講的人都知道，我們有一個長期目標是成立職業工會，去年香港的青躍來臺灣參訪曾經有遇見我們，贈送了我們一張感謝狀，上面寫著公關小姐工會，雖然很開心，但我們表示這是個誤會，因為工會還沒組起來。

　　沒想到，4月因疫情影響停業無意間推了我們一把，提供紓困諮詢的過程中，除了協助教學補助辦法之外，我們同時也詢問前來諮詢的對象是否願意成為職業工會發起人，就這樣我們累積起足以成立工會的勞工人數，除了我們自身的爆肝努力之外，一路上也遇見許多大力相助的貴人，結識了性勞推的夥伴及日式酒店的媽媽桑席耶娜娜姐，一起攜手協力成立工會，也發現組織職業工會是多麼的不容易，完全不是只要找30個從業者而已，還有許多不熟悉的庶務需要學習。最後終於在今年6月15日舉辦了成立大會並獲得了工會設立證書，經過八個月的時間，工會的前置作業總算階段性地完成了。

　　在未來，酒與妹仔的日常仍會持續運作，但我們其中幾位夥伴同時也會具有職業工會理監事的身份，我們的理監事名單也

包含了日式酒店與性勞推的幾位夥伴。對外我們會繼續為去除性產業污名化努力，對內則期望能夠協助更多勞動者，讓遇到困難的勞動者在職場上不再孤立無援。除了酒店的從業者，我們亦關心各種在性產業中工作的勞工，將會持續的在相關議題倡議，期望在未來能協助喜愛這份工作的人能在職場順利安全的工作、協助希望離開相關工作的人能夠順利地與其他工作接軌並安穩地離開。

本文首刊於2020年12月27日《酒與妹仔的日常Diary of the Hostess》臉書網站，獲作者同意轉載。

# 社區防疫創造共生環境 （節錄）

## 2021 • 6 • 12

◎
張芸瑄
公民行動影音紀錄資料庫

節目主持人：管中祥（中正大學傳播學系教授）

今年1月，台塑新港廠出現丹麥籍技師確診案例，不但能快速得到控制，也沒有引發社區恐慌，原因之一，在於新港平日就建立起的社區防疫網。陳錦煌說，新港「社區防疫行動委員會」從去年成立，已經有一套標準作業程序，能夠儘速落實中央疫情指揮中心的指示，避免引起民眾恐慌。

除了迅速的疫情危機處理，新港鄉也努力推動「社區防疫」來落實地方的防疫工作。陳錦煌強調：「推動社區防疫很重要的概念，要由下而上看到政府不足的地方。」除了需要透過社區的力量去協助隔離者基本生活所需外，陳錦煌說，也要讓社區能夠了解疾病、凝聚大家共識，減少對隔離者汙名化。

新港鄉能夠成功凝聚社區共識的原因，與陳醫師過去長期推動的「社區共同體」概念及20多年的社區運動有關。陳錦煌提到，新港鄉在1995年面對台塑中洋廠的污染事件時，就曾動員全鄉圍廠，而現在面對COVID-19，只要社區能夠團結、互相同理，就能幫助許多地方的防疫工作。

人類文明的進展時常是從災難中省思，並能進一步修正。陳錦煌認為，COVID-19帶來的重要教訓就是要懂得尊重環境，懂得「共生」。蝙蝠的寄生地先遭到破壞，病毒在四處寄生與演化的過程下，進入了人體，就是人們無窮盡破壞環境下的後果。因此，不僅是治病，社區防疫回到更核心的問題，觀念是否改變，如何永續。

本文首刊於《公民行動影音紀錄資料庫》網站，獲作者及網站同意轉載。因版面限制故縮短篇名，原篇名為〈《燦爛時光會客室》第302集：社區防疫創造共生環境〉。

# 「疫」起關懷弱勢

## 2021・7・1

親愛的朋友,平安!

COVID-19新冠肺炎疫情持續在臺灣延燒,到6月30日止,臺灣累計確診人數近一萬五千人,死亡人數六百餘人,死亡率一直居高不下,造成人心惶惶。尤其令人擔憂的是,印度Delta變異株已攻陷南臺灣,6月下旬已有多起Delta病毒株的確診者,疫情後續發展令人擔憂。

針對COVID-19新冠肺炎疫情發展,安得烈慈善協會一直秉持「超前部署」的原則,先期完成各類食物箱所需物資的整備,並且研擬人力不足下的因應作為。因此,當政府於5月中旬宣布全臺灣進入三級警戒之後,協會無法召募志工協助包裝食物箱的情況下,僅依靠有限的人力,圓滿完成「嬰兒、膳糧、素食、專案及長青食物箱」之外,並依據先前整備之物資,即時的包裝「安心食物箱」,自5月中旬至6月下旬,共計完成一萬五千餘箱的各類食物箱,並且透過物流公司分別送到個案家庭或配搭單位,再由配搭單位分送到個案家庭。

近二個月來,臺灣由於受到疫情三級警戒的影響,許多民眾儘量不出門,造成消費大幅減少,其中聘僱就業人口最多的內需服務業,受到衝擊可說是最直接、最嚴重,預判未來幾個月全國整體失

業率，將會逐漸攀升。除了失業率外，通貨膨脹率也是疫情影響下的另外一個重要項目。目前全球物價已蠢蠢欲動，未來在全球貨幣供給大幅增長下，將會進一步造成全球通膨壓力，對社會底層者而言猶如雪上加霜。

在新冠病毒的攻擊下，社會最底層的人往往是最先、最容易倒下的一群人，這些人包括臨時工、攤販、幫傭、司機和服務業工作人員，以及在餐廳、戲院、旅店、按摩或家庭清潔人員，他們不上班就沒有收入，或是工時減少，甚至被迫停工，造成收入中斷。根據世新大學邱天助教授的研究，新冠疫情肆虐美國一年多，為讓窮人撐過苦日子，除了紓困賑災之外，食物銀行也發揮了相當大的功能。根據美國《消費者報告》調查，約有五千萬人使用食物銀行或社區送餐服務，其中包括一千七百萬名孩童。類似情形也出現在英國，依據《曼徹斯特晚報》報導，疫情爆發後，依賴食物銀行的人增加五成。在臺灣，這些社會底層的家非常需要我們的關懷和幫助，邀請您一起共襄善舉，陪伴弱勢家庭度過疫情難關。

本文首刊於2021年07月01日《安得烈慈善協會》網站，獲作者同意轉載。

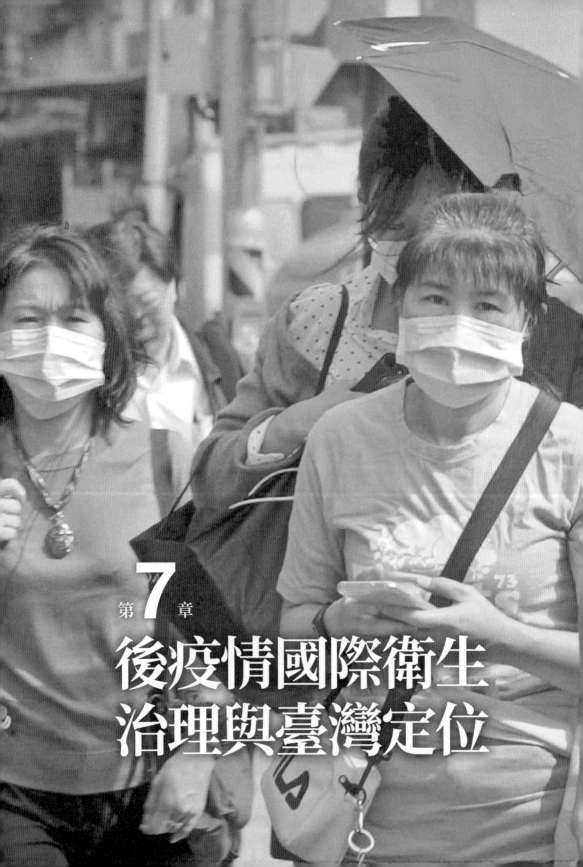

第 **7** 章

# 後疫情國際衛生
# 治理與臺灣定位

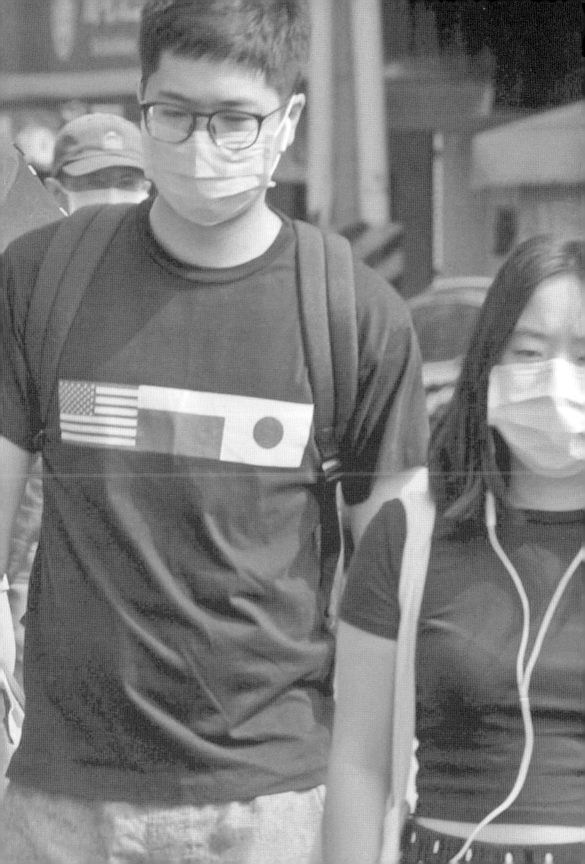

# 比口罩更重要的，是心意

（節錄）

**2020・4・20**

◎張平　資深媒體主管

最近的口罩外交，吵成全球新聞了。臺灣防疫成績優異，但千萬不能因此自我膨脹。

在尚未完全滿足民眾需求的前提下，我們願意對外援贈口罩代表心意。心意，的確能夠帶給受贈國激勵。但話說回來，這樣的量實質能幫上多少忙？假設宣傳過度，會不會反效果？

另外，援外必須考量許多層面。把防疫物資贈與他國，人家多少都會配合宣傳。但，一個「Err」的曖昧，又引發網民之間的相互敵視與攻擊。俗話說廣結善緣，外交亦復如是。做好事，如果真正的企圖是宣傳，希望各國立即為臺灣發聲，那實在是有點多想了。真心才能換到友誼，算計太多徒增反感。臺灣民眾願意忍受不便，是因為我們的口罩真的可以救人救急。當政治企圖凌駕人溺己溺的普世價值，那反而傷害了我們長期援外的真正「臺灣價值」。

援外，心態上不能期待回報，人道可不是外交工具。而因為受贈國的謝意不夠而惱羞成怒，那不難看死了嗎？駐新加坡代表處的反應也正確——做該做的事，不要民粹化。臺灣防疫做得好，因為政府努力保障人民健康。身為地球村一份子，不讓疫情外溢給他國添麻煩，真的做得不錯。有警覺性、關心國際、公衛前線努力把關、民眾百姓團結配合，這才是真正的價值。但是，未來路還很長。零確診，也可能是另一波危機的開始。大家淡定、回歸疫情與人性。這樣的心態，才能真正贏得尊敬。

本文首刊於2020年04月20日《鐵板一塊》臉書網站，獲單位同意轉載。

# 衛哨共同體？ (節錄)

## 2021 • 1 • 8

◎陳榮泰 法國高等社會科學研究院社會人類學程博士

　　新冠疫情到底是強化或弱化了民族國家？把這個問題扣到臺灣未來的走向，更令人猶豫。一方面，考慮現實上臺灣要被視為主權國家，並得到相應權利，便已困難重重，因此，談論臺灣能否成為促進全球共存共榮的另類共同體模範，的確有些陳義過高；但另一方面，普世醫療人道價值是否便能緩解民族國家的危險，也令人擔憂。

　　這也是為什麼我認為要思考後疫情的臺灣定位，「超前部署」這個去年的流行詞彙值得發揮。如果二十世紀末的全球健康治理有從「精算」轉向「警覺」的趨勢（或至少兩種治理方式並重），那麼臺灣儘管不在WHO會員之列，倒是成功應用了新的健康治理典範。

　　超前部署並不如想像容易。一來，哨兵（或判斷哨兵訊息的指揮官）若是經驗不足或神經兮兮，超前部署很可能會變成過激反應。二來，光靠政府執行警覺工作並不夠，面對危及生命的威脅，民眾（包括基層醫護人員）也有擔任哨兵的權利義務，否則當病毒搶先一步，便只能退而求其次，用封城、普篩等1.0版生命政治技術（或像犧牲之類的前生命政治技術？）來

圍堵病毒了。雖然臺灣人常笑稱自己是因為怕死才對疫情反應迅速，我卻寧可想像，臺灣人大概是因為住在這座地震多、颱風頻繁、時而還有台海危機的島嶼，才彷彿內建了哨兵性格。

　　回到臺灣的定位問題。聽來雖然有點心酸，但去年臺灣之所以受到歐美媒體高曝光度，恐怕不只是臺灣優異的防疫成績，中國應仍是其中的關鍵詞。對歐美國家來說，一個以華人為主、卻實行民主制度的國家能夠成功防疫，多少緩解了他們對「像中國那種極權國家才能有效對抗新興傳染病」一說的焦慮。另一方面，臺灣使用中文、熟悉中國事務，又對中共政權抱持警戒，似乎未嘗不能在中國不太情願遵守「全球健康安全」遊戲規則之際，扮演某種衛哨的角色。

　　面對詭譎多變的新興傳染病和政治局勢，假如我們仍難以擺脫戰爭的隱喻，或許可以超前部署，把隱喻前推到交戰之前，考慮狐獴的衛哨共同體：一個嘻笑怒罵、面對危險訊息卻靈活並沈著應對的民族。這樣的民族，在如今已危機重重的世界上雖處邊緣（因為危險正在邊緣處），卻又不可或缺。

本文為參與「後疫情時代的展望」座談會主題八：後疫情國際衛生治理與臺灣定位之會後延伸討論觀點。

# 疫情升溫後的心理層面影響（節錄）

## 2021・5・15

◎范文千　臺北市向陽會所社工師

　　工作地點身處焦點核心之一的萬華，在國家整體心理衛生網絡中的小小一環社區精障會所的位置，親身體驗著疫情蔓延的不確定與焦躁感，以及外在政策的防疫介入下，人們習以為常甚至賴以生存的公共服務與社群連結因此關閉，而對邊緣與弱勢者造成的衝擊，已非「即將／可能」，而是正發生中的現實。

　　在三級警戒頒布的時刻，會所得暫時關閉、不開放進出到至少6月初。這意味著所有的會員都只能回到家中，各自面對難關。且沒人知道會持續至何時。

　　作為長期推動身心復元的工作者，人在現世起伏的考驗中，如何調動其生命力，不墜落而能奮力往前，而不僅僅是急著抹除痛苦、遮蔽感知，始終是重點中的重點。

　　因此，疾病、逆境所帶來的不適與不確定，有時反而是（強迫式地）推動彼此面對過去視作「安全範圍」的諸多選擇和習性，此刻已充滿限制性與不足。是否能返身地以病為師，危機視作轉機，絕境孕育潛能？這個過程一點都不舒適，但寧可痛

苦，也不要無感；背水一戰，方能釜底抽薪。

　生命帶著痛苦，仍是充滿可能性和能動性的。很感謝能遇到這些一起工作的夥伴和會員們，我知道像我這樣怕麻煩的人，是不可能靠自己累積、走出這樣的一小步的，是社群讓我也有機會往前。即使痛苦焦躁但充滿意義。讓我們一起迎上這個功課吧！

本文首刊於2021年05月15日《范大千》臉書網站，獲作者同意轉載。

◎ 何明修 　國立臺灣大學社會學系教授

# 如果臺灣守得住，全球民主也能守得住

**2021 • 5 • 17**

挑戰就在明天！

5/17週一，上千萬臺灣人要回到工廠、辦公室與學校。我們守了一年多的抗疫防線，決戰點就是在明天。

從武漢肺炎爆發以來，世界上也只有三種抗疫模式。一是中國的威權治理，反正就是不顧人民死活，強制封城鎖區，異議者與吹哨者很快地就人間蒸發。二是先進民主國家模式，執政者輕忽威脅，反而自身染病，也因為種種政治考慮，不敢限制人民的自由。奇怪的肺炎與疫苗懷疑論盛行，帶來嚴重的危害。第三種就是窮國家，不管民主或不民主，根本沒有錢診斷與治療武漢肺炎，也沒有辦法買疫苗。

民主臺灣創造奇蹟，離病源地那麼近，又守了那麼久。沒有封城或是停班停課，經濟成長率還創新高，股市飆漲到歷史新高，等於創造了不可能的奇蹟。陳時中部長去年還每天開記者，回應一堆無聊的提問與幹話！

去年成功的關鍵有很多，民主體制讓執政者不敢講謊話，必要公開透明、有素養的國民品德願意自動配合各種防疫指示、從口罩到各種防疫用品國家隊的動員等。

　　但是下一週將會最困難的挑戰，如果臺灣守得住，全球民主也能夠守得住。

　　天佑臺灣！

本文首刊於2021年5月17日《何明修》臉書網站，獲作者同意轉載。

◎林窈如

圖文手作創作者、中正大學哲學系校友

# 同球一命 （節錄）

## 2021・6・6

　　也許我們語言不通，也許我們意識形態不同，但我相信我們之間建立的情誼不會因為生活中某部分的立場不同就輕易怨恨彼此討厭彼此。我們之間，還有很多可以對話的形式：關於音樂，關於電影，關於攝影，關於戲劇，關於天文，關於繪畫，關於體育，關於植物，關於環境，關於善，關於美……

　　因為不想讓妳／你不開心，我常常選擇沉默，但沉默不代表我完全不關心，不代表你／妳說的想的我都認同（或不在乎），更不表示我完全沒有自己的看法與情緒。

　　我喜歡妳／你，我在乎妳／你，我關心妳／你，我愛你／妳。

　　因為我的成長過程跌跌撞撞，因為我生命裡大小風雨不斷，我建立起的信念是，生命遲早有盡頭，活得坦然舒心比活得久更為重要。所以，從今天起，我會再度選擇盡量保持沉默。

　　對不起，我沒有辦法跟左邊的你／妳同仇敵愾，我沒有辦法跟右邊的你／妳義憤填膺。

但偶爾，只是偶爾，我也好希望你／妳能試著想像，當我選擇不傾向任何一邊時，我有多孤單。我沒有同溫層，我沒有夥伴，我為了想讓自己對所有資訊保持一定程度懷疑、不輕易落入某個情緒的框架裡，需要多大的力氣跟勇氣。

　　**我遙想很遠很遠很遠很遠的未來，人們呼喊的會是，同球一命。**

本文首刊於2021年06月06日《林窈如》臉書網站，獲作者同意轉載。

# 疫海羅盤：
# 臺灣人的孤兒情結

**2021・6・21**

◎康文炳 資深媒體編輯人

　　開會時，他們選擇坐在角落，時而發出輕蔑的鼻息聲；休息時，他們聚在茶水間，低聲交換著流言蜚語。下班時，他們偶爾聚餐，大肆嘲笑著同事的愚蠢、主管的無能、老闆的顢頇；酒酣耳熱，興高采烈，這是職場孤兒的快樂時光。

　　說是「孤兒」，並不是他們受到排擠或不受重用，而是他們對組織缺乏認同感。他們總是以局外人的冷眼旁觀一切。公司做成了業績，他們冷嘲；公司做壞了業績，他們熱諷。他們既沒有自信承擔任務，自然也缺乏斷然離職的自尊。

　　臺灣大疫當前，這是政治孤兒的快樂時光。他們以局外人的眼光看這場戲，臺灣買不到疫苗是他們的笑點，確診人數攀升是他們的高潮。臺灣拿到疫苗，他們說這另有陰謀；確診人數下降，他們說好戲還在後頭。

　　隨著臺灣國際主體性的日益鮮明，越來越多的臺灣人走出了「亞細亞的孤兒」的心態；他們慢慢學著以恰如其分的自信與自尊，來看待這個國家，這塊土地，以及其上的人民。他們看得到自己的優點，也清楚自己的缺點；而無論面對優點或缺

點，他們不傲慢更不自卑。

相對的，依然有相當部份人，他們既無法認同臺灣的主體性，也不願全心擁抱他們心目中的祖國，價值與信念無所依托，內心益加失落、酸楚。他們對這塊生養的土地缺乏歸屬感，但又沒有足夠的自尊選擇離開。他們終將是臺灣政治上的虛無者，一如職場孤兒，只能以酸言酸語、冷嘲熱諷、幸災樂禍，抱團取暖，來感受一下自我的存在感。

其實，職場孤兒與政治孤兒的角色翻轉，都在自己的一念之間。問題是，我們能不能接納自已？我們接納了自己，才能接納現實；而接納了現實，我們才可能找到自己在世界的位置，從而用生命去完成一點什麼。

但這不容易，真的不容易，因為這樣的人永遠盯著別人看，他們從來不看自己。

本文首刊於2021年06月21日《康文炳》臉書網站，獲作者同意轉載。

# 我想，我真的是從一個虎穴跳進一個大狼坑

（節錄）

**2021・6・25**

◎ 張誌瑋 英國藍牌導遊

　　取了行李，順著大廳，看見我十個月未見面的阿娜答，我們就洋洋灑灑走出機場搭車回家。沒有人要我噴灑酒精或消毒劑，更沒有高科技的機場溫度測試機，也沒有穿著防護衣的篩檢人員瞪著X光看著白白紅紅綠綠的影像機。我們就直接搭著倫敦地鐵搖搖晃晃一小時到家。

　　地鐵站有熟悉「mind the gap」（注意月台間隙），車廂座墊是我喜歡的紅藍白倫敦眼設計，但座墊看得見灰厚的陳舊；還有久違的特有衣飾的英國黑；口罩顏色五花八門但許多人掛在下巴；還有車上討錢的人沒戴口罩說了一大堆討錢話語混夾吵雜老舊地鐵的晃蕩聲，很少人給錢，他走下這節車廂，又繼續到下一車廂拉拉雜雜演說去了。

　　自稱民主又開化的佛系社會，對生死是不是回到他們祖先達爾文的「適者生存」？生死在天，享樂與自我為優先，活一天就要一天燦爛美好。

臺灣人的自律在疫情中顯現。全球人口密度第二高的島上居民自有生活及防疫的一套。漂浮的小島一波中共空機襲擊、一陣萊豬、數樁火車慘死數人事件、缺水缺電事件未平，一波疫苗不足、政治心計操演又起。但面對疫情的勇氣，如同可以穿上那件會出汗的防疫衣要忍耐，終有脫去防疫衣享受臺灣滿天星空的一天。

　　有位在英國數年的臺灣朋友，電話中說她無法接受臺灣鄉下里長還用喇叭宣傳車來宣導防疫戴口罩、勤洗手。我有些憋氣地回覆：這就是臺灣，妳不覺得這就是我們的文化？一個扎扎實實接地氣的文化。

本文首刊於2021年06月25日《張誌瑋》臉書粉絲專頁，獲作者同意轉載。

# 疫病與政治：
# COVID-19與美國大選[1,2]

◎李尚仁　中央研究院歷史語言研究所研究員

　　自從2019冠狀病毒疾病（COVID-19）這個新興傳染病出現以來，有許多令人意料不到的發展。除了傳播速度之快、症狀變化多以及對各國嚴重的衝擊之外，讓人驚訝的還有許多一般印象中的醫療先進國家，疫情應對卻是錯失先機甚至章法混亂導致嚴重的疫情。尤其是醫療研究與醫學科技水準領先群倫的美國，這次卻成了確診與死亡人數全球最高的國家之一，在疫情嚴重的地區，當地醫療體系幾乎難以負荷，慘狀令人瞠目。

　　疫情不只顛覆了一般人對各國醫療衛生水準的印象，過去學術界對各國防疫能力的評比也失準。向來在各種防疫指標名列前茅的科學先進國家，卻表現荒腔走板疫情慘重。例如，歷史悠久學術地位甚高的《英國醫學期刊》（*British Medical Journal*）的子期刊《全球衛生》（*BMJ: Global Health*）在2019年刊出一篇研究論文，評比世界各國對傳染病全球大流行的防疫準備，結論是「全球最富裕的地區：北美、西歐、澳洲與紐西蘭」，防疫準備

---

1. 本文修改增補自李尚仁（2021年02月07日）。〈美國防疫的科學與政治角力〉，《思想坦克》，出處：https://voicettank.org/single-post/2021020701/。
2. 編註：本文初稿完成日期為 2022年07月04日。

也最好。[3] 如今看來，這個結論或許適用於澳洲和紐西蘭，但其他部分就大有問題。同樣地，全球衛生安全指標（Global Health Security Index）2020年初刊出的2019年評比，排名第一的是美國、第二是英國。然而，我們現在知道，疫情發展迄今英美是已開發富裕國家當中疫情最慘重的前兩名。排名第三的荷蘭表現也不怎麼樣。

為何會如此？許多評論都指出美國川普政府在防疫上不尊重專家的科學意見，應對失當甚至荒腔走板。然而，這些評論對於川普政府為何如此表現大多缺乏進一步的分析，而是歸咎於他的人格與作風或是含糊地歸因於「民粹」。本文由政治經濟的角度探討美國在防疫過程出現的衝突和政治角力，進而討論這場世紀大疫中科學與政治的關係。

## 經濟與科學的衝突？

這場大疫於2020年初在武漢爆發，很快就擴散為全球大流行（pandemic）。同年11月恰逢美國總統大選年，嚴重的疫情成為影響選情的黑天鵝事件。原本川普總統任內股市上漲、失業率降低，即便他的言行常引起爭論且內閣頻頻換人，但經濟表現讓他擁有很大的勝選連任優勢。不過疫情讓一切改觀。川普一開始淡化疫情的嚴重性，不願意採取嚴格的封城防疫措施，原因可能是擔心會影響經濟。或許是為了表示疫情並不嚴重，川普經常拒絕戴口罩，為了拉抬選情還頻頻舉辦大型造勢活動，而他的支持者也大多不戴口罩，以致這類大型群聚活動常被批評是超級傳播事件的溫床。

3. Oppenheim, B., Gallivan, M., Madhav, N., Brown, N., Serhiyenko, V., Wolfe, N.D., & Ayscue, P. (2019). Assessing global preparedness for the next pandemic: development and application of an Epidemic Preparedness Index. BMJ Global Health, 4:1.

後疫情國際衛生治理與臺灣定位

除了川普總統之外，不少共和黨州長與國會議員也抱持這樣的作風，並且反對實施嚴格的防疫措施。為了表示COVID-19不是太嚴重的疾病，已有特效藥可以控制，川普帶頭鼓吹實證醫學不支持的羥氯奎寧（hydroxychloroquine）療法，且不時出言貶斥醫學專家。這種狀況導致許多共和黨政治人物和防疫專業人士公開衝突，引發主流醫界與科學界的不滿。適逢總統與國會大選，防疫方針的對立很快高度政治化，也讓科學與醫學專業面臨巨大的挑戰。

2020年4月，當美國生物醫學高級研究和發展管理局局長布萊特（Rick Bright）根據新的醫學研究結果，警告民眾用羥氯奎寧（hydroxychloroquine）治療COVID-19不只無效還有相當的風險，觸犯了鼓吹此一療法的川普而遭解職。小心翼翼不公開牴觸總統的專家官員也常落入兩面不討好的處境，既遭外界質疑未能據理力爭，同時還難逃川普的怒火。例如食品藥物管理局局長韓恩（Stephen Hahn）就曾遭外界質疑太過向川普妥協，但在疫苗臨床試驗結果還在接受審核時，川普政府就施壓韓恩要求讓疫苗提早上市，甚至威脅若不順從就要開除他，結果遭到韓恩拒絕。疾管署署長雷德菲爾德（Robert Redfield）也遭到類似批評，內部有人宣稱他要求部屬刪除長官指指點點的電郵，企圖湮滅不當干預的證據。[4] 但川普競選團隊出身的衛生部發言人卡普托（Michael Caputo）卻在臉書放話，表示疾管署人員意圖顛覆川普總統，逼得雷德菲爾德公開反駁並宣稱這種說法讓他難過。[5]

負責協調防疫團隊的柏克斯醫師（Deborah Birx）同樣成了夾心餅乾。

4. Diamond, D. (2020, December 10). "CDC's Redfield told staff to delete email, official tells House watchdog". POLITICO. https://www.politico.com/news/2020/12/10/cdc-redfield-email-house-watchdog-444238

5. Feuer, W. (2020, September 16). "CDC director says he's 'deeply saddened' by allegations of 'sedition' from Trump HHS appointee". CNBC. https://www.cnbc.com/2020/09/16/cdc-director-says-he-was-deeply-saddened-by-allegations-of-sedition-from-trump-hhs-appointee.html

川普在記者會上說可用漂白水治療COVID-19，現場她一臉尷尬的畫面瘋傳全球，但她未出言糾正則引發戀棧職位的批評。眾議院議長裴洛西（Nancy Pelosi）表示對柏克斯失去信心，但川普也不滿意柏克斯而嘲笑她「可憐吶」（pathetic）。柏克斯在川普下台後接受訪問，宣稱政府內有批否認COVID-19嚴重性的官員在扯後腿，某些首長的發言則擾亂了防疫。[6] 美國國衛院（National Institute of Health, NIH）國家過敏和傳染病研究所（National Institute of Allergy and Infectious Diseases）的所長佛奇（Anthony Fauci）是高度知名的傳染病專家，他和川普的恩怨在這場衝突中最為顯眼。佛奇是政府防疫團隊的成員，但他的看法卻常牴觸川普。除了在白宮記者會上兩人明顯不同調，他在川普發言時也常擺出一副撲克牌臉孔，沉默表達不以為然。後來白宮乾脆不讓佛奇出席記者會，川普後來甚至暗示大選後要開除他。

> 疫情不只顛覆了一般人對各國醫療衛生水準的印象，過去學術界對各國防疫能力的評比也失準。向來在各種防疫指標名列前茅的科學先進國家，卻表現地荒腔走板、疫情慘重。

## 古典自由主義與防疫

美國這個醫學最先進國家的防疫作為如此紛擾混亂，頗令人感到困惑驚訝。但也許歷史可以提供我們一些了解的線索。著名的前輩醫學史學者艾克納希特（Erwin Ackerknecht, 1906-1988）在1948年發表一篇以19世紀歐美醫學界的「反傳染說」（Anti-Contagionism)為主題的重要論文。他在文中宣稱在細菌學說興起之前，疾病傳染說曾遭到一場反挫，有不少

---

6. Holpuch, A. (2021, January 24).〝Deborah Birx says Covid deniers in Trump White House 'derailed' response〞. The Guardian. https://www.theguardian.com/world/2021/jan/24/deborah-birx-trump-white-house-covid-deniers

重要的醫師否認瘟疫（plague）、黃熱病與霍亂等重大疫病是傳染病，主張這些疾病是由氣候與當地衛生狀況等環境因素所造成。艾克納希特認為抱持這類主張的醫師在政治上大多是自由主義者，參與簽署獨立宣言的美國名醫班傑明·洛希（Benjamin Rush, 1746-1818）就是顯著的例子。反傳染說反對的其實是黑死病以來的檢疫制度。這些自由主義者認為檢疫在醫學上沒有根據，還限制了人身自由與妨礙自由貿易。相對之下，當時支持傳染說的則大多是軍醫，政治上傾向於專制的保守派。[7] 艾克納希特的研究凸顯了醫學理論和政治經濟立場之間的連結，也引起歷史學界熱烈的討論、修正與批評。[8] 筆者無意在此轉述這些專門的史學辯論，雖然艾克納希特最初的論點受到很多反駁，學界認為難以成立。但他強調政治立場與防疫取向的關聯，卻提供一個切入分析當前英美兩國防疫政治爭論的角度。

英美的防疫爭議除了凸顯政治立場與防疫政策取向有密切關聯，對照十九世紀的反傳染論爭議，也可看出從十八世紀晚期到今天「自由派」一詞的政治內涵，已有了多大變化。

川普及其支持者反對封城管制與社交距離的作法，在大選年急於放鬆疫情管制以重啟經濟，此一政策取向契合美國共和黨支持小政府、自由市場、反對國家干預商業的立場，這些都是當年反傳染論的自由主義者的政治經濟主張。但這場爭議也再次凸顯當前西方的「自由派」和19世紀的古典自由主義者的重大差異。原本政治和經濟的自由市場主張是一體兩面，也和個人主義密不可分（臺灣的對照是80與90年代政治自由化的呼聲，經常連結到公營事業民營化和反對政府干預市場的經濟自由

7. Ackerknecht, E. H. (1948). Anti-contagionism between 1821 and 1867. Bulletin of the history of medicine, 22(5), 562–593.
8. Baldwin, P. (1999). Contagion and the State in Europe, 1830-1930. Cambridge: Cambridge University Press.8

化主張）。就反對檢疫制度的古典自由主義者而言，政治自由和自由貿易兩者並無矛盾。然而，20世紀下半隨著福利國家與多元文化的興起，英美「自由派」和保守派的主要爭執聚焦於墮胎以及同志、女性與跨性別者、移民和少數族群的權利。「自由派」把關切焦點放在文化與倫理價值觀的「自由」，而不是經濟自由或自由市場；後者反而成為保守派標舉的價值。自由派反而常要求國家在衛生、環保、社福等領域進行更強的管制與介入，這些議題成為自由派與保守派爭執的焦點。這次美國大選有關健保爭議就是明顯的例子：川普與共和黨保守派都試圖廢除歐巴馬推動的健保，主張回歸私人保險的自由市場選擇；民主黨則保衛歐巴馬健保，民主黨的進步派更企圖將之擴大強化為全民健保。美國保守派反健保與反封城的立場，其實有內在一致的古典自由主義政治經濟邏輯。

英美的防疫爭議除了再次凸顯政治立場與防疫政策取向有密切的關聯，對照19世紀的反傳染論爭議也可看出從18世紀晚期到今天「自由派」一詞的政治內涵已經有了多大的變化。在變與不變之間，這次疫情也提供一個重新檢視與思考傳統政治座標的契機。

## 科學界的反撲

美國防疫政策的爭執不僅表現在政界與輿論界的自由派與保守派之爭，也表現在川普政府與科學界的衝突。川普的作風導致醫界的反彈。選前，醫界頂尖的《新英格蘭醫學期刊》（*New England Journal of Medicine*）破天荒以社論呼籲選民要讓防疫不佳的現任政府下台，頂尖科學期刊《自然》（*Nature*）也以社論支持拜登。學術期刊不尋常的政治表態更凸顯川普政府和科學界的關係緊張。疫情爆發前，川普政府削減科研預算、削減疾管署等科學機構規模的政策，就已導致科學界的憂

心，這種不滿在疫情期間更演變為公開的對立。疫情期間本來就有許多民眾更為信任與指望醫學專家提出解方，但川普卻屢次槓上科學界，再加上白宮多次爆發群聚感染事件，連第一家庭都染疫，也強化川普政府防疫不利的印象。這種狀況讓許多臺灣人感到不解。相較之下，拜登政府則一上台就重用受到川普政府冷落的醫療公衛專家，強調科學防疫的原則。受拜登任命為首席防疫顧問的佛奇，在第一場記者會上說：「能依循證據，讓科學說話，有種獲得自由的感覺」。

**兩黨政治人物對專家與專門知識的不同態度，反映了雙方支持者在利益分配上的衝突。**

疫情當頭為何川普和共和黨政治人物反而跟專家槓上？有批評者認為川普民粹所以不信科學，但為何民粹就必然反科學？民粹政治人物同樣需要爭取選民支持，如果對抗專家不能增加選票就沒動機這樣做。川普雖然落選但票數並不低，顯見有相當數量的美國人支持或不在乎他這樣的作為。一般報導常將此歸咎於假新聞與社群媒體，但人們之所以相信假新聞而不信任專家必然有背後的因素，甚至牽涉到更深刻的結構問題。

## 美國防疫政策衝突的結構因素

美國加州大學柏克萊分校的社會學教授狄倫・雷利（Dylan Riley）在去年底的《新左評論》（*New Left Review*）發表〈斷層線：美國政黨體系的政治邏輯〉一文，[9] 分析美國兩黨對立的政治邏輯。這篇文章雖然沒有談到COVID-19，但其論點正好提供一個切入的角度，有助理解上述現象。

雷利認為在1980年代之後，隨著美國經濟成長放緩與轉變，民主黨和

---

9. Riley, D. (2020). Faultlines : Political Logics of the US Party System. New Left Review, 126 (Nov/Dec, 2020), 35-50. https://newleftreview.org/issues/ii126/articles/dylan-riley-faultlines.pdf.

共和黨的結盟對象出現重大差異。共和黨支持主力包括高汙染產業、採礦與石油工業、「大型零售業、食品服務業與大規模家族企業」；民主黨的支持主力則是科技業和文教娛樂產業。支持共和黨的企業要的是放寬環保標準與釋出公有地讓他們開發，支持民主黨的企業關注的重點則是加強保護智慧財產。教育程度是區分兩黨支持者的重要因素，擁有大學學位的選民傾向支持民主黨，有研究所學位者更是一面倒；沒有大學學位的白人則是共和黨的基本盤。共和黨的支持者則是白人工人、「經理人、小生意人與中階白領工人」。雷利指出，兩黨支持者在利益分配上的衝突也表現在對專家的不同態度。支持民主黨的專業人士與知識分子主張公共政策應該依循科學指引，背後的經濟邏輯是受過高等教育者期待他們的專業能力能得到較高報酬。公部門是專業人士最大雇主之一和重要的經費來源。政府政策若重視專業知識、優渥待遇專家，會符合擁有大學學位者的利益，而這樣的政策常是由公家買單。相較之下，許多無大學學位者並不樂見公家經費如此使用，也對專家與專門知識抱持懷疑的態度。在公家資源分配上，共和黨支持者偏好的是農業補貼和對小生意紓困。因此，兩黨政治人物對專家與專門知識的不同態度，反映了雙方支持者在利益分配上的衝突。從這角度來看，川普政府對防疫專家的態度與其鬆綁環境法規、開放國家公園伐木採礦，以及懷疑氣候變遷並退出巴黎協定等立場是一致的。拜登政府強調科學防疫並把因應氣候變遷危機當成重大施政目標也符合其支持群體的立場與利益。民主黨、共和黨和防疫專家的關係與兩黨基本盤支持群體是一致的。這次美國大選的防疫爭議，表面看來似乎是非對錯黑白分明：民主黨一方代表運用科學進行治理，共和黨一方則是非理性的民粹以及錯誤地把商業放在公共安全之上。然而，藉由雷利對兩黨選民的政治經濟分析，對兩黨防疫立場給予對稱的考量，可以更深刻地理解美國這場激烈對立的社會基礎。

# COVID-19與後瘟疫政治：重新想像全球傳染病防治 [10,11]

◎李柏翰

國立臺灣大學全球衛生學程助理教授

行文時2021年已進入下半年，許多人認定這場疫情已進到下半場，但全世界仍籠罩在COVID-19陰影下。從邊境管制到發展停滯，從侵害隱私到種族歧視，從疫情隱匿到到疫苗戰爭，各種應變不及都給了當代全球傳染病防治機制一記當頭棒喝。世界衛生組織（World Health Organisation, WHO）幹事長依2020年世界衛生大會（World Health Assembly, WHA）第73.1號決議設立的「疫情準備及應對獨立調查小組」（Independent Panel for Pandemic Preparedness and Response, IPPPR），其調查報告希望COVID-19是「最後一場瘟疫」。為促使根本性的轉變發生，關鍵就在於充分考慮並解決全球公共衛生系統的結構性條件。

COVID-19疫情擴散迄今近兩年，WHO動輒得咎。2019年12月疫情在中國正式通報。2020年1月23日，WHO決定暫不針對新型冠狀病毒（SARS-CoV-2）宣告「國際關注公共衛生緊急事件」（public health emergency of international concern, PHEIC）。一週後WHO於1月30日再度召開緊急事件委員會，當時事態

---

10. 本文部分改寫自李柏翰（2020）。〈誰在治理什麼？新冠肺炎、全球健康和臺灣的多重定位〉，《臺灣社會學刊》，第67期，頁213-223。

11. 編註：本文初稿完成日期為 2020年12月26日。

已嚴重，疫情在歐美遍地爆發，幹事長終於宣佈PHEIC，正式「國際化」COVID-19疫情。所謂「宣佈PHEIC」係依據《國際衛生條例》（International Health Regulations, IHR）授權WHO幹事長而來，須考量公衛需求，也要考慮其對國際貿易、人員流動之影響，是國際傳染病防治中一項重要的政治決定。

IHR則是由1969年第22屆WHA確立下來的，各國欲建立了一個共同預防、早期偵測、評估並因應公共衛生緊急事件的協作機制，而當時代表中國的「中華民國政府」尚未離開WHO。即便過去WHO與各國政府已多次調整修訂國際防疫制度，但很多問題早在COVID-19席捲全球之前就已經存在了。當國際社會的關注重點已從防堵措施（如邊境管制、社交距離、強制戴口罩）轉向疫苗開發與分配，許多專家、國際組織與政治領袖也斷言這場瘟疫已進到後期階段，但誠如IPPPR所言，檢視並記錄瘟疫發展的初中期階段，以反思後瘟疫時代所需的政治想像與變革是重要的。

在此脈絡下，本文將特別關注近來全球衛生治理領域中兩大敘事：其一為超越國界、國籍，甚至物種，建立真正全球意義、「健康一體」（One Health，視人類、動物與環境健康為一體）的全球衛生共同體。另一與之相關的是，讓WHO等國際機構突破西發里亞（Westphalian）體系[12] 的結構限制，不再受國家主權及強權現實政治所制約，而成為以人類健康福祉為核心的後西發里亞型態國際組織。這兩種敘事在此次瘟疫脈絡中時有所聞，無論是以「星球」或「人類」為主體，或許都能為臺灣開創一個重新思考己身與國際社會之間關係的契機。

---

12. 編註：西發里亞（Westphalian）體系是自十七世紀以來現代國際法發展的基礎，確認民族國家作為主權的治理實體，並載於《聯合國憲章》。其意義即指每個主權國家「對其領土與國內事務擁有主權最高性」、「排除所有外部勢力侵擾」，以及「不干涉別國內政」的原則，個別主權國家無論大小，在國際法中是平等的。因國際間不具比國家主權更高之權威，故國際社會也經常被預設為一種「無政府狀態」。

## 後西發里亞式的疫病擴散軌跡

20世紀末，國家與非國家行為者（如跨國生醫公司、金融機構）間逐漸出現權力移轉。在處置跨國健康問題上，健康介入的實踐發生典範移轉——從仰賴邊界檢疫制度的「國際」衛生，到以全人類為主體的「全球」衛生——其規範基礎歷經國家安全、人類安全、人類共同體、全球連帶性、人權、公共財等多元發散、重新定義的過程。搭上千禧年前後全球治理倡議風潮，全球衛生治理可視為對傳統國際衛生合作中權力失衡、效率不彰之批判與回應。其中，亦有特別強調程序正義之民主原則及代表性等呼籲，以更廣泛接納非國家行為者的意見。[13]

冷戰後，全球治理的理論風起雲湧，當時許多人宣稱「後西發里亞時代」來臨，國家主權至上原則所建構之無政治狀態，將被以人類福祉為核心的全球憲政秩序所取代。不過，儘管以國家為本位的管理技術被認為不合時宜，許多國際組織仍難與國家中心主義（state-centrism）脫勾，無法發展出與強權抗衡的能力，淪為假民主真獨裁的統治機器，如聯合國安理會、世界銀行董事會等。[14] 這也是為何以會員國為基礎的WHO在疫情中備受關注。儘管全球衛生治理整體而言，許多非國家行為者影響力漸深，但傳染病預警工作仍由WHO主導——WHO憲章第21條就規定WHA有權通過相關法規及流程，防止跨國界疾病傳播。

1951年第4屆WHA通過《國際衛生條例》（International "Sanitary" Regulations），整合了19到20世紀間歐美各國共同發展出的許多防疫

13. Lee, Kelley & Kamradt-Scott, Adam (2014). The multiple meanings of global health governance: A call for conceptual clarity. Globalization and Health, 10, 28–38.

14. Kreuder-Sonnen, Christian & Zangl, Bernhard (2015). Which post-Westphalia? International organizations between constitutionalism and authoritarianism. European Journal of International Relations, 21(3), 568–594.

檢疫規則。1952年WHO建立了全球流感監測網絡（Global Influenza Surveillance Network）。1969年WHA將《國際衛生條例》更名為 International "Health" Regulations（IHR 1969），包括六種可檢疫的疾病，而1973年又再修訂為僅針對黃熱病、鼠疫和霍亂三種傳染病。1981年，WHA在IHR特別加註了全球範圍的天花根除。冷戰結束後，國際旅行及航運迅速發展，疾病傳播當然也是，再度出現了修訂IHR的呼聲。

數次IHR之修訂都反映了當時國際社會看待傳染病的態度。在國際層面，民族國家仍被視為擁有應對突發公衛事件專屬能力的行動者，這表示它們也是境內人口健康主要責任的承擔者，這就是全球衛生的「西發里亞」特徵，也構成國際傳染病防治體系的基本結構。在後冷戰時代，考慮到超國家和社區等層次衛生治理的潛力與有效性，有主張超越國家的跨國（transnational）或次國家（subnational）型態之衛生治理，但對於需要高度權力整合的傳染病防治工作來說，國家、國籍、國界，甚至人類中心思維（anthropocentrism）仍是難以突破的前提。

> 冷戰後，全球治理的理論風起雲湧，當時許多人宣稱「後西發里亞時代」來臨，國家主權至上原則所建構之無政治狀態，將被以人類福祉為核心的全球憲政秩序所取代。

2003年中國爆發了人畜共通傳染病SARS疫情，被認為是21世紀第一個「後西發里亞」病原體，對國際傳染病防治機制提出嚴峻挑戰，迫使各國領導人認真看待IHR改革。由於病原體來路不明、中國疫情資訊不透明、WHO反應太慢、各國不願合作，不合時宜的IHR 1969顯然無法應付高度全球化脈絡下後西發里亞式的疫病擴散軌跡。[15]

---

15. Fidler, David P. (2004). SARS, Governance, and the Globalization of Disease, London: Palgrave Macmillan.

除SARS外，2001年針對美國的炭疽攻擊事件是另一記警鐘。考慮到區域分權治理模式及既有的技術與專業支持等優勢，WHO在改革過程中仍扮演核心角色。而改革IHR時最重要的問題是如何平衡傳染病防治及自由貿易，而國家又該扮演什麼不同於以往的角色。

2005年WHA終於通過了IHR修訂版（2007年生效）。改版後的IHR重申各國立法主權是國際防疫機制基本原則之一。然而，IHR 2005有其創新之處，其涵蓋了所有類型的疾病和傳播模式，從三大類傳染病擴大到五大項國際公共衛生緊急事件（傳染病、人畜共通傳染病、食品安全、化學品汙染、核能輻射汙染），要求各國指定國家聯繫單位，有義務隨時通知WHO任何潛在構成PHEIC的公衛事件。同時，幹事長可以接收非官方資訊並尋求國家證實，也擁有召開緊急事件委員會並定義PHEIC的權力，並提出國際性的建議。另一項重要發展是要求各國在防疫時，應考慮受政策措施影響者及旅行者的基本人權保障。

> 長期遭隔離排除的臺灣經驗，相對二戰後積極建立全球公衛共同體意識及防疫多邊主義而言，似乎顯得格外諷刺。

## 在被動與行動之間的「臺灣」

在這個國際傳染病防治機制中，臺灣處在什麼位置？IHR 2005附錄二中包括了一份中國聲明，表示中國「決定⋯IHR⋯適用於中華人民共和國全境，包括香港、澳門和臺灣省」。因此理論上，儘管中國和臺灣衛生機關之間缺乏實質聯繫，但由於中國的聲明，臺灣被間接代表並納入IHR系統中。

這項中國與WHO之間的約定使「臺灣當局」能夠指定IHR聯絡窗口，並有權獲得相關資訊，只是這些都必須設置在中國的國家聯繫單位之

下。這項「中國因素」也可以從2009至2016年間臺灣以觀察員身份參加WHA的過程中一窺究竟。

在WHA觀察員制度中，除了議事規則明訂的「臨時觀察員」（temporary observer）制度外，另一類是透過邀請實踐而非任何書面規則的「準永久觀察員」（quasi-permanent observer）——包括非會員國家（如教廷）、通過WHA決議邀請之政治實體（如巴勒斯坦），以及幹事長自行決定邀請的馬爾他騎士團、紅十字會與紅新月會國際聯合會、紅十字國際委員會、跨議會聯盟及「中華臺北」。中華臺北受邀的契機亦始於2005年中國與WHO之間一份祕密諒解備忘錄，當時在美國政府認可下完成。該份備忘錄強調，在WHA脈絡中，中華臺北應視為「中國的一省」。[16]

自2017年不再受邀參與WHA，臺灣再度在衛生外交場域中被高度邊緣化，而這也反映在國際社會應對COVID-19的情況中。這個過程實際上突顯了全球瘟疫政治中的三大諷刺。其一，儘管臺灣普遍仍被認為是防疫有成的國家之一，在2020年第73屆WHA召開前，有14個友邦致函WHO幹事長呼籲邀請臺灣以觀察員身份與會。事實上，當時有數百位各國政府官員、議員、專家學者透過正式與非正式外交管道及媒體聲援等方式表達對臺灣參與WHA的支持，臺灣國際聲勢難得浩大，但仍被排除在外，不得其門而入。

再者，2020年3月29日WHO發布《關於COVID-19資訊分享》的聲明，重申臺灣地位的問題須透過WHA解決，而臺灣確實應能自上述IHR聯絡窗口分享並獲得疫情資訊。諷刺的是，這是WHO首次直呼臺灣為「臺

16. Chang, Jaw-Ling Joanne (2010). Taiwan's Participation in the World Health Organization: The U.S. 'Facilitator' Role. American Foreign Policy Interests, 32(3), 131–146.

灣」而非「中國臺灣省」。惟該聲明刻意未提的是，WHO幹事長其實擁有酌情邀請臺灣參加WHA的裁量權，但最終沒有發生。最後，由於SARS的防疫經驗，臺灣曾重整防疫策略，加上對中國疫情隱匿戒慎恐懼，而得以「超前部署」並幸運地為臺灣社會爭取了很長一段「圍堵」時間。換言之，長期遭隔離排除的臺灣經驗，相對二戰後積極建立全球公衛共同體意識及防疫多邊主義而言，似乎顯得格外諷刺。

從此角度來看，WHO對全球團結的呼籲實未奏效，在以國家為基礎的傳染病防治機制中，「中國因素」漸增的全球衛生政治影響下，各國顯然困在中國（及其盟友）與臺灣（在對抗中國崛起的既有西方強權支持下）間「非此即彼」的邏輯中。儘管2021年年中爆發較大規模的社區感染，臺灣這兩年的疫情顯然不若其他國家慘重。這段期間，臺灣的產官學界皆有人積極參與「後西發里亞」全球衛生敘事的建構過程中，並以「臺灣能幫忙，且臺灣正在幫忙」（#TaiwanCanHelp, #TaiwanIsHelping）作為挑戰強權政治的策略，企圖填充醫療物資援助之真空。

2020年間歐美各國皆遭疫情重創，難如過去以人道援助國之姿，介入其他國家的防疫與醫護工作，因此#TaiwanCanHelp的策略確實突顯了臺灣在全球衛生政治中的邊緣但主動的位置。

不過#TaiwanCanHelp的策略也強化了以國家為單位之幫助者／被幫助者、值得受助者／不值得受助者等二元對立的邏輯——這並非對臺灣面臨的政治現實及其對主權與政治影響力之渴望視而不見，而在提醒我們留意國族主義論述的後果，並正視該策略對於全球衛生中尋求「不分彼此」團結的反作用力。不論中國因素或#TaiwanCanHelp，其實都顯示了後西發里亞的抗疫論述與結構仍未成熟，也的確限制了所有人對全球衛生治理的想像。

# 結論：後瘟疫時代的政治變化

　　近兩年來，微小的病毒改變了生活的方方面面——我們可能永遠不會完全理解這場瘟疫是如何開始的，也仍無法斷言何時會被「宣佈」結束，但可以確定的是它從此改變了全世界，大到國際政治格局，小至人際關係網絡。縱然全球傳染病防治體系歷經多次改革，此次COVID-19，就如2014年西非伊波拉病毒疫情爆發、2015年美洲茲卡病毒疫情，WHO再被指控反應慢半拍，因此各方檢討WHO領導能力的聲浪不斷，不僅針對受限於「國家中心主義」之政治決策與知識生產的基礎，也包括「不受控」的中國與美國因素，而制度層次上的惰性再度突顯西發里亞體系的特色，也暴露了現行全球預警系統的侷限性。[17]

> 疫苗出現後的全球瘟疫政治回復多元化的圖景，新的行動者介入，如流行病預防創新聯盟、全球疫苗聯盟，甚至臺灣亦參與其中的 COVAX 都可能帶來新的機會。

　　自2007年實施以來，IHR 2005雖有貢獻，但十幾年來世界遭逢各種人畜瘟疫，2020年甚至有三起PHEIC（小兒麻痺病毒野生株、伊波拉病毒、新型冠狀病毒）並存。IHR是否能有效，取決於各國在防疫工作上自願合作的意志，宣告PHEIC雖能對不合作的國家施以政治壓力，卻無法授權國際社會介入當事國的決策，這即是COVID-19防疫時遇到的困境。因此，IPPPR在評估全球傳染病防治的表現後，認為既有制度難以應付下一場瘟疫之爆發，建議各國通過一項「瘟疫防範及應對框架公約」（Framework Convention on Pandemic Preparedness and Response），重

---

17. Lee, Po-Han & Kao, Ying-Chao (2022). Health apartheid during COVID-19: A decolonial critique of racial politics between Taiwan and the WHO. *International Journal of Taiwan Studies*, 5(2), 375-402.

整並建立監督及究責等機制。

此外，如何加強非官方資訊之蒐集，建立真正「全球層次」的監測與報告系統，而這也應納入「健康一體」等觀念。在結構上，從COVID-19對弱勢群體不成比例的負面影響，可觀察出全球公共衛生體系也應建置出關照健康不平等的能力，因此重申人權保障與健康正義等價值也至關重要。[18] 2021年第74屆WHA慎重討論到這項建議，並決定自同年11月召開特別會，開啟相關國際談判。對於將IHR轉化成具有更強硬拘束力的國際條約，有國家持保留態度，但也有國家樂見其成，歐盟高峰會（European Council）甚至發表正式聲明表示支持，並希望新公約能納入區域性整合組織（如歐盟）之參與，而不限於以國家為單位。

此時，臺灣或許可藉機重新想像全球衛生，探索自我定位——如何連結臺灣在地經驗與後西發里亞式的全球政治想像，透過其他非國家行為者的實踐，引入臺灣影響力但又避免國族主義的陷阱，都值得好好思考。比如過去臺灣為爭取加入WHO曾主張過的「衛生實體」（health entity）是否又有新的討論空間。疫苗出現後的全球瘟疫政治回復多元化的圖景，新的行動者介入，如流行病預防創新聯盟（CEPI）、全球疫苗聯盟（GAVI），甚至臺灣亦參與其中的COVID-19疫苗實施計劃（COVAX）都可能帶來新的機會。換言之，全球衛生治理格局重組之際，對臺灣本身來說亦是一個關鍵時刻，協助建構有利於臺灣社會的情境。

---

18. Gostin, Lawrence O. (2021). Global Health Security: A Blueprint for the Future, Cambridge: Harvard University Press.

# WHO、新冠病毒與臺灣例外的國家治理[19,20]

◎ 蔡友月　中央研究院社會學研究所副研究員

　　世界衛生組織（World Health Organization，WHO）正式命名為COVID-19的新型冠狀病毒肺炎，2019年底在中國武漢爆發，[21]根據中國學者發表在國際醫學期刊《柳葉刀》（The Lancet）的文章記載，第一位患者最早在2019年12月1日就出現了症狀，[22]但一直到12月30日中國醫師李文亮在微信群組警告同事要穿戴防護裝備，[23]病毒的原型才逐漸為世人所知悉。COVID-19有如埋伏在全球政治板塊夾縫中的幽微引爆彈，以迅雷不及掩耳的速度橫掃全世界，病毒改變了許多人的日常規律、親密關係、生計型態，身處在傳染的不安全、威脅與風險中，也掀起了各國新一波的生物民族主義保衛戰。

## 一、全球化風險下的民族國家再強化

19. 本文部分初稿曾於2020年5月14日「報導者」報導以〈想像的病毒共同體：全球vs.臺灣生物民族主義之戰〉為題發表，文中並加入2021年新的發展。

20. 編註：本文初稿完成日期為2022年07月11日。

21. World Health Organization, 11 February 2020.

22. Huang, C. et al. 2020. Clinical features of patients infected with 2019 novel coronavirus in Wuhan, China. The Lancet, 395(10223): 497-50.

23. BBC News. 22 April 2020.

面對臭氧層破洞、全球暖化危機、核能災難、狂牛症、禽流感，以及這次COVID-19，這些全球化下的新型態風險，德國社會學家Ulrich Beck（2000）認為這些生態、醫療與環保等新的風險議題，完全無法被限制在單一民族國家為主的疆界中來處理，我們必須走出傳統以民族國家為主的治理模式，類似全球跨國性的次政治組織（transnational sub-politics），將扮演更重要的角色。[24] 然而，COVID-19如同照妖鏡一般，犀利地揭露全球跨國性次政治組織潛藏的問題。疫情侵襲肆虐下，WHO並沒有發揮它維繫全球健康一體（One Health）的角色，而跨國的NGO（如：無國界醫生MSF、國際紅十字會、健康伙伴組織），面對每日變化的疫情，一時片刻都難以發揮力量。

從病毒的命名之爭、各國對公民身份的認定、醫療資源的分配、出入境疆界的管理，乃至不同國家從預防策略、快篩技術到疫苗研發等生物科技上的競逐，「病毒」防疫點燃了各國生物民族主義保衛戰，讓我們清楚看見，民族國家這近兩百年人類才出現的政治型態與治理架構，在疫情蔓延之際，仍是決定世界地圖上各國公民生存風險的重大權力來源。COVID-19打破了人與物、自然與文化、疾病與政治的截然二分，病毒所結合的各種污名、種族主義與國族論述，深深鑲嵌在地緣政治的社會歷史文化背景之中。在21世紀這一波全球生物民族主義之戰中，COVID-19這種非人的「物」所扮演的角色不容小覷。如同後殖民醫學史家Warwick Anderson指出，要把臨床與實驗室當成國族想像的重要場址。[25]

24. Beck, U. 1999. World Risk Society. Oxford: Polity Press.
25. Anderson, W.(2003). The Cultivation of Whiteness: Science, Health, and Racial Destiny in Australia. New York: Basic Book.

圍繞病毒所形塑不同國家的防疫共同體，透過國界管制下的身份認定、國家領土內人民的集體利益、政府抗疫成效所激發人民的榮譽與羞辱以及配合防疫的公民社會責任，形塑出一種命運共同體的連帶感。COVID-19成為各國打造國族、國族認同與情感的新來源。臺灣由於獨特的國家位格與防疫成果，成為這次在全球相當特殊的案例，備受矚目。

## 二、跨國次政治組織的失靈：WHO 與臺灣

1945年二戰終結，形成兩岸分治的格局。隨著國際局勢的轉變，中華民國逐漸喪失它做為中國合法政權的正當性，並在1971年失去聯合國代表權。在國際社會普遍承認中華人民共和國，以及北京堅持「一個中國」原則下，1972 年WHO召開第25屆世界衛生大會（World Health Assembly，下稱WHA）時，中華民國會員資格被中華人民共和國所取代。喪失會籍後，WHO取消了原有針對臺灣的各項援助，要參與WHO主辦的活動與獲取全球健康資訊都變的困難重重，臺灣相關資料不是被歸為中國之下，就是被特意忽略或誤置。本人過去的研究訪談中，一位生醫的科學家曾貼切說到臺灣被排擠的處境：

WHO因為中國的關係，臺灣一直困難不能進去，even（即便）人家開會一直用臺灣非常好的研究成果，但我們就是進不去。陳建仁和他老師的研究團隊，根據臺灣烏腳病的研究，訂出砷超過多少ppm以上的話就是危險的，WHO是根據陳建仁的報告來制訂公衛標準。我們B肝疫苗接種是全世界最早，他們在裡面開會引用臺灣的研究報告，但我們就是進不去。[26]

WHO屬於聯合國17個專門機構之一，1978年WHO提出「Health For All」的原則，主要對抗已開發、開發中國家之間的健康不平等，基層衛生照護被視為是社會正義的關鍵。[27] WHO的組織法前言明文規定：「健康是身體、精神與社會總合的美滿狀態，不僅是免病或殘弱。享受可能獲得的最高健康標準是每個人的基本權利之一，不因種族、宗教、政治信仰、經濟及社會條件而有區別」，[28] 至今官方網站也仍然宣稱「Health For All」是優先目標，臺灣的醫療水準一直深受世界肯定，卻一直被排擠在這個普世的人道價值之外。1997年李登輝總統執政時期，開始嘗試以「中華民國」的名義申請WHA的觀察員身分達五年之久，但都沒有成功。隨後在2002年起，改以「衛生實體（Health Entity）」名義申請WHA觀察員身分三次，以「不涉及主權」的理由，希望減低政治爭議，達成參與WHO會議之目標，也不被接納。臺灣多年致力於重新加入WHO，然而以什麼樣的身分參與，經常引發政治與主權上的爭議。

**民族國家是近兩百年人類才出現的政治型態與治理架構，在疫情蔓延之際，仍是決定世界地圖上各國公民生存風險的重大權力來源。**

2003年3月臺灣出現第一個SARS病例，疾管局立刻主動向WHO西太平洋辦事處通報，因為臺灣不是會員，在國際孤立的情況下，並未適時得到WHO的協助。當時幾乎是依賴美國疾病管制中心（CDC）提供病毒株與相關資訊，檢體也是送到美國去化驗。副總統陳建仁近日在接受日媒訪問時公開表示，我們那時候最大的幫助者是美國CDC，不是WHO。[29]

26. 蔡友月、李宛儒（2016）。〈想像未來：臺灣人體生物資料庫、基因利基與國族建構〉。《臺灣社會學》，第32期，頁109-169。

27. International Conference on Primary Health Care, September 1978.

28. International Health Conference, 2006.

29. 陳建仁Facebook，2020年2月27日。

SARS之後，2005年5月世界衛生大會通過《國際衛生條例》（International Health Regulations，下稱IHR），於2007年6月生效，IHR將替代1969年制定適用於霍亂、鼠疫和黃熱病的《國際衛生條例》，擴大範圍到SARS、新亞型病毒產生的人流感等疾病。雖然臺灣並非WHO會員國，但IHR修訂條文確定普同性的適用原則，成為臺灣日後參與該條例所規範相關活動的法理基礎，外交部隨即表示臺灣願意依該條例，積極參與WHO所建立之全球傳染病防疫機制，並作出貢獻。[30]

目前WHO共有192個會員國、2個副會員（波多黎各、托克勞，也稱聯合群島或尤寧群島）。WHO憲章中並沒有明文提及所謂的「觀察員（observer）」資格，但第18條第8項規定，WHA的功能之一是邀請國際、國家、政府或非政府之任何組織（any organization, international or national, governmental or non-governmental），指派代表參加WHA，但無表決權。[31] 根據2019年5月在日內瓦舉行的第72屆世界衛生大會的各國代表與參與者列表，目前的觀察員包括教廷（The Holy See）、巴勒斯坦（Palestine）、全球疫苗與免疫聯盟（Global Alliance for Vaccines and Immunization）、馬爾他騎士團（Order of Malta）、國際紅十字會（International Committee of the Red Cross）、紅十字與紅弦月國際聯盟（International Federation of Red Cross and Red Crescent Societies）、各國議會聯盟（Inter-Parliamentary Union）、抗擊愛滋病、結核病和瘧疾全球基金（The Global Fund to Fight AIDS, Tuberculosis and Malaria）。[32]

2009年行政院衛生署署長葉金川先生在2009年5月WHA開議之前，收到來自WHO秘書長邀請「葉部長」參加WHA會議的邀請函。臺灣受邀以

---

30. 外交部新聞稿，2007年5月17日、2005年5月4日、2005年5月3日。

31. 同附註28

32. World Health Assembly, 2019.

「Chinese Taipei」名義與觀察員的身份參加WHA，觀察員的身份只維持到2016年。2017年4月外交部發出新聞稿，對於WHO未邀請我國出席第70屆WHA觀察員表達遺憾與不滿。[33]

面對COVID-19在全球無國界引發的燎原大火，臺灣衛福部疾管署早在2019年12月31日當天，便透過IHR聯繫窗口，以email要求WHO提供關於發生在中國武漢至少7例非典型肺炎的進一步資訊。[34] 但臺灣所有的資料，包括防疫的細節從未被登載，刻意被WHO排除。WHO反而於2020年1月5日的第一篇公告中，宣稱根據中國調查，並無證據顯示明顯人傳人（significant human-to-human transmission）的現象，也沒有醫護人員受到感染的通報。[35] 美國國務院發言人公開指責WHO政治優於公共衛生，忽略臺灣在12月底發出的警訊。[36] 此外，1月23日，WHO國際衛生條例的緊急委員會議中，對於是否宣布COVID-19為「國際公共衛生緊急事件」（Public Health Emergency of International Concern, PHEIC）意見分歧下，WHO不建議採取任何旅行或貿易限制，一直延遲到1月30日世衛總幹事譚德塞（Dr. Tedros Adhanom Ghebreyesus）才宣布COVID-19為PHEIC。WHO的防疫牛步化，讓其它國家失去在第一時間緊急防疫的警覺心，全球疫情一發不可收拾。WHO做為全球健康最重要的跨國次政治組織，不但沒有發揮它該有的角色，甚至拒絕臺灣所提供的疫情資訊。即使2007年通過IHR明白規範

**長期處於國際孤兒的處境，臺灣理解到唯有建立自身完善的傳染病防治與治理體系，才是根本之道。**

---

33. 外交部新聞稿，2017年5月9日。

34. 衛生福利部疾病管制署新聞稿，2020年4月11日。

35. World Health Organization, 5 January 2020.

36. The Straits Times, 10 April 2020.

世界各國及地區應享有參加WHA會議與資訊的權利，臺灣至今仍必須受限「一個中國」原則無法參與。

　　針對臺灣未受邀出席第73屆世界衛生大會，2020年11月9日，第73屆WHA復會第一日，諾魯共和國、史瓦帝尼王國、馬紹爾群島及宏都拉斯分別在總務委員會（General Committee）及全會代表支持我方，與兩位反對總務委員會建議的代表（中國、巴基斯坦）進行「二對二辯論」，大會接受總務委員會的建議，不在議程上列入「邀請臺灣以觀察員身份參加世界衛生大會」的補充議程。WHO當天發布復會新聞稿，當中提及臺灣問題，從1997年以來，這是第15次有這樣的建議被提交。根據聯合國大會的相同決定，世界衛生大會透過1972年WHA 25.1號決議，[37]「承認其政府代表為中國在世界衛生組織的唯一合法代表」，這項決定至今仍然適用。

　　2021年第74屆WHA於5月24日至6月1日在瑞士日內瓦以視訊舉行，臺灣的14個友邦向總務委員會提出「邀請臺灣以觀察員身分參與WHA」提案，馬紹爾群島、聖克里斯多福及尼維斯（Federation of Saint Christopher and Nevis）、諾魯及史瓦帝尼4個友邦代表我方與中國和古巴進行「二對二辯論」，公開呼籲接納臺灣參與WHA。[38] 我國友邦聖克里斯多福及尼維斯，在總務委員會辯論時，強調臺灣以觀察員參與WHA，對國際共同合作對抗COVID-19至關重要。中國代表則動員古巴及巴基斯坦代表，重申「一中原則」的主張。[39] 但WHA最終仍拒絕將該補充議程納入討論，臺灣爭取加入WHA再度受挫。

37. World Health Organization (1972, May 10).〝WHA25.1 Representation of China in the World Health Organization〞.World Health Organization.https://apps.who.int/iris/handle/10665/85850 (Accessed November 26, 2020)

38. World Health Organization, 2021.

39. 外交部新聞稿，2021年5月25日。

**臺灣申請加入 WHO 之名義（1946-2021）**

| | 申請加入 **WHO** 之名義 | 委請友邦提案參加 **WHA** 之名稱 |
|---|---|---|
| 1946 | 國際衛生大會通過世界衛生組織憲章，中華民國為創始會員國之一。 | |
| 1971 | 中華民國退出聯合國和世界衛生組織。 | |
| 1997 - 2001 | | 中華民國（臺灣）Republic of China (Taiwan) |
| 2002 | 衛生實體 health entity | 臺灣 Taiwan（但 WHO 政策顧問 Aitken 稱為 China (Province of Taiwan)，他國代表辯論時則稱 Taiwan） |
| 2003 | 衛生實體 health entity | 臺灣衛生當局 Health Authorities of Taiwan |
| 2004 | 衛生實體 health entity | 臺灣 Taiwan |
| 2005-2008 | 臺灣 Taiwan | 臺灣 Taiwan |
| 2009 - 2016 | 受邀以中華臺北（Chinese Taipei）的名義和觀察員身份參與 WHA | |
| 2017-2021 | 臺灣 Taiwan | 臺灣 Taiwan |

資料來源：作者根據 WHO 相關官方檔案整理而成。

　　SARS期間與WHO、中國交手的慘痛經驗，讓臺灣學到足夠的教訓，不能依賴WHO伸以援手，更要對中國官僚提供的資訊有所警覺，長期處於國際孤兒的處境，臺灣理解到唯有建立自身完善的傳染病防治與治理體系，才是根本之道。SARS之後，臺灣政府陸續修改《疾病管制局組織法》、《傳染病防治法》、《衛生署組織法》，明訂居家隔離的規範、入境旅客檢疫、假消息的罰則，加強疾病管制署組織再造，設置長期照護處來負責染病風險比較高的老人。疾管署下增置國家衛生指揮中心（National Health Command Center, NHCC），結合中央流行疫情指揮中

心、生物病原災害中央災害應變中心、反生物恐怖攻擊指揮中心、中央緊急醫療災難應變中心等功能，建立完整的防災啟動機制。此外，有鑑於WHO一直拒絕提供臺灣國際疫情的充分資料，衛福部也因此新設國際合作組，推動臺灣繼續參與WHO，強化日本、美國、加拿大等不同國家國際資訊交流的平台。

面對這次COVID-19的攻勢，WHO跨國防疫組織明顯失靈，但臺灣透過SARS後完備新興感染疾病的法規、制度與組織，在不依賴WHO的情況下打造防疫擋火牆，更積極地突破國家位格不明的困境，讓臺灣實存的處境被世界重視。

## 三、臺灣生物民族主義的國家治理模式：
## 從超前部署到疫苗孤兒

班納迪克·安德森（Benedict Anderson）以「想像的共同體」概念，主張「想像」對民族與民族主義建構的重要，特別是資本主義印刷術的發明後，透過大眾溝通媒介來形塑民族認同。[40] 在本人與中山大學社會系李宛儒教授刊登在BioSocietie的"An Imagined Future Community: Taiwan Biobank, Taiwanese Genome, and Nation-building"[41] 的文章中，我們進一步指出臺灣生物醫學及相關科學家，如何透過對全球生物科技未來的想像，在新一波國族建構中扮演越來越重要的角色。[42]

40. Anderson, B. (1983). Imagined Communities: Reflections on the Origin and Spread of Nationalism. London: Verso.

41. 編譯：想像的未來共同體：臺灣人體生物資料庫、臺灣基因組與國族建構

42. Tsai, Y., Lee, W. (2020). An Imagined Future Community: Taiwan Biobank, Taiwanese Genome, and Nation-building. BioSocieties. https://doi.org/10.1057/s41292-019-00179-z

從中華民國複雜的歷史遺緒到至今不被承認的國際政治現實,「中華民國在臺灣」一直很難生存於國際組織,透過新冠病毒所萌生與連結的網絡,也讓既有國際檔案分類系統(international filing system)難以歸類的臺灣,在抗疫過程中不斷藉此重構它的命名、認同與定位。一方面,從中國武漢蔓延出來的病毒,不但加大了臺灣與中國的社會距離,更激發生活在臺灣這個小島上的人民,一種命運共同體的防疫連帶感,強化以臺灣為主體的集體認同。另一方面,從總統的國際發言、外交部與WHO的激烈交戰,到走向各國的「Taiwan Can Help／Taiwan is Helping」的臺灣口罩國家隊,臺灣企圖突破國際制度不被認可的地位,積極宣傳臺灣的防疫經驗。

## 「超前部署」的防疫條件:
## 臺灣醫療、公衛與國民健康人口大型資料庫

　　首先,臺灣備受各國媒體稱讚,且被視為「超前部署」的防疫策略,除了SARS之後,臺灣修改三個重要的法令,成立國家指揮中心,完善政府傳染病防治的治理機制外,臺灣健保IC與醫療、人口健康的大型資料庫更是臺灣能夠成功「超前部署」的關鍵。

　　臺灣現代化醫學建立制度性基礎,始於日治時期。1895年民政長官後藤新平利用其生物學訓練,提出「科學的殖民主義」,進行臺灣公共衛生與風俗習慣的調查。日治時期殖民政府更是有系統建立西方醫學教育制度、衛生法規、人口監督的戶政系統、施行禁鴉片政策、防瘧政策等,推動傳染病防治工作與公共衛生,臺灣成為熱帶醫學的中心。另外,1919年總督府頒佈「臺灣教育令」,醫學專門學校與後來成立的臺北帝國大學醫學部,這些臺籍的醫師是當時社會知識菁英,也是推動改

革、反抗殖民的領導者，形成臺灣醫界的重要傳統。[43] 臺灣政治菁英具有醫師背景，也佔有相當高的比例，這次政府防疫的一級首長，如副總統陳建仁是世界著名的流行病學專家，這些具有醫學專業的官僚，很快能透過專業進行提前的圍堵措施。

1995年臺灣開始實施全民健康保險，走向國家社會福利保險制度，納保率從初期的92%，於2019年高達99.84%，就醫的便利讓生活在臺灣的人都能夠享受醫療的保障。[44] 1997年政府整合全國戶政系統電腦化，之後健保醫療紀錄電子化、健保IC卡核發，重大傷病卡的核發紀錄等，配合臺灣長期追蹤的臺灣人口與疾病資料（如：政府建置癌症登記資料庫與死因資料庫等），加上衛生福利部於2011年啟用籌備健康資料加值應用協作中心規劃建置計畫，整合了健保資料庫、死因統計檔、出生通報檔等共33種不同類型的健康相關資料庫。在中央流行疫情指揮中心指示下，移民署也提供入出境資料作為健保卡旅遊史提示名單，如果14天內曾到過高風險地區（湖北省、中港澳、新加坡與泰國等），就醫時健保卡就立刻會跳出警示窗，提醒醫護人員戒備 。[45]

> 透過「防疫如同作戰」、「同島一命」等口號與標語，公與私的領域彼此相互滲透，也形塑了人民一種面對病毒防疫命運共同體的連帶感。

雖然這些不同人口資料庫間的隱私與連結，仍存有許多倫理與法律上的挑戰，但這些臺灣醫療、健保與國民人口所建立的健康大型資料庫，不光是東亞少見，更是全球獨一無二，是臺灣能夠「超前部署」最重要

43. 葉永文（2018）。〈臺灣醫學教育的轉型：從日治時期到1950年代〉。《人文社會與醫療學刊》，第5期，頁1–30。

44. 衛生福利部統計處，2020年2月14日。

45. 內政部移民署新聞稿，2020年1月27日、2月16日、3月4日。

利基。運用健保IC卡與這些資料庫連結，疫情指揮中心能精確地找出高風險人口，加上臺灣一線醫護人員堅守崗位的努力，使得臺灣雖然與中國地理近、航班往來頻繁，卻能在第一時間進行有效的隔離與防疫。

## 生物科技的國家隊到疫苗孤兒

臺灣大致從90年代開始，生醫與相關醫藥產業成為政府眼中21世紀的明星產業，期待它們能成為下一個推動知識經濟與產業升級的舵手。政府陸續延攬如李遠哲、吳成文、賴明詔等科學家回國領導基礎研究。90年代設立國家衛生研究院，中研院陸續生物醫學研究所、分子生物研究所、基因體研究中心，這些研究單位建立了臺灣第一批完整的生科團隊，也成為推動臺灣生物醫學發展的重鎮。2005年4月臺灣政府宣布將國家轉型為「生醫科技島」，期望臺灣能成為亞洲基因體醫學及臨床研究中心，這個計畫希望未來能整合生物醫學的上游（研發）、中游（技術移轉）和下游（生技製藥產業）。

面對COVID-19的危害，各國都積極研發篩檢與疫苗治療的技術，不同於韓國有WHO、跨國公司支持，臺灣雖具有優秀的科學研發能力，但目前新興疫苗被國際組織、跨國企業所控制的市場門檻。特別是2021年5月臺灣爆發社區感染，截至5月中全國疫情警戒提升至第二級，但不到一週，本土案例以每日破百的速度增加，雙北地區疫情警戒升高至第三級，並宣布高中以下停課，爾後全國各級學校更全面停課。而隨著確診人數增加，每日死亡個案開始出現二位數字，疫情十分緊繃，因而爆發違規偷打疫苗事件，6月初台北市「好心肝診所」以「志工」名義替大量無醫護身份者施打疫苗，原本防疫模範生瞬間面對的是疫苗施打不足、人人搶打的狀況。臺灣2020年9月加入COVAX，希望能取得國際認證疫苗

的公平分配，至今仍國際疫苗取得不足，凸顯臺灣國際孤兒的窘境。[46]
國產的高端疫苗和聯亞疫苗於2020年底通過臺灣食藥署（TFDA）於2020年底雖核可進入二期臨床試驗，之後TFDA宣布國產高端新冠疫苗已完成61萬劑封緘檢驗，在2021年8月23日高端疫苗開始正式施打後，臺灣國產疫苗生產與國際認證，仍成為臺灣防疫有待解決的棘手問題。今年5月之後也讓臺灣的防疫模式，從原先所倚賴超前防堵的醫療公衛模式到成為國際疫苗孤兒，也凸顯臺灣生醫科技國族競爭的困境。

## 四、防疫行動中的命運共同體

COVID-19作為一種天災危機，往往集合國家安全、公民權與疾病防疫的議題於一體。病毒全球蔓延的時刻，人民的切身安全成為國家防疫體系的一部份，從各國撤僑、出入境的限制，國家護照所承認的公民權，以及所享有國家醫療系統的保障，這些各國政府的防疫行動，成為維繫境內公民生存機率的重要來源。

明確領土邊界作為國家治理邊界，是當代民族主義核心要素之一，疆界清楚的民族國家成為民族實現的場域。這次新冠肺炎疫情，不同國家都清楚展現治理邊界管控的權力。例如：2020年2月1日美國政府為防範

---

46. 根據美國杜克大學全球衛生創新中心（Duke Global Health Innovation Center）蒐集與分析全球疫苗採購與製造的公開資料，2020年11月20日，在仍未有任何疫苗核准上市的情況下，全球總計便已經買下了680億劑疫苗。各國購買的疫苗數量分為確認購買（confirmed dose purchases）、潛在購買（potential dose purchases）。臺灣當時沒有任何確認購買劑量，只有潛在購買的3千萬劑量（Duke Global Health Innovation Center 2020）。2021年5月，全世界已確認購買91億劑疫苗。臺灣共計購買4千萬劑（confirmed dose purchases），其中有3千萬劑是在2020年10月簽下的輝瑞BNT疫苗、1千萬劑是在2020年12月簽下的牛津AZ疫苗。這些疫苗預計可覆蓋83.9%人口（Duke Global Health Innovation Center 2021），但至今臺灣仍無法取得4千萬的劑量。

疫情，宣布管制曾赴中國旅遊人士入境，之後各國紛紛跟進，臺灣也於2月4日針對14日內曾經入境或居住於中國大陸的外籍人士，採取入境限制及簽證管制措施。

3月8日，入境限制擴大到全球非我國籍人士，「限縮兩岸航空客運直航航線」與「全面禁止旅客來台轉機」二項政策，嚴格的邊境管理與歸國後強制性的自主隔離成為臺灣防守的特色。病毒防疫成為一種政治原則，使國家透過疆界的管理與控制，來清楚地劃分我們與他們，合法地施行壟斷性的權力。

病毒的防疫成為每一個境內公民的責任，勤洗手、戴口罩、保持社交距離、相關訊息的主動揭露，集體遵守居家檢疫的規定。國家不再是以傳統老大哥的權力，而是透過邊境管理、公共衛生的防疫措施，動員民眾高度配合政府的防疫生存保衛戰。

透過「防疫如同作戰」、「同島一命」等口號與標語，公與私的領域彼此相互滲透，也形塑了人民一種面對病毒防疫命運共同體的連帶感。

## 五、壓迫或包容？共同體的反省

從19世紀的歐洲開始，到20世紀殖民地區紛紛建國的新國家，短短兩百年間，民族國家成為世界最重要的政治組織原則。儘管有人預言隨著全球化的進展，民族國家即將終結，COVID-19無國界的蔓延，清楚彰顯民族國家作為一種當代人類政治型式的發明，至今仍無可取代。

臺灣的地位與主權問題不單是國際上有爭議，在島上也是意見分歧，全球化下兩岸通婚、工作乃至於求學的人口增多，陸配、臺商、東南亞外勞也與我們生存緊密相連。

透過這次COVID-19圍堵所清楚形成的臺、澎、金、馬的治理疆界，以

及臺灣各種制度與社會條件所提供具體生存的保障，凝聚出大多數生活在臺灣的人民，一種命運共同體的社會心理連帶感。

不過這個形成的共同體仍可能存在不同形式的壓迫與暴力，以污名化他者、排除移工等不同弱勢族群，或者獵殺女巫、尋找替代羔羊的方式，來面對病毒帶來的危害，有礙於我們建構一個更具多元、包容與主體性的共同體。

筆者認為，這個形成中的共同體是否能繼續壯大的前提，在於我們是否對異議、他者與弱勢仍抱持平等與包容的民主精神。唯有如此，我們才更有可能有機地轉化島內國族認同的分歧，讓民主的臺灣成為大家共同認可的最大公約數。

當全世界都處在未知的威脅中，以民族國家的治理來強化政治秩序的疆界以及國家權力，仍最具有合法性的來源。面對COVID-19恐懼的心態，在《傳染病防治法》強制性的規範下，讓大多數民眾必須配合政府的作為，但這些健保IC結合各種資料庫涉及的去識別化、民眾隱私與相互連結等問題，我們仍必須小心避免國家在緊急動員下，以防疫為由不恰當地對人民個資進行監控、侵犯人權，危害民主與公民社會的基石。

# 新冠要阻絕，
# 但文化不能阻絕

## 影片／臺灣公共衛生促進協會

## 2021 • 5 • 31

◎ 臺灣公共衛生促進協會

（拍攝日期2021/05/17）

　　新冠疫情下，打亂了原本的社會文化與經濟生活。文化工作者鄭道聰到底看到那些實際的問題？防疫措施是否有更適合社會長期運作的方式呢？社區防疫應該如何做？我們一起來瞧瞧！

本影片首刊於2021年05月31日《衛促會》YouTube網站，獲作者同意轉載。

https://covid19.nctu.edu.tw/article/9356

# 昨天防疫記者會
# 有人引述 CNN 的說法

**2021・8・25**

◎ 葉旭霖 內科系醫師

　　昨天防疫記者會有人引述CNN的說法，說臺灣如果努力清零的話，恐遭國際孤立。今天開始有報紙也開始寫這件事，說紐澳在達到一定疫苗覆蓋率之後，也會開始考慮對外開放。

　　我不知道紐澳未來會怎麼做，但直到現在，澳洲都管制得比臺灣還嚴（他們限制自己的國民出國，除了例外許可之外，禁止出國旅遊、禁止離境，所以海外澳人如果回澳洲，得冒著無法再出境的風險）。

　　如果澳洲開放了，我認為應該是疫情爆發無法收拾的後果，而不是主動為了「與國際接軌」而開放。

　　紐西蘭則是剛剛開始有了小破口，以之前的經驗他們應該還有能力把它控制下來。再者他們疫苗的第一劑覆蓋率比臺灣還少，如果開放的話有 66% 的民眾完全沒打過疫苗，我實在不認為他們可能冒著大規模死傷的風險在最近開放入境不隔離。

　　現在世界上可能清零、人口較多的國家大概剩臺灣、紐西蘭，有機會清零是項榮譽，不應該為了讓外國人方便來旅遊而主動放棄。

本文首刊於2021年08月25日《ShuLin Ya》臉書臉書網站，獲作者同意轉載。

# 摯友在日本錄的電視節目傳給我們

## 2021・8・29

◎卓曉青　國家交響樂團小提琴手

　　摯友在日本錄的電視節目傳給我們。可恨我不懂日文。但猜測應該是在討論臺灣的防疫有成以及日本能否借鏡。

　　今天雖然沒有加零，但是看到各大媒體用「驚爆13例」「新北『重災區』（11例）」的聳動字眼報導，我想這看在真正重災區的國家眼裡大概會覺得很不可思議。

　　看到別人對臺灣的成就正面肯定報導，如果我們看到自己的一點缺失就為了操作版面以及政治利益而煽情操作，這樣情緒化的社會氛圍，讓人非常容易被各方「意見」與「意識型態」所左右，卻很難對於「真實」有所理解認知。一個情緒化的社會，很難被理性所安撫與說服；因而造成的價值混亂和內部分裂，讓人難以認清問題所在，進而充實一個國家在各方面的實力，堅定自我價值。

　　即使口中高喊著臺灣，但是心中的自我形象混亂，就只能像個浮木，一遇到混亂抓到什麼就當神拜。

本文首刊於2021年08月29日《Cho Hsiao Ching》臉書網站，獲作者同意轉載。

# 世界新冠病毒防疫郵票巡禮

（節錄）

**2021・11・19**

◎
馬睿平
高雄醫學大學人文與藝術教育中心助理教授

　　為了生存與延續後代生命，人類與病毒之間的戰爭戲碼，自古以來，不斷在不同的時空背景中上演，因著這一場疫情的大流行，導致人類社會受到多方面衰退的衝擊，但也由於這場浩劫更加促進了人類對於病毒的認識、防疫技術的提升，並加深了對於生命脆弱的無奈感。就在我們祈禱讓疫情能快點結束的此刻，除了人人彼此互相問候、激勵，也時刻需要自我警惕，注意生活日常各種防疫的措施不能輕忽，在沒有染疫的時候，隨時保持危機感，但若不慎染疫，也應該坦然面對這個「病識感」，做好避免接觸、傳染他人的憾事發生。

　　筆者對於本次主題郵展的觀點，不僅是希望呈現防疫郵票發行的繽紛多樣，更期待能藉此分享、激發國人對抗疫情的共鳴和意識，在展覽之外的世界，疫情仍不斷持續，陸續仍有國家／地區在發行COVID-19主題的郵票；這有如方寸大小的紙片，也像一扇扇對外的「小窗」，我們透過這些「小窗」，看望自身所處生活圈之外的世界其他地方，期待大家一起拓展防疫生活的視野，能知悉此刻有世界其他地區的人們也與你心手相連、努力抗疫，切莫因疫情懷憂喪志；除了透過薄薄的一紙郵票，傳達厚厚的溫暖，也多增添一份對於世界其他地區正苦於疫情的人們和努力抗疫的前線英雄關懷心、感恩心！

本文為「記疫・郵新」新冠病毒防疫郵票特展之展品展覽開幕講座全文，並收錄至《今日郵政》767期。

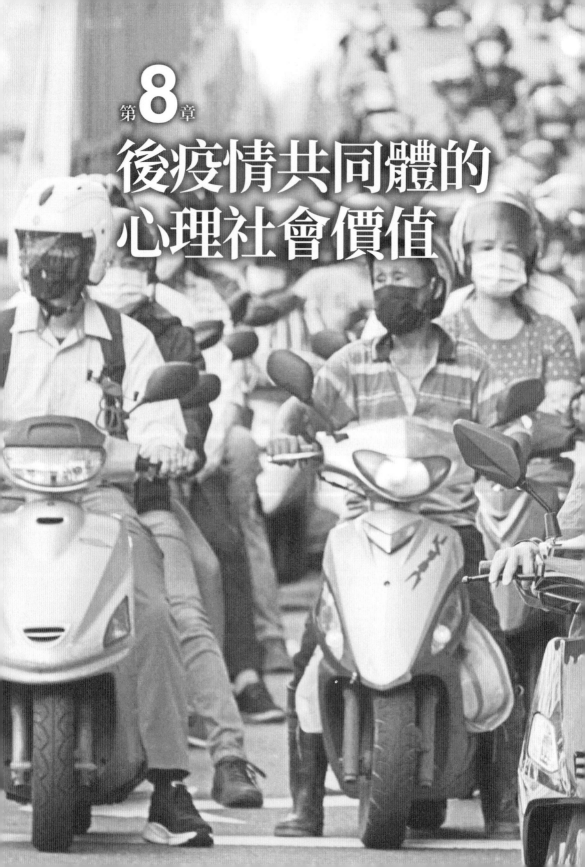

第 **8** 章
後疫情共同體的
心理社會價值

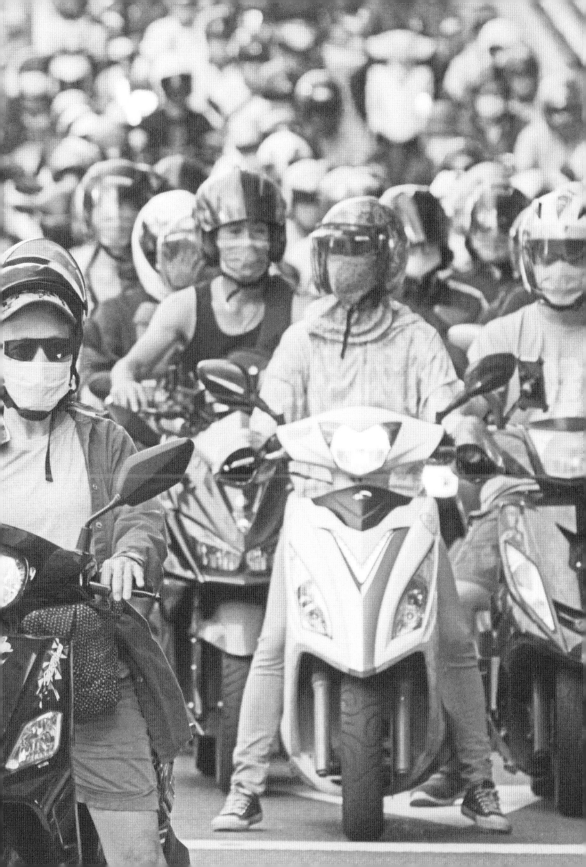

# 瘟疫來襲，在沙漠 (節錄)

## 2020 • 4 • 20

◎ 蔡適任

《撒哈拉，一片應許之地》作者

　　摩洛哥自從3月2日出現首例確診，短短不到兩周，已攀升至49例，皆為境外感染。早已有醫療人員高聲疾呼，醫療系統已相當吃緊，懇請民眾待在家裡，切勿外出，一旦染病，醫療系統很快就會崩垮。

　　有人認為沙漠溫度高，地廣人稀，或許瘟疫較不容易蔓延。事實上，沙漠暗藏的瘟疫危機與臺灣不同。

　　偏鄉的資訊與教育品質不佳，居民醫療知識不足、防疫不夠，沙漠醫療資源極度匱乏，沙漠中人的呼吸系統往往不佳，菸抽得又重，一旦染病，後果堪憂。

　　此外，整個沙漠經濟太過仰賴觀光業，即便摩洛哥媒體日以繼夜播報武漢肺炎相關疫情，搞得人心惶惶，我身邊所有工作人員全都撐到最後一刻，直到政府迅速封關，觀光客來不了了，完全沒工作了，這才不再工作。

　　偏偏前來沙漠旅遊的觀光客來自世界各地，工作人員不可能戴口罩地服務客人，更何況沙漠中人沒有戴口罩的習慣，嚴格說來，感染機率其實不低。

正如臺灣，為避免疫情擴大，壓垮醫療系統，網路上，要求摩洛哥政府封關鎖國的聲音從來沒少過，然而「經濟」是很大的考量，或許有人說，難道為了錢，可以連命都不要了嗎？以沙漠中人來說，所有人都靠那麼一丁點觀光收入在養家活口，在對武漢肺炎危險性懵懵懂懂的情況下，更讓他們憂心的是觀光客不來，沒錢養家，甚至只希望在還有一點點客人的時候，可以盡量多賺一點，以備不時之需。

　　站在不同立場，很難去苛責任何人。

本收錄於蔡適任《撒哈拉，一片應許之地》一書之314頁，文章篇名〈大疫來襲〉，獲作者與時報出版社同意轉載。

後疫情共同體的
心理社會價值

# Liminal Space, Taiwan

(節錄)

## 2021 • 5 • 17

◎ 吳易澄 精神科主治醫師

有時還真的不知該怎麼形容這一切。

例如前一天，全民恐慌搶購物資。隔一天，賣場迅速反應，實名制入場，民眾也井然有序。

週末人們也展現高度的自律。但網紅幽默地說著趴趴走的家人，許多人心有戚戚。看了好笑又有點心酸。

我們也看到了對確診者很不一樣的反應，有獵巫的，也有正義凜然欲去汙名化的。

面對那麼多矛盾，我們終究要有信心的。

想起去年在醫學期刊讀到一篇以Liminal Space為題，胸腔科醫師寫她在加護病房裡照顧她所遇到的第一位COVID-19病患，生死未卜。當時覺得，啊，好會寫，liminal phase，[1] 人類學用語耶！怎麼那麼會。

如今臺灣面臨考驗，沒有人知道明天會是怎樣。但我們確實進

---

1. 編註：人類學者維克特・透納（Victor Tuner）提出閾限（the liminal）一詞，形容傳統部落儀式中，一個存在於之間（in between）、曖昧不明的時空。例如參與部落成年禮的新鮮人，他們就是介於少年與成年之間的過渡情境中。

入了不明之地，也正在經歷一個走向更強大的公民社會的通過儀式。此刻，確實好像Turner所形容的，liminality，是一個充滿著鏡子的大廳，會折射出各樣的省思。此刻，我們在中介狀態的浮流裡尋求成為共同體。

面對那麼多衝突與矛盾，這是我想到能理解這一切最好的方法。因為臺灣，確實在一次又一次的考驗中進步著。

沒有人知道明天會怎樣。

有人有最好的辦法。

但我們依舊撐著。

臺灣會慢慢進步的。

也會安然度過的。

本文首刊於2021年05月17日《Yi-cheng Peter Wu》臉書網站，獲作者同意轉載。

# 泛道德化的誅心之論

**2021 • 5 • 26**

◎ 陳怡凱 律師

　　在本土疫情爆發前，大多數人不會有意願承受可能的副作用，這是風險權衡的個人自由，無可勉強，更非國家權力所能左右。除非有足夠迫切的風險，否則「普遍自願施打」幾乎是不可能的事。

　　以我個人為例，在本土疫情開始出現前，染疫風險相對小，我不願意冒險承受副作用；在感染個案開始零星出現、而尚有疫苗開放施打的那幾天短暫窗口期，我則不想佔用掉一劑疫苗，寧可留給更需要的人。這是我的選擇，也願意承擔，就是這樣。

　　若又質疑說，指揮中心為什麼不採辦「沒有副作用」的疫苗？那麼，大概只能說「查無此苗」。所有藥品都有風險，關鍵只在於風險孰重孰輕。尤其針對起義三鎮肺炎的疫苗，以藥品動輒需時數年的開發週期而言，可說是在相當短促的情況下投產問世，既要有效又要沒有副作用，這是不切實際的期待。

　　無論如何，英國在大規模施打AZ疫苗之後，疫情明顯趨緩，這是有目共睹的現象，指揮中心並沒有採辦不合格的疫苗給大家。如果AZ疫苗真的不合格，歐盟現在就不會起訴控告AZ公司，要他們趕快多交貨了，難道是為了幫律師業紓困而刻意打官司嗎？至於說，如果有人宣稱其他家的疫苗穩定有效又沒有副作用，即使只是基於

常識，大概也還是對這樣的說法有所保留會比較好。

更何況，如果把視角拉大到全球，在舉世陷入疫情的狀況下，藥廠合理的作法會是什麼？我想，第一應該是滿足本國需求，第二則是優先配置給疫情嚴重的國家。先前臺灣既然沒有大規模的本土疫情，在對外的交涉爭取上，自然就會比較缺乏著力點。設想一個假設情境：倘若現在有個疫情遠比臺灣輕微的國家，劫走本來可以出貨給臺灣的疫苗配額，我們會怎麼看待那個國家，人家先前就會怎麼看待我們。

當然可以說：「人不為己天誅地滅，本國利益高於一切，即使其他國家疫情慘重，臺灣先前還是應該爭取更多疫苗」。OK，雖然這種說法很殘酷，但我不能說完全沒有道理，畢竟，在國家與國家之間，就是霍布斯（Thomas Hobbes）意義下的自然狀態。事實上，我也相信，承辦人員先前已經卯足全力在爭取疫苗。能有這樣一個立功露臉的機會，為什麼不要？

問題是，你講你的國家利益，別人也有別人的國家利益（歐盟甚至都動用訴訟對藥廠施壓了）。即使不談國際之間的馬基維利遊戲，就藥廠的角度而言，一樣是出貨，會先出給疫情迫切的國家，

還是給先前幾乎沒有本土疫情的臺灣？設身處地想，如果我是談判代表，在這種情況下又要怎麼說服藥廠，把可以在其他地方救命的疫苗出貨到臺灣？何況先前連已經到貨的配額都還沒有打完，而且本來還極可能會擺到過期？

雖然我不知道公部門對外磋商的內情，但就一個以代客戶出面談判交涉為業的人而言，我認為承辦這項交涉很難，非常難。能夠在這樣艱困的情況下，還陸續爭取到目前到貨的疫苗，已經堪稱相當不容易的成就，不是用一句「不積極」就可以形容的。

用這種泛道德化的誅心之論去譴責主事者，雖然可以提供一種貌似簡潔易懂的歸因與歸責：「我們現在會沒有疫苗，都是那些人『不積極』的錯。」但事實上，卻是以扭曲整個前因後果為代價，對於事態的理解與問題的解決，均無補益。

更進一步想，如果連距今不到一個月的事，都可以假裝失憶把事情反過來說，就不難想像幾年之後，關於這場疫情會有多少奇怪的說法了。

本文首刊於2021年05月26日《一個律師的筆記本》臉書網站，獲作者同意轉載。

# 疫情下的共同語言？！（節錄）

## 2021・6・6

◎ 林韋地　醫師、季風帶文化發行人

　　疫情期間人與人的關係也越來越緊張，常有一些臉友私訊我，說他們和身邊的人常為了疫情相關的事情吵得面紅耳赤，平常明明看起來還算理性有點程度的人怎麼講就是聽不進去。我其實也沒有什麼很好的建議，大概就是平常心，不要太在意或太用力。

　　年紀越大越不喜歡與人爭辯，因為我發現「討論」的前提是，各方都要有一定程度的知識背景，那才有辦法「交流」，否則其實都是各自在複述自己的信仰和視角。就算到最後你很用力地讓對方覺得你是對的，那也不過是讓他「相信」你而已，而不是真的「知道」。沒有一個人可以讓另一個人「知道」，「知」這件事情全賴自己的閱讀，和自己做學問的努力，沒有一個人可以幫另一個人讀書。當然，有學識的人可能可以幫忙給點方向和指引，但是無法代替另一個人去做踏實的基本功，有點類似健身教練和學員的關係。

　　上個星期關於臺灣防疫政策的直播和書寫，真的是我人生少數很越過那條線的時候。當然我也很可以理解有人不喜歡我介入臺灣的事務，或不喜歡新加坡莫名奇妙被我代表之類。只是作為一個醫者，看到死亡正在發生，是要如何做到沉默不說。當我們看到生病的人，有死亡風險的人，我們只會看到「人」，不會想到他的國籍還是顏色，如同病毒攻擊人時也不會在那邊挑。

本文首刊於2021年06月06日《林韋地》臉書網站，獲作者同意轉載。

# 台大法律系畢業生代表
## 謝宗翰致詞（節錄）

**2021・6・9**

◎
謝宗翰

台大法研所公法組學生

　　疫情的爆發就像一把利剪，切斷了我們與朋友、家人、工作、或生活的連結，平時所熟悉的日常陷入了一陣中斷。我們在兵荒馬亂之際匆忙拾起四年經歷的種種，希望趕在2021年的夏天留下紀錄。我想套用作家阿潑寫下的一段句子：「『重建』並不意味者『復原』，而是重新打造一個別於過往的環境空間，乘載新的生命與記憶。」每個人帶著各自的獨特回憶編束成線，並且在這個場合交織成網，很感謝看到大家排除萬難，參與這場成行不易的線上畢典。

　　隨著我們所學漸長，那些號召激情的法律動員和口號漸漸退去（……）曾幾何時，我們是否對於這些規則所建構出來的司法制度，如何適用於常人的生活之中產生疑惑？更多時候，在常人眼中掌握著權柄的法律人，甚至得公然地站在群眾的反面：酒駕肇逃、警察盤查、數位身分證、司法精神鑑定、或者振興特別條例。我們在一片眾聲喧嘩中，慢慢地「冷靜」下來，對於未經組織、驗證而直截了當地宣稱產生猶豫。隨之而

來的升學、考試、就業與生活等壓力，更毫不留情地，將我們甩進了更沉潛的情緒當中。

　　然而與此同時，各種社會壓迫仍持續發生著：樂生療養院的重建與轉型正義、南鐵東移與土地正義、萬華的新冠肺炎疫情爆發，暴露出社會底層的健康不平等，卻也帶動基層社群、鄰里組織與公民團體包圍成的「社會安全網」，一同攜手合作抗疫。我們開始理解到，在我們聲聲呼喚「過往日常」的當下，早有許多身處「非常」的人，正經歷著暗處的人生百態。看著眼前發生的種種，抽刀斷水水更流，我們也開始思考，一開始進到法律系所呼喊的那種正義或平等，到底指涉的內涵是什麼？然而，在我們開始冷靜的同時，並不意味著，我們會就此對於這些確確實實的傷痛視而不見。

本文首刊於2021年06月09日《謝宗翰》臉書網站，獲作者同意轉載。

# 每個人的生命，
# 都值得政府公平對待（節錄）

2021 • 6 • 12

◎邱毓斌 國立屏東大學社會發展學系系主任、副教授

看了詹宏志的聲明，很感慨。

首先，他有道歉，說日後會彌補。作為社會菁英而願意認錯，這是很好範例（看看其他死不認錯的王八蛋們……）。也希望詹先生的彌補是講真的，以他的才智與能量，絕對會是很重要的防疫貢獻。

其次，為什麼聰明如他，也要去做這種錯事？當然，是「人性」。3月尚未有社區感染傳出的時候，他會不會做這種錯事？如同3月的時候，名嘴政客們會不會天天滿嘴講疫苗？都不會。

3月，沒有人會想到疫苗；現在，每個人就會。這就是人性。

我之所以很感慨，是因為，我心裡竟然出現了一種「幸好我老爸上個月過世了」的念頭，不然，我不能原諒我自己的沒有用。

因為我會自責沒有辦法幫我家82歲老爸去弄到疫苗，因為我家巷子口的診所不是好心肝。到頭來，我爸的慢性病不是慢性病，黃昭順、張榮味、詹宏志的慢性病才算數。想到蔡秋鳳的一首歌：「別人的性命，是控金攑包銀；阮的生命，不值錢……」

然後，看到柯文哲說，因為這就是「人性」，所以一般百姓的憤恨與指責，是在「製造對立」，是在「傷害社會」，我就整個火大起來。這是台北市長該講的話嗎？這是一位掌握公權力、領導全民防疫的行政首長該講的話嗎？

　　我們多數人奉公守法，我們乖乖遵守防疫規定，經濟條件許可的我們，看到哪間好店／好農民生計因為疫情有困難需要團購就二話不說⋯⋯我們希望，掌握政府公權力的人，可以盡量照顧到多數好市民的人性，而不是只看到權貴菁英的「人性」。那種權貴的人性，是掌握公權力的人，所要盡力去抑制的；行政首長要鼓勵的，是社會裡那些看到彼此，互相幫助的人性。

　　我們不期待政治人物能把每個人的身家性命都弄到「空金攔包銀」；我們只期待你們的施政，不要再讓詹宏志這樣的社會菁英有機會犯下同樣錯誤。每個人的生命，都同樣值錢，都值得這個政府公平的對待。

本文首刊於2021年06月12日《Yubin Chiu》臉書網站，獲作者同意轉載

後疫情共同體的
心理社會價值

# 新聞深入人心

## 2021・7・4

◎ 廖志峰　允晨文化發行人

新聞深入人心。

當AZ可以開始接種時，符合資格的媽媽十分抗拒，

（雖然叫人不要打的自己先偷打了）家裡為了打不打氣氛緊繃，

我也問過兩個醫生朋友（其中一個是精神科）一致建議要接種，

不過我只有一票，終究沒有打。直到昨天，她才去接種莫德納疫苗。

但是我還是直到今天才稍微鬆口氣。尤其又看到市場群聚感染的新聞。

有些新聞很像釣魚，拋出了餌，第一隻魚咬上了，其他就蜂湧而至。

這場瘟疫引起朋友間的不同焦慮。

我發現接收不同媒體訊息的朋友，焦慮程度不同。

我想到了那個餌，是我們自己決定要咬上的。

弔詭的是，大眾媒體如今走的是分眾閱聽市場，然後就成了各拜各的神的現象，就好像朝拜龍山寺的信眾不會走去衛理堂一樣。

　　反之，亦同。這種多元呈現出流通的活力和自由選擇，不過我卻想，我們的心靈其實乾涸如蠻荒。

本文首刊於2021年07月04日《廖志峰》臉書網站，獲作者同意轉載。

後疫情共同體的
心理社會價值

# 暗影下透光：後疫情/新常態下的共同體[2]

◎林耀盛　國立臺灣大學心理學系暨研究所專任教授

　　由科技部人文司（編按：2022年7月已改名為「國科會人文處」）補助的《新冠肺炎影響之人文社會反思與治理》整合型計畫所舉辦的「後疫情時代的展望」系列座談會，英文是「Post-pandemic new normal」，後（Post），一般指在它的後面，試圖移開它、取代它。然而，COVID-19的全球蔓延，使人們面對時間延遲、空間停滯的空白主體狀態。我們生活節奏的突變，某個程度使人擺脫心智上的有限經濟功利性迴路。當自我強度越是想快速消滅病毒卻得不到立即性回響，會面臨空大的靜默黑洞，終究只會益加沉淪於失落漩渦裡。我們要思考的，反而是一種「自我耗盡」的必然性。臺灣在全球疫局中相對疫情穩定，這系列座談會無非是提醒，沒有所謂的「後疫情時代」，新興病毒仍會不斷變形異化，我們是處在風險中；「後」不是時間的度過就沒事，並非階段論或是終結論，而是超越線性邏輯的各種可能性的並置狀態。

　　置身如此處境，與其說是「新常態」，毋寧說是「超常態」。面對病毒繁複變異（anomalous）超乎一般常態，繁複變異

---

2. 編註：本文初稿完成日期為 2022年07月04日。

的原始字源為anomal，希臘字源名詞（anomalie），是指涉一種不均等、一種不光滑的複異關係，是一種「解疆域化」的現象，需要超越常態的能力。在此狀態下，我們的健康價值，是回到一種因時制宜變動（normativity）的能力，而不是如同以往維持統計上的平均（normality）狀態。臺灣在2021年5月中旬開始的三級警戒，更讓臺灣民眾感受到在這波疫情變化之前的異樣感受。2022年，病毒一再變異，疫情走向與毒共存的流感化狀態。如何避免慣性思考的麻痺，而能持續生成危機意識的行動，成為更重要的課題。當臺灣以為本土零確診是有限經濟的常態，遺忘疫病相關研究指出的，疫情流行給出了人們反思「習慣模式」的契機，作為「緊急經驗」的衝擊，可激發人們的新意向性。病毒的繁複變異，更讓我們深刻體會養成與異毒共存生活力的重要，這需要再探疫情心理社會層面的價值。

## 照顧，雙重性：

疫情蔓延下戴口罩、勤洗手、量測體溫等具身性照顧（embodiment care），體現一種照顧倫理關係。這些個人／公共衛生健康常態，遵守本身平日預防性健康行為（health behavior），在因應病毒變異處境下，轉化為疫情帶來的關照的倫理行動（ethical act）價值。單純機制的行為論，難以解釋瘟疫恐懼下的人群疏離，卻又彼此關注的紀律具現行動。

需要將行為轉為行動的倫理關係，此處的倫理是涉及一種存在的經驗。倫理關係指向健康行為本身非個體自身的習慣，而是呈現自我照顧與關心他人的雙重性價值。由此帶來人們反思照顧自己的健康行為，不僅是道德上的訴求，更是思想家傅柯（Foucault）認為一個道德的行動，不應該只簡化為一個或一系列合乎規則、律法或價值的行動。所有的道

德行動當然都與它被履行的實際情況有關，也與行動者自己有關。無論是否意識到或是否是出自意願地接納，人的認知、判斷、行動，都反映出某種關於「人是什麼」、「我應該成為什麼樣的人」、「我想成為什麼樣的人」的理論或實踐模式，而這些模式的構成與演變，來自諸多歷史條件的組合和異動。傅柯進而認為「關心自己」的議題，能跳脫「認識自己」的束縛體現出來。因為「關心自己」並非一個單純的慾望要求，更是一個客觀的事實；並且「認識自己」是基於「關心自己」才有可能。自身的知識是「照顧／關懷自己」的結果，關心自己不是自私，而是在「社會／空間距離」管控策略下，「心理連結」深刻化更形重要。疫病威脅下的「照顧自己，關心他人」具身倫理行動的健康價值，健康（health）包含一種療癒（heal）的層次，但療癒不僅是身心層面，更涉及人文靈性的復興，以踐行關切他人／照顧自己。

## 防疫，作戰隱喻外：

病毒作為他者的無所不在是日常，不僅止於戰爭隱喻。新型冠狀病毒的恐懼是詭譎暗影，如同弗洛伊德（Freud）指出的不被理解的事物再度出現，就像是一個尚未找到位置的鬼魂。面對早年挫折的回歸／退轉（regress），以精神分析來看，其實是更靠近我們主體就是自身倖存者的匱乏。如同個體脫離母親，構成的創傷匱乏源自於主體與他者的原初遭逢，此遭逢發生在主體的歷史之前，後來主體進入象徵秩序中之後便遺忘了它及其起源，讓它被諸多的生命史經驗掩蓋住。直到再度遇到衝擊性的意外事件或歷史創傷才再度顯現。但這不僅是創傷的意涵，而是回返到自身匱乏的位置。這兩年啟動的各級學校課程線上化，帶來新的學習體驗。遠距不若實體，但如精神分析中的夢理論，可以用於釐清

「心靈感應」的現象，以及當中不可否認的「無意識思維遠端感應」的可能性，亦即弗洛伊德一再強調的「思想的傳移」問題。病毒侵襲除了作戰隱喻外，當我們離開了慣性的理所當然，疫情中情感轉向（affect turn）的自我耗費，可視為重新認識自身匱乏的時機。詭譎疫情不只是引發情緒（emotion），更激發情感（affect）。情緒多以個體為中心，人的心理狀態設為內在想像，進而延伸情緒管理技術；而情感則為非個人、非人稱的強度，指向「去影響與被影響」（to affect and be affected）之能力，強弱隨增隨減，是脈絡化效應，也就與傳統的內在認知歷程不同。

疫情陰影籠罩下，過去認為自我強度可以因應一切的萬能想像的心理狀態，於自我隔離或置身防疫處境，彷彿他（她）們想像自己真能夠獨自應對，但阻絕邊界的劃分，喚起了來自早期生活受到壓抑的孤獨感。在此刻的封鎖限制狀態下，以為可以如同以往的平順，但卻因反覆無常的疫病威脅帶來的猛烈感受形成挫折的加劇，更加不滿地指控他者，世界崩塌了就如同自身瓦解。但此處境的情感轉向，也可能如精神分析論點，創傷讓主體能夠再一次經歷自身存有的匱乏，讓死亡闖入到生命之中，創發出生命感，進而帶來解放。這樣的受苦處境，顯示一種「互生主體性」（pathic subjectivity）狀態，pathic這個字一方面是表示療法的；一方面是表示感受的，這是一種受苦感受本身具有療癒力量的雙重狀態。如此顯示「互生主體性」的意涵，被苦所禁錮的壓迫性、受制性、受苦性，正好也具備解放、突破、療癒的能量。抗疫事件不必然造成受創，但對多數人而言，是前所未有的情感經驗，直面疫病引發的異變經驗與感受，使其進入自身的主體匱乏。主體並不是完整毫無缺口的飽滿實體，

抗疫事件不必然造成受創，但對多數人而言，是前所未有的情感經驗，直面疫病引發的異變經驗與感受，使其進入自身的主體匱乏。

而是核心點的基層就是空白。匱乏這種匱乏狀態，就容易落入焦慮。受創主體面對的並非針對創傷的喪失進行補償，因為所喪失／欠缺的不是至親或能力，而是主體自身。主體的任務是如何讓自己穿越痛苦，再度承擔那個早已存在他們生命中的匱乏／失落。他們就是我們。

## 共同體，我們：

**新興病毒的疫情蔓延，「我們」都置身公平風險環境中，確診數目背後的心理社會價值深思，更是我們的再學習生活日程。**

自我耗盡，帶出面向他者的意義。這段時日的抗疫生活，失落困厄處境下帶來的心理影響，除了恐懼、疏離、沮喪外，是否促發或壓抑的回返，開展更多元的回應變局韌性力，更是面對未來日益複雜風險處境的關鍵。過去討論受創處境，若能從關係脈絡的釐清著手，亦即所謂的PTSD（Post-Traumatic Stress Disorder，創傷後壓力症候群），其實也可以是一種「自我解構後的轉化」（Post Transformation of Self Deconstruction，PTSD），疫變病毒反覆侵擾後，個體的自我解構是一種常態，但「我們」關係的形成使得個體與他人有了情感的互動聯繫，而後將自身安置於更寬廣的人際關係取向裡，因而逐漸轉化心理生活經驗和人情倫理的對待關係。這樣的改變是耗盡自我的解構，迎向他人的倫理關懷。

新興病毒的疫情蔓延，「我們」都置身公平風險環境中，確診數目背後的心理社會價值深思，更是我們的再學習生活日程。確診者眾，但有一些人的命運卻緊緊捆綁在一起，如難民、街友、移工、精神病患等弱勢者，面臨比一般人更大的風險。如臨床心理學長期關照的精神醫療機構病患，按照規定進行風險管控措施，當臺灣進入防疫新生活，全球大隔離的時刻，人們在各自分隔中，可以藉由網路科技反而體驗到全球社

群的時間普同感。但住在精神病院裡的人，科技數位的落差讓他們被社會拋擲在外。疫病的預防性隔離與感控措施，讓一群以醫院為家者的精神醫療處境被彰顯出來。儘管目前「精神分裂症」已正式更名為「思覺失調症」，藉此為患者「去污名化」。但若社群民眾的基本理解不足，他們更名後依然是居住於「非地方」、「無名鎮」，他們沒有名字，是否成為防疫共同體「納入的排除」，需探問。從個人到他人，再到群眾到大家到共同體，共同體的「我們」意謂，可進一步討論。

以心理治療而言，是個案先來現場，是具有現象學上的意義，亦即打開「你與我」的關係（Thou-I relationship），個案是自己改變的專家，無論是就晤談內容（個案知曉自己的狀態）或是晤談歷程（個案溝通的方式或語言），都是一種專家。而治療者是以一種存有的回應，是對他人肯認後的「我們」關係形成。如此，「我們」就不是個人取向立場（我加上我等於我們），這樣的立場是側重自我群聚（egos），只是個體自我的堆疊，難以達到真正的「我們」。「我們」也不會是集體取向立場（我們等於我加上我），該立場基本上取消個人的特性，全部化約為總體性。「我們」是透過肯認他人的特異性，他人面向我而來。與他者遭逢，是一種既共在（being-with）又共異（being-counter）的辯證（dialectical）的「在場性」關係。如此遭逢是一種「你與我」構成的「我們」關係，而不是「我與你」的仍是以自我為主的立場，將他人視為一種相異於自我的一種自我狀態。

## 想定外，人文臨床：

以集體災變來看，有人可能會認為，這場疫情是「想定外」局面，但苦難其實本來就是無所不在。回到臨床的意涵是「投身到受苦難之

處」，人文臨床指的是將諸種人文社會科學廣泛地變成受苦之處的中介，亦即，無論是藝術、哲學、文學、歷史學、人類學、心理學、社會學或宗教學等看似與正規臨床無關的領域，各學科看似自我獨立，若能以「我們」的對話取向理解，可知其對受苦生命某種程度都產生悟性的啟發。將人文素養應用於受苦者的現場，可以緩解各種受苦的折磨，增進「療癒」（healing）或療遇（encountering healing）的可能性。此處有兩個關鍵詞：（一）受苦（suffering）的範圍：從人文學領域來界定「受苦」，則含括範圍不僅在於生理疼痛，各種精神的、心靈的困厄亦屬之，乃至於社會性的受苦（social suffering），如被歧視、文化弱勢、遭遇坎坷、橫遭劫難等皆是。（二）療癒或療遇：我們認為，人們相遇就有可能觸發關懷，進而療傷止痛的過程就有可能發生，故稱「遇而療之」。這樣的做法不但返回生活場域的現場，也把心理學接引到人性處境的根源處，哲學家列維納斯（Levinas）認為倫理性（the ethical），而非形上學（the metaphysical）或文化論疇（the cultural），更是人類經驗的試金石。列維納斯指出，「為他人的存有」（being-for-the-other）是一種優先於心理歷程的義務。無須擁有複雜的認知能力或發展出人際間敏感度，人們面對他者，就會召喚著照顧自己／關切他人的立即性倫理。病毒即他者的超常態生活，「我們」的處境。

回到災變——創傷系譜演進的探討，一般認為歷經災變事件衝擊後必然引發創傷的觀點，主要有兩個層面。

一是「啟蒙思考論」，以理性模式構思災難和創傷關係，認為災難引起受創，但從理性演化論來看，人們不喜歡讓自己長期處在受害情緒，會逐步邁向緩解過程。因此，提出「創傷遞減」思考，認為隨著時間將可減緩受創程度，這是樂觀進步論的建構產物。

另一是「精神分析論」，認為創傷指向另一個深層的受傷，牽涉到禁

忌的事件或認知，造成不確定、不明白的恐懼，以及不解的癥結，成為深深的壓抑，如果沒有經過化解，會一再以變形的方式發作，擾亂常規，這是重視創傷「後遺效應」的觀點。

但無論是以自然復原觀點論斷創傷療癒，或是以無意識說明創傷幽靈的困擾，都顯示人類有限理性的限制，而災變事件隱含的深刻義理，往往是超越個體的心理結構經驗層次。苦難現場的召喚，是一種深入知識原型，尋找身心情態的在地根源的倫理反應。如果，有所謂的療癒，意義結構是滋長於倫理的互動，提供了受苦者所緣求的存在意義，成為轉渡受苦境遇的重要力量。但丁在其名著《神曲》「天堂篇」裡，透過大鷹之口說：「因為人類智慧眼光的侷限，使他們沒有足夠的能力瞭解上帝的智慧，因此人類看永久正義會有偏差，就像人去看海一樣，只能看到海面的景象，卻見不到深不可測的海底，因為見不到底，就自以為無底。」這段時日疫情起伏、多變暗影的遮蔽，有影就意味透光。疫病威脅再如何變形新興，無非是古典幽靈的徘徊，提點我們偏安慣了，就易遺忘如何豐富我們的生存能力，包括回應死亡與哀悼。雖然，這場看似無期徒刑的陰影籠罩，苦難是當下的，情感是延時的。終究，疫病威脅不必然造成創傷，但所刻痕真實生活歷史的心理社會經驗已書寫。

> 這場看似無期徒刑的陰影籠罩，苦難是當下的，情感是延時的。終究，疫病威脅不必然造成創傷，但所刻下的真實生活歷史的心理社會經驗已然書寫。

這次科技部人文司《新冠肺炎影響之人文社會反思與治理》工作團隊的努力，不是僅記錄事件，更是疫苦的關照行動。只有回到苦難的（pathema）生活的關照，不是淪為科學式（mathema）典範的註腳，才能稍微碰觸邊角殘餘的真實遺跡。災變總是站在遺忘的這一邊，藉由遺忘來回憶，它再次降臨。災變的黑暗，也帶來存有的思考。

# 擺渡紀錄，為了 驀然回首後的省思 [3]

◎
劉紹華
中央研究院民族學研究所研究員 [4]

金馬影展在2016年時放映一部英國紀錄片《約翰伯格四季肖像》（*The Seasons in Quincy: Four Portraits of John Berger*），這是向享譽國際的英國公共知識份子、作家、藝評家約翰·伯格（John Berger, 1926-2017）致敬的著名影片。在片中，伯格如此描述自己：

如果我是講故事的人，那是因為我傾聽。在我看來，講故事的人就像是在邊境擺渡違禁品的人。

伯格在兩境中擺渡的是一種特別的觀看之道，關於他對世界的真切體認與人道關注；而他講述的故事，便是從生命經驗與非主流眼光中所帶出的書寫，批判與寬容兼具。

2020至2021年，在團結抗疫與防疫有成的熱鬧主流聲中，我常想到約翰·伯格的話。雖然我並未說出好故事，但仍想傾聽主流

---

3. 編註：本文初稿完成日期為 2022年07月04日。

4. 感謝整合筆記團隊同意以「後疫情關鍵字」為例書寫，藉此誌念。

波濤下的微音，守著兩境之間的擺渡人意象，儘管想擺渡的，好似平行世界中的資訊與觀點違禁品。

## 後疫情關鍵字：整合筆記

先容我從疫情當中一個學者合作的小計畫說起。

2021年5月17日至7月16日之間，可能有人看過定期推出的「後疫情關鍵字：整合筆記」（以下簡稱「後疫情關鍵字」），但更多人可能沒興趣閱讀或完全不曾聽聞。那兩個月間，這個共筆紀錄在臉書粉絲頁上僅獲得1,102人點讚，1,267人追蹤。雖然按讚與追蹤者至今仍持續緩慢增加，但這些關注數字可能比共筆作者們平常個人臉書所獲得的數字都還少。

另一個有趣的現象也暗示了這個共筆紀錄的非主流位置。「後疫情關鍵字」臉書頁剛推出時，還曾收到陌生人的簡訊留言：「你們位在哪？」或「你們是誰？」在2021年5、6月正值疫情緊繃之際、社會上不時溢滿了抓出「中共同路人」的輿論氣氛中，儘管不明白這些留言的動機，之後也無後續，乍見這樣的留言總令人哭笑不得。

不過，粉絲頁刊登的文章，偶爾也獲得媒體重視，如不時私下接到的媒體來信指出，「後疫情關鍵字」可能是被媒體記者或編輯當成「有品質」的討論參考或想法啟發來源。

其實，文章能否被看見、會如何被討論，並不是「後疫情關鍵字」作者們能掌控的方向，作者們最在意的，是如何在當局者迷的社會氛圍中，基於我們向來的研究關注與專業領域，盡力維持學術性的思辨，從眼前快速發生的混亂現象中，整理出一些來龍去脈的頭緒及有待思考的面向。

「後疫情關鍵字」的緣起就只是如此素樸的學術理念，無任何贊助，純粹是幾位對網路熟悉度有限的學者自行摸索推出的粉專，並不特別講究形式，亦不採取花俏風格，而重視思辨的方向與方式。

2021年5月11日指揮中心宣布疫情警戒升為二級，5月15日雙北疫情警戒升至三級。5月16日，我與社會學者黃于玲和法律學者吳全峰聯繫，表示想找與醫療衛生有長年「互動型」研究經驗的學者，嘗試一起整理資訊，以利自己和社會思辨討論。我們也邀請了願意擔任隨機性顧問的醫療專家，必要時得以向其請益，以協助評估涉及專業的稿件內容是否正確。

**「後疫情關鍵字」希望突破的是見樹不見林的思考與討論方式，並期望看見主流輿論之外的重要議題和生命故事。**

隔天，5月17日，報載亞東醫院爆發院內感染卻不得對外說明，須「以中央防疫指揮中心的說法為準」，當天「後疫情關鍵字」推出的第一篇討論便是〈疫情治理的中央化或分權化〉。之後，醫療史學者李尚仁和醫療社會學者曾凡慈也陸續加入。我們的原則性做法是，每人負責週一到週五的某日貼文，根據各自的研究興趣或較能掌握理解的議題，整理資訊，完稿後寄到群組請大家提供意見。通常，群組的功能是確認資訊是否有誤、提供相關資訊、針對文章討論方式給予建議以求客觀平實，必須「集滿三點」，也就是獲得三名以上群組成員的同意，文章即可發出。

以「整合筆記」為名，是因為我們參考的諸多資訊及觀點，廣泛受益於許多專家討論或媒體報導故事，而將自己的角色定位為整合主題性的資訊及討論，因此毋須強調作者身分。另一次要考量則是，當時只要針對疫情或防疫有所思辨並提出疑問者，經常面臨被批評、「出征」的干擾，不強調作者身分的方式也可能減少不必要的整理紀錄壓力。從臉書粉專的成立說明摘要，大致可以認識我們的動念：

去年初以來，我們各自努力在自己的臉書或學群中，認真討論疫情相關議題或撰寫文章。……我們心知肚明，雖然我們高度關注所有議題，但能耐畢竟有限。那能做甚麼呢？我們以為，至少可以透過長年來從事醫療相關研究的學理經驗或方法，來持續觀察與思考現象。這是為何稱之為「後疫情關鍵字」。

在無數個當下，在得以深入研究之前，不可能立即有答案，遑論正確答案。但可以有一個學理性的思考方式。所以，我們決定一起用這樣的方式，來蒐集與討論我們覺得值得記錄的文章，可能是新聞報導、可能是學者專家的文章、也可能是正式的研究論文。

所以，我們也稱之為「整合筆記」，因為，這是一個疫情之下的合作紀錄筆記。我們的宗旨是：

開放理性、多元提問、經歷感受。毋須立即反駁或擁護，讓集體經歷過程中的存在，暫時留在當下思考，待日後有機會回應歷史的召喚，研究它、分析它、借鑑它。

## 避免見樹不見林的討論模式

「後疫情關鍵字」希望突破的是見樹不見林的思考與討論方式，並期望看見主流輿論之外的重要議題和生命故事。

疫情緊張期間，公開易見的討論經常流於意氣之爭，以致於蘋果與橘子相比、缺乏時空脈絡一致性的對比、以單一個案企圖駁斥邏輯合理的提問、以大局為重而壓抑民主人權的討論、以公共安全之名而漠視不公不義之事等現象很常見，讓許多值得社會省思、維繫社會良善、守護民主人權的思考、言論、議題、事件等，很不容易被看見遑論公開討論。

「後疫情關鍵字」的初衷便是關注較少受到注意的議題資訊、討論面向或底層故事。

「後疫情關鍵字」雖然僅維持兩個月，但討論主題眾多，偶爾也邀請到其他學者撰稿，大致上，主題都與防疫政策、醫藥疫苗、人權關注、弱勢處境有關，每篇文章都從某個事件、報導、評論或研究論文切入以開展討論，並提供相關資訊與思考面向。每篇文章也由作者自訂關鍵字，以利搜尋。從兩個月間發表的39篇文章可以看出關注主題，以及隨著疫情發展而逐漸開展的討論方向，例如：

**(1) 疫情治理的討論**：包括指揮中心防疫記者會重點、傳染病病例指數成長、環境清消儀式化、防疫篩檢漏洞、檢驗量能、疾病監測、彰化血清抗體調查、校正回歸爭議等；

**(2) 醫療衝擊**：包括醫療能量降載、醫院及前線醫護公開求助、醫療資源統籌調度問題、第一線醫事人員心理健康等；

**(3) 汙名的問題**：從萬華、雙北、八大行業、染疫者、街友受到的污名影響，以及道德化輿論對於防疫的障礙等；

**(4) 科技防疫與人權隱私關注**：這是文章數量第二多的關鍵字，包括科技防疫與個資保護的矛盾、數位追蹤應用程式如社交距離APP、科技歧視等；

**(5) 其他染疫風險**：包括住宿式長照機構的高齡者染疫、必要勞動者及跨區工作者的工作處境，物流公司如何因應防疫、外籍移工集合式宿舍的群聚感染，以及連假中民眾跨區移動等；

**(6) 因防疫而權益受損者**：包括外籍勞工被暫停轉換雇主，日照中心與居家服務暫停，失智老人面臨照護困境，家屬停職在家照護老人卻無法如孩童父母一般獲得紓困補貼；

**(7) 遠距工作與教學的挑戰**：包括實作困難、教育不平等、弱勢與障礙

兒童的保障、停課不停學的理想與特殊收穫等;

**(8) 其他人的處境與可能資源**:如民眾心理風險、精神醫療與社區照護、醫護家人的挑戰、數位社會工作、網路會所等;

**(9) 緊急授權的爭議**:包括中醫清冠一號、國產高端疫苗、臨床試驗不足、證據文化的討論等;

**(10) 疫苗的各種爭議**:這是文章數量最多的關鍵字,包括疫苗施打優先順位政策討論、世界衛生組織的疫苗優先順位指引、疫苗緊急授權、疫苗不良反應、高齡者與孕婦接種疫苗、疫苗猶豫、疫苗溝通、疫苗資訊平台、BNT疫苗的政治爭議等;

**(11) 臺灣COVID-19的高死亡率**:包括死亡人數、社會療癒、生命倫理與資源分配的兩難等;

**(12) 疫情下的文化產業**:主要討論防疫下的藝文補助盲點,以及線上互動、實體數位化等未來藝文網路現場的可能性等;

**(13) 後疫情的展望**:如疫情來臨後的新日常、新常態,多國疫苗接種率提升後的解封與國際移動狀況可以為我國借鏡等。

> 身處過於主流單一的訊息之中,不容易提出反思性的問題,也不利於來日驀然回首時的歷史重思。

以上關鍵字議題的蒐集、整理與討論雖然尚非嚴謹的學術研究,但確實是建立在學術研究的精神與方法之上的快速整理,並公開分享初步分析。文章首發於2021年5月17日,末發於2021年7月16日。團隊不間斷地努力兩個月後,決定告一段落,一來是在本已繁重的學院工作中附加如此高密度的現象觀察、資料蒐集與思考寫作負擔,整理了相當多元的資訊及討論後,應該可以暫停休息;二來我們認為對於疫情變動與社會動向的關注,亦應逐步進入更為深刻的學術性思考、甚至深入研究,而深刻需要奠基於時空距離與較為緩慢的心態。

換言之，傾聽與擺渡之後，還需要時間沉澱與反思，才可能成就好的故事。

## 該擺渡甚麼？一個公告政策的案例

「後疫情關鍵字」的努力，雖然只是對疫情下變動紛亂的治理與社會狀態投入蒐整分析的一個開始，卻可能成為未來回顧並深入疫情研究時很有幫助的一份整合筆記。如果這個初衷來日能成真，那便是擺渡的意義，超越喧囂當下關於疫情與治理的反射性討論，希望促成理性多元的思辨與未來的深刻研究。

要做到深入研究，必須先具備建立在多元資訊上的問題意識。身處過於主流單一的訊息之中，不容易提出反思性的問題，也不利於來日驀然回首時的歷史重思。

以下，我藉由一個「後疫情關鍵字」也曾討論過的疫苗主題為例，說明多元資訊、問題意識與社會省思的重要關聯。

關於「疫苗接種優先順位」政策的爭議，一般的爭論大多傾向於肯定或批評既定政策。肯定的輿論多強調，讓「醫護人員」或「必要工作者」優先施打並無問題，因此支持政府公告的優先順位；批評者的主張焦點則多為，中央及政府防疫人員不應排在老弱殘障或其他必要工作者之前。換言之，正反論者通常突顯的重點不同。

無論支持或批評，論證皆應見樹又見林才可能具有公共性討論的實質意義。否則，不只是各說各話毫無交集而已，還可能淪為刻意選擇性的利益維護，違背公共性精神。

我個人偏向批評既定疫苗接種順位政策，但我必須強調，這樣說並非意指政策全然無合理之處，而是要指出政策中明顯的一致性缺失，以期

檢討改善。

我也以為，若曾認真傾聽、仔細蒐集並分析過政策資訊者，應能發現這個政策之所以充滿爭議，並非「醫護人員或必要工作者本應優先施打」的化約說法，即可為此政策的理念與實作矛盾辯護。這樣的說法只是突顯缺乏資料證據的反射性爭辯模式，也缺乏傾聽非主流聲音的包容性。

最早可見的疫苗接種順位公告於2021年2月19日（暫稱為公告A），但這份公告已在政府官網為後來公告所取代，若非從頭便開始關注此一故事的人，可能不易尋求這份政策資訊。這份公告的排序大致如此：(1)醫事人員；(2)中央地方政府防疫人員；(3)維持社會運作之必要人員(4)長照社福照護機構人員；(5)軍人；(6)65歲以上；(7)19-64歲高風險疾病者；(8)罕見疾病與重大傷病；(9)50-64歲。底線者為以下會繼續討論的類別。

> 爭議與成功之間的時空落差，正是資訊與故事擺渡人要橫跨的兩境鴻溝。

一週後，即2021年2月26日，順位公告（暫稱為公告B）調整為：(1)醫事人員與醫療院所之非醫事人員；(2)中央及地方政府防疫人員；(3)高接觸風險工作者（如船舶機組、港埠、檢疫工作者、指揮中心認定）；(4)因特殊情形必要出國者；(5)維持社會治安人員（警察、憲兵）；(6)長照社福照護機構人員；(7)軍人及國安單位；(8)65歲以上；(9) 19-64歲高風險疾病者、罕見疾病與重大傷病；(10) 50-64歲。

公告A中原以年齡和疾病狀況而區分的類別(4)、(6)、(7)、(8)及(9)，即標註底線的類別，在公告B中後退為類別(6)、(8)、(9)與(10)，也就是說，前面插入了兩個新類別：即(3)高接觸風險工作者（如船舶機組、港埠、檢疫工作者、指揮中心認定）；(4)因特殊情形必要出國者。而既有類別(5)中，則在軍人之外，加入警察、憲兵等維持社會治安的人員。

2021年5月11日指揮中心宣布疫情警戒升二級，5月15日雙北疫情警戒

升至三級。優先順位再度調整，本文於2021年10月初定稿，在此之前的順位公告於2021年6月21日（暫稱為公告C）：(1)醫事人員與醫療院所之非醫事人員；(2)中央及地方政府防疫人員；(3)高接觸風險工作者（如船舶機組、港埠、檢疫工作者、指揮中心認定）；(4)因特殊情形必要出國者；(5)社福照護機構人員；(6)75歲以上和孕婦；(7)維持社會治安人員與社會運作（警察、憲兵、高中至托育人員）；(8)65歲以上；(9) 19-64歲高風險疾病者、罕見疾病與重大傷病；(10) 50-64歲。

　　相比於公告B，「長照社福照護機構人員」在公告C中提前一級；75歲以上長者從65歲以上類別中分出，並與孕婦構成一類，排成第6類，除此兩類看似提前外，原有的年齡與疾病類別仍留在(8)、(9)和(10)類。值得注意的是，第7類則由既有的軍警憲維安人員，擴增包括高中以下及托育機構的教師和職工。

　　大致看來，最主要的變動調整是：**長者（75歲以上除外）與疾病類別順位不是下滑就是維持不變，而職業類別順位則不斷提前，各職業類別的涵蓋範圍與人數也是一再增加。**（見圖表）

　　從這樣的順位邏輯來看，政策傾向似乎是以「感染風險」、而非染疫後重症或死亡風險為最重要的排序理由。然而，進入優先順位的職業類別者，其感染風險是否真的較高？而且，是否均為應優先關注的「必要工作者」？若仔細探究類別定義，可以發現實際上顯然並不一定。

　　例如，第一類醫事人員的定義，並非僅指風險最高的第一線醫事人員，而是「醫療院所中所有人員」，也就是包括醫事人員和非醫事人員。以世界衛生組織（WHO）於2020年9月14日提出的「價值考量框架指引」（values framework）來看，低度與中度感染風險之醫療人員順位排在很後面。美國與不少民主國家的原則也大致如此。

　　然而，在臺灣，非關鍵的醫療人員，以及只要具有執業登記、但此時

甚至不一定在職的醫事人員，也可包括在內。這便是為何出現未在職卻得以藥師「身分」接種疫苗的案例。此外，以美容醫學、純健康檢查或驗光為主要業務等「非性命攸關」的相關業務，在疫情緊繃狀態下能否被視為「必要工作者」應屬公論，卻由於亦屬醫事範圍，均可列入第一順位。

至於「非醫事人員」，更是比「醫事人員」還要爭議的涵蓋範圍。這也是為何好心肝診所會以「志工」、「工作人員」等「非醫事人員」名義，替親朋好友施打疫苗。兩項加總，人數暴增近四十萬。（見圖表）

第二順位的「中央地方防疫人員」是比第一類醫事人員更飽受爭議的優先類別，其「身分」定義更為彈性模糊，以致人數不斷暴增。依據WHO「人類福祉」原則下設的第三目標「保障必要服務的持續運作」，此疫苗優先性指引即指出，「維持國家運作的關鍵行政與技術人員，需要非常嚴格與狹義地定義，只能包含非常少數的個人」。然而，我國順位中第二類「中央地方防疫人員」卻如同龐大黑數，增加十幾萬人。（見圖表）

單位：萬。統計不分疫苗種類

| 順位 | 類別 | 2/19 估計 | 6/21 實際 | 9/6實際 (第1/第2劑) | 2/19與9/12比較 (僅第一劑) |
|---|---|---|---|---|---|
| 1 | 醫事人員 | 33.2 | 58.1 | 71.6/52.8 | +38.4 |
| 2 | 中央及地方政府防疫人員 | 14 | 16.6 | 28/12.5 | +14 |
| 3 | 高風險接觸第一線人員 | | 8.7 | 18.5/9 | +18 |
| 4 | 特殊原因必要出國 | | 0.2 | 5.4/2.9 | +5.4 |
| 5 | 機構社福長照 | 15.8 | 24.6 | 42.8/3.8 | +27 |
| 6 | 75歲以上長者、孕婦 | 原為#8 | 36.9 | 111.7/6.1 | |
| 7 | 維持國家安全及社會機能正常運作者 | | 6.4 | 107.9/3.1 | +107.9 |
| 8 | 65-74歲長者 | (含#6) 348.5 | 2.6 | 164.2/3.1 | (含9/12 #6+#8) -72.6 |
| 9 | 19-64歲具有易導致嚴重疾病之高風險疾病者、罕見疾病及重大傷病 | 384 | | 統計列入「其他」 | ? |
| 10 | 50-64歲成人 | 530 | | 「其他」 | ? |

劉紹華製表．2021年9月13日

另外值得一提的爭議是，機構社福長照人員是唯一基於照顧「重症與死亡高風險者」而進入排序前五類，但卻僅限「公費補助的長照機構與人員」，排除承擔同樣風險與服務需求的龐大自費體系，例如彭婉如基金會提供的跨家庭老人與重症病人照顧的居家服務者等。

如此忽略長者與重症患者的疫苗優先順位，與臺灣染疫長者與疾病患者高死亡率的風險處境，呈現明顯對比。至2021年9月12日為止，我國新冠肺炎確診死亡案例為839人，其中50歲以上者占809位，60歲以上者占744位。在這樣的現實中，50-74歲及罕病、重症患者的類別順位一再延後、甚至當年6月起即未單獨列出實際接種人數統計，而是列入「其他」類別（見圖表），顯得缺乏足夠重視。

簡言之，我國疫苗接種優先順位的可見原則，主要係以職業及公部門為先，且不區分染疫風險是否真的較高，也不以染疫後的重症或死亡風險的考量為要。此與諸多民主國家的政策邏輯明顯不同，亦未曾因應病毒株變化等情況而有明顯的原則性調整。

## 結語

2021年5、6月後，全球面臨Delta變種病毒的加劇風險，臺灣也高度警戒。9月中時，臺灣又面臨第二劑疫苗空缺的問題，輿論也出現究竟應先衝高第一劑的接種率或先讓部分優先者先具有完整保護力的爭論。2021年9月15日以前，全臺的第一劑疫苗覆蓋率為48.79%，第二劑接種率僅有4.53%。

換言之，從2021年2月開始提出疫苗接種優先順位的規畫至本文截稿時（2021年10月初），不論當年5月中疫情是否升溫、Delta變種病毒風險是否來勢洶洶、我國確診死亡率居高不下等種種情勢變化，疫苗接種順位

政策卻都不曾有過重大原則的調整，主要的變化皆是在既定的順位政策思維中，持續增加以職業類別（含學生類）為方向的實作。

疫苗終究會陸續到貨、陸續達成理想的接種覆蓋率。然而，學術反思的原則應是：終究會到來的理想成果，並不該被用以反向合理化疫苗缺貨時充滿爭議的接種政策。最後的成功令人引頸期待，但過程仍值得社會檢討與記取教訓。

爭議與成功之間的時空落差，正是資訊與故事擺渡人要橫跨的兩境鴻溝。

我們終究會驀然回首這個世紀大疫。然而，當那日到來，若欠缺具體的脈絡化資料，我們將難以提出必要的歷史叩問，也可能仍將持續陷於不同意見的輕率反駁。在兩境間擺渡資訊「違禁品」或非主流觀點雖不容易，但「後疫情關鍵字：整合筆記」已邁出努力的起步，期待來日它能成為催化深入研究、敘說動人故事的靈感與資料來源參考。

# 告別三年疫情之後
# 與之前

◎ 郝明義

大塊文化董事長

　　三年疫情告一段落，如果要回頭思考其中有哪些值得我們記住、檢討的事，當作未來的參考，可以先從病毒名稱說起。

　　1.

　　這一次的傳染病，我們都知道它叫做 COVID-19 。那病毒的正式名稱又是什麼呢？

　　西方許多媒體時常簡稱為COVID-19 Virus，臺灣則有「武漢病毒」及「新冠病毒」的不同譯法。

　　其實，每當新的傳染病出現，世界衛生組織 WHO負責為疾病取名，另一個叫作 ICTV（ International Committee on Taxonomy of Viruses）的專家群則負責為病毒取名。

　　這次，WHO 把傳染病名取為 COVID-19，ICTV 把病毒名取為 SARS-CoV-2.（SARS-2號病毒）。（圖一）

　　至於許多西方媒體把病毒稱之為COVID-19 Virus ，則是受WHO提供的說法所影響。

　　WHO為什麼要這樣做呢？ 他們的解釋是：

　　「從溝通風險的考慮，病毒名稱裡提到『SARS』」會對某些地方的人產生不必要的恐懼，造成難以預料的後果─尤其是在

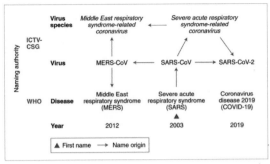

圖一　　　　（出處：https://go.nature.com/2UKkjFi）

2003年SARS爆發時深受其害的亞洲。

　『基於這個以及還有些其他的理由，WHO 和大眾溝通的時候，開始稱呼這個病毒為『導致COVID-19的病毒』，或者『COVID-19病毒』。取這些稱呼並沒有意圖要取代ICTV所同意的正式名稱。」（圖二）

From a risk communications perspective, using the name SARS can have unintended consequences in terms of creating unnecessary fear for some populations, especially in Asia which was worst affected by the SARS outbreak in 2003.

For that reason and others, WHO has begun referring to the virus as "the virus responsible for COVID-19" or "the COVID-19 virus" when communicating with the public. Neither of these designations are intended as replacements for the official name of the virus as agreed by the ICTV.

圖二　　　　　　　　（出處：WHO官網：https://bit.ly/2UIEi79）

　然而，WHO 這種作法的問題是顯而易見的。

　每當有新的傳染病爆發時，可想而知的，就是WHO 越早讓大家警覺越好。

　因此，這次為了讓全世界的人趕快警覺，當然是越快告訴大家這個新傳染病是「 SARS 2號病毒」導致的越好。任何對SARS有記憶或了解的人，聽到「 SARS 2號病毒」這個稱號，一定會馬上知道這種病毒雖然和SARS不盡相同，但可能更為凶險，趕快更積極地保護自己。

　然而，WHO卻基於SARS 會讓人產生恐懼，尤其曾經深受其害的亞洲，把病毒另稱之為 COVID-19 Virus。

這麼做適當嗎？

臺灣人是最清楚的。

臺灣是2003年SARS爆發時深受其害的國家之一。而臺灣這次在2020年第一階段成為全球防疫成果突出的佼佼者之一，正是因為臺灣對SARS之稱有格外的提早警覺，提早意識到該有的恐懼。臺灣在2019年12月31日給WHO查詢情況的電郵裡，關鍵字就是SARS。

而早期階段WHO 把 SARS2 號病毒的正式名稱給隱藏起來的結果是，許多其他國家疏於防備，造成許多不必要的傷亡。


2.

對於這次傳染病的出現，有兩種不同的觀點。

第一種，是新出現了一種病毒。只要等人類發明出有效的疫苗，和消滅它的方法，我們就解決了問題，可以重過美好的日子。

第二種，則是病毒其實是一種信差，代表被人類沒有節制破壞的地球生態，被漠視和迫害的弱勢族群和其他物種，來傳達一種警訊，提醒我們必須調整面對世界和「他者」的心態與方法。

教宗方濟各在《讓我們勇敢夢想》這本書裡的論述，是後者的代表。而WHO 遮掩病毒真實名稱的作法，也正好從反向證明了病毒是信差的說法。

從病毒是信差的角度來看，這個信差並不怎麼「新」，它的前身，SARS 1號，2003年就來了。只是當時的警鐘主要在亞洲響，也只響了半年左右就停了。

時間過去，人類一直沒重視那次警鐘，持續在對環境和其他物種進行破壞和迫害，所以它們在十七年後進級為 SARS 2號病毒，捲土重來了。

只不過，這次警鐘不只響半年了，影響的範圍也擴大到全球了。並且

病毒的進級也不必再等十七年，一年左右就出現了新的Delta 版，其後又出現Omicron版。

而諷刺的是：信差第二次上門的時候，WHO竟然還想隱瞞它的身分，以免大家被警訊驚嚇過度。

人類的傲慢，都象徵也說明在此。

這麼說，在2022年底，就算疫情看來像是暫告一段落，我們應該知道只要人類不改變漠視地球生態與「他者」的態度，那麼信差還是會再次上門的。只是速度會更快，衝擊的力道會更大。

下次我們是否能應對，端看這次到底反省了多少，接下來調整多少行為。


3.

那臺灣如何回顧並反省這三年疫情？

不妨從教宗方濟各所提的三個角度來看。

他希望大家藉著這次疫情反省的三件事情是：

第一點，是不要光顧著經濟發展，卻破壞了生態，應該給地球休養生息的機會。

第二點，是不能光顧著自己好，卻漠視社會裡的弱勢，要讓大家都有不至匱乏的生活和工作。

第三點，是不能光顧著堅持自己的立場，卻成為迷宮裡的囚徒。社會應該對話，並應該讓最邊緣的人也參與改造社會的對話和行動。

到2021年5月之前，臺灣有長達一年多時間，因為政府及早對SARS訊號的警覺，全民一起的戴口罩、勤洗手，努力追求「加零」，締造了舉世注目的防疫成績，和世界其他苦於疫情重傷的地區幾乎活在平行時空裡。

然而這第一階段的成果，畢竟因為出現破口而讓臺灣也遭受疫情衝擊，進入了第二階段。

　　也就在2021的下半年，我參考教宗的三個觀點，訪問了國內許多學者的看法。


　　就第一點，臺灣在經濟發展和生態保護上的情況，疫情期間顯然也和世界其他地區是活在平行時空裡。

　　臺大社會科學院的趙家緯教授說，疫情發生之後，世界各地的航空業都遭到重創，所以各國政府固然對航空公司都有補助，也會有但書。以法國來說，第一，是 1 小時之內的短班不在其內，因為鼓勵減碳，所以鼓勵大家使用鐵路或其他的交通工具。第二，是政府固然給航空公司補助，但是航空公司也要相對提出開發低碳燃料的基金。可是我們政府給航空公司的補助的時候，就完全沒有顧慮到這些。並且2020年夏天還是我們航空公司推出各種短程旅遊、「假出國」這種旅遊泡泡給大家享受的時候。

　　另外，世界各地這兩年都是重視環保，電動車的銷售在上升。但是臺灣從前年開始政策大轉彎，提出「油電平權」的政策，結果 2020 年反而是臺灣燃油機車銷量最大的一年。

　　此外，世界各國2020年的用電量都在下降，但是臺灣和中國是唯二的用電量在上升的國家，臺灣的用電量還創下了歷史上的新高。


　　政大公共行政學系的杜文苓教授也有同樣的觀察。她說：臺灣以製造業，並且以外銷為主的經濟體系，過去對生態很少有反省的機會。而臺灣用電、用水這方面的議題，事實上是需要非常深思的。

　　就第二點，對社會弱勢族群的照顧，臺灣需要檢討的地方顯然很多。

一個社會是否能夠防疫成功，跟這個社會是否照顧得好社會上的弱勢族群有很大的關係。我們日常就對社會的邊緣、對這些弱勢者不注意的話，到了一定的時候，到了疫情期間，所有的問題就會加倍奉還。

事實上，2021年5月臺灣之所以爆發疫情，防疫第一階段破功，兩大破口都是來自於弱勢族群。一個是萬華茶室裡的工作人員，一個就是高科技公司裡的移工。

中山大學社會學系的陳美華教授說，社會能夠看到邊緣地帶，世界就有機會變好。她長期關心臺灣的弱勢族群，包括了八大行業的工作者、移工、街友，以及社會低所得工作者。

陳美華教授認為：臺灣社會長期不肯正視色情相關的產業，

把它逼進了暗處，很難觀察、追蹤，到萬華茶室就終於看到了後果。而社會把這些弱勢族群污名化之後呢，更給防疫工作增加了很大的難度。

陳美華教授也說，臺灣科技業雖然自稱提供最乾淨的工作環境，代表先進、尖端的公司治理模式，但是卻讓人看到他們對移工的心態是非常有偏差的。在這種偏差心態下，移工的生活環境那麼差，有一天他們那裡成了爆發疫情的缺口，不也是很合理的嗎？

中研院社會學研究所的林宗弘教授也有相同的看法，他認為臺灣的勞動人口裡，有兩個族群長期受到最大的剝削。

第一就是外勞、移工。健保雖然有覆蓋到這些外勞、移工，但是醫療條件和居住條件都很差。所以林教授認為：如何改善這些移工的生活和健康條件是當務之急。並且，我們應該努力幫助那些有意願留下來，和臺灣一起打拼的移工成為移民。

同時林教授也提醒我們注意受到嚴重剝削的年輕人低薪族群。從 1999 到 2016 年，17 年間臺灣的名目所得都沒有成長。因為通貨膨脹，實際上還在倒退。直到太陽花爆發時才好一些。而目前的情況，雖然相對有臺商回流、資本回流這些比較好的情勢，

但是因為疫情，所以使得今天的年輕人馬上要面臨一個殘酷的現實：畢業就是失業。因此他認為如何協助年輕人低薪族群，是一個非常立即而緊迫的課題。

中山大學社會學系的趙恩潔教授則提醒注意資本不平等的結構性問題。

她提出所謂 COVID 難民這個概念，說這一次疫情的傳播，全世界皆然，都是因為有些人可以搭飛機在空中到處旅遊， 所以造成了快速的全球性蔓延。

然後等疫情爆發之後，以臺灣為例，很多人就因為臺灣安全，就回到了臺灣；可是等到臺灣的疫情爆發，疫苗又短缺的時候，這些人就又馬上又離開臺灣，再到其他可以打疫苗，他們認為更安全的地方。

有些人有條件一直這樣飛來飛去，不但造成了病毒的傳播，又能夠這個及早找到自己認為安全的避風港。相對之下，社會裡比較弱勢的人，沒法像他們這樣移動的人，居於非常不利的情況。

中研院社會學研究所的蔡友月教授，提醒還要注意另一個弱勢族群：護理人員。

她說，比起 2003 年 SARS 來襲的時候，17 年後 臺灣醫院裡的應對能力好了許多。

SARS 期間，大家完全不知道怎麼應付院內感染，但今天即使發生院內

感染，也可以很快地把破口補起來。

然而，還是有醫療能量不足的問題，特別是護理人員。而護理人員在這一次疫情裡的努力，是特別令人感動的。

蔡友月教授說 很多醫生都向她承認： 醫生面對這些病人，開了一些處方之後就離開了。而那些重症患者是誰在照顧他們呢？

就是護理人員要穿著隔離衣，不斷地進出，留下來一同陪同他們。所以護理人員的壓力是完全不同於醫生的。

護理人員一方面這麼令人感動地在投入她們的工作中，但事實上她們處在極大的壓力下，也是一種弱勢族群。


創立臺灣基層護理產業工會的梁秀眉，是我另一個訪問對象。

梁秀眉特別強調說：在醫院資本化、追求利潤化的情況下，護理人員在醫院裡的壓力是外人所難以想像的。她們不單人數減少，工作量加大，並且接受培訓的時間也減少。

因此她講：很多護士都說她們愛喝珍珠奶茶，是因為她們忙的連吃飯的時間都沒有了，所以最方便的路子就是喝珍珠奶茶。而據她所知，在這次疫情期間，她們的工作更忙，很多人是連喝珍珠奶茶的時間都擠不出來了。

她說：我們不能因為這次護理系統沒有爆發大問題就以為問題不存在，而必須及早改善已經在越來越惡化的問題。


至於第三點，社會的對話，顯然從政府開始就有需要檢討的地方。


我訪問中研院民族學研究所劉紹華教授的時候，她提了兩點。

一點是公民權益倒退的問題。去年疫情爆發之後，只禁止滯留湖北的

臺灣人返臺；從別的地方返台的人卻沒有這種限制。

她說，一個民主國家，把公民的基本權益做這種限制，是不該有的情況。在這個過程裡，提出質疑，就會被要求團結；有不同的意見，又很容易被打成中共的同路人。

此外，劉教授問了一點：每天疫情指揮中心向大家提出報告，也說他們有個決策委員會，但是「你知道是哪些人嗎？」

這些人到底是誰，媒體要不到資料，法律學者也要不到資料。

她說：在我們所知道的世界許多民主國家裡，這是不會發生的事。即使在臺灣也一樣。在這一次疫情爆發之前，我們政府的運作也沒有這樣。

這麼重要的一個單位在決定這麼多重大的事情，裡面有所謂的決策委員會，但其中有哪些專家、委員，卻沒人知道，這樣的事情以前是沒有發生過的。

我問劉教授為什麼會發生這樣的事情。

她說這就是因為一旦我們把控制疫情的數字放在一切事情之首的時候，當然其他的事情都會放到其次，不受注意。這麼重大的事情，決定的專家卻隱形了，這不是民主社會的常態。


中研院法律學研究所李建良教授，也有同樣的觀察。

他說：防疫權力這麼集中的情況，稀釋了法規上的一些正當性。衛福部部長究竟是根據什麼法源來代行閣揆的職掌？真正的指揮官是誰？真正出了重大的問題，誰要來負責？都是不清楚的。

疫苗的分配也是。到底有哪些科學基礎、價值選擇、政策衡量？

打疫苗的順序，又實際上是由誰來決定的？出了問題，如果要追究決策環節的時候，到底是誰要負責？決策的透明度、決策的過程，到底是

根據什麼標準跟流程做出來的？

這些目前也都是不清楚的。

所有這些，都是當政府在一切以疫情控制為最優先的時候，所忽略的事情。

數位足跡的資訊掌控跟使用，事後如何還權於民，或者說是如何還私於民，李教授說這些事情也都是政府應該事先就清楚說明的。不能等到人民要求說明一點，政府才做一點。


4.

還需要省思的，有公衛的課題。

成大公共衛生研究所的陳美霞教授說，跟 2003 年 SARS 的時候比較起來，這次看到臺灣公衛系統有一個很大的問題就是，一直在原地踏步。

原地踏步的情況在顯示在幾點上：第一，就是預算一直太低了。

以2021年來說，臺灣每年醫療健康支出的預算是超過 1 兆多元，但是其中 96% 都是在醫療系統上，給公衛系統的只有 4% 左右。這個比例在2003 年SARS 爆發的時候就是如此，17 年後的現在仍然如此。

第二，整個臺灣在「醫療市場化」的同時，「公衛也跟著醫療化」。

所謂「醫療市場化」，就是醫院忙著找病人。「公衛醫療化」，就是公衛因為預算不足，並且還要求盈虧自負，所以也要提供醫療服務。

陳美霞教授講了衛生所的例子。

她說：從 1950 到 1980 年代，臺灣的衛生所普及，在整個公衛體系裡發揮了小兵立大功的角色。但是 1980 年代之後，衛生所不但減少，還要自負盈虧，提供醫療服務。

資源不但沒增加，工作還增加了一百多項。到了選舉的時候，還要負擔一些相配合的任務。

公衛體系本來應該是防疫的主角，現在卻只能處理一些緊急事項跟一些表淺的問題，疲於奔命。

她認為這是很可惜的事情。

如果預算夠、資源夠，衛生所如果可以發揮更健全的功能的話，以衛生所對傳統市場的情況的了解、對消費者互動模式的掌握，一旦出現傳染病，而他們對病毒的傳染模式也能夠有了解的話，這幾者相連接起來，他們在社會裡可以發揮的公衛教育、預防的功能，會是非常強大的，不只是現在這樣子。

所以陳美霞教授建議：未來防疫的重點應該放在公衛上。而公衛真正的主角是各地的衛生所和社區。至於中央應該扮演的角色，就是統籌跟分配資源。


臺大公衛學院的李柏翰教授，他也提出他的看法。

他說：現在臺灣的學校裡面對公衛人才的培育，焦點都放在病理學、流行病學上，做研發、做統計這樣的工作。公衛人反而忘記了事實上公衛的工作需要大量跟人接觸，必須要對人了解，對人文、社科相關的知識要有所涉獵。所以他建議：為了培養未來公衛人對人文、文化的敏感度，應該參考英國的例子，重視醫學人文、健康人文，讓人類學家、社會學家參與到公衛課程的設計上。


5.

把病毒當信差看的話，臺灣在2021年5月出現防疫破口，開始真正與世界同步感受到疫情的衝擊，其實是另有所得的。

除了更多人就上述所提到的各種角度進行省思之外，進入第二階段的防疫也出現新的情況。

劉紹華教授說：從2020年開始，中央的政策都在喊全島一致，一直到2021年中之後，所謂的要不要解封這樣的事情，才交由地方政府來決定。

她認為，這是因為亞洲經過威權文化洗禮的地方，都容易就以為團結就是整齊劃一。

但她說，看教宗的書就會知道，團結應該比較像是禮運大同篇裡面所講的 「君子和而不同，小人同而不和」。「如果不能容納多元的聲音，那到底怎麼形成一個社會的共識？怎麼形成真正的所謂生命共同體呢？」她問。

政大公共行政學系杜文苓教授也說：在一個社會裡面怎樣調節不同的意見，互相尊重，讓不同的意見可以創造出新的思考和解方，是極關重要的。這才可以使得社會的聲音更繽紛，更豐富，不落俗套。

除了政府的角色之外，公民社會的課題也非常關鍵。

清大通識教育中心的林文源教授，從疫情初始就開始就籌劃《記疫》此書之外，一直在密切觀察臺灣在疫情時代所發生的種種現象。

他說：就像世界經濟在疫情爆發之前重視全球化的長鏈，而疫情爆發之後開始注意各地區的短鏈，臺灣對疫情的關注和因應，也可以分成前後兩個階段，對長鏈和短鏈有不同的注意。

2021年5月之前的上半場，很容易讓人覺得台北就是全臺灣，非常中心化，也像是重視的是長鏈。

而之後的第二階段，才開始更注意各地當地的現象，在地化的討論和因應。

林文源教授觀察上半場的另一個現象是：大家的討論都好像參加政論節目，而下半場則出現比較多個人化的行動，實質考量。

假新聞很多，但是主動對抗假新聞，補資訊漏洞的人也多起來。

「臺灣跟中國的較量，從過去政府之間好像是長程飛彈的較量，改為現在民間的巷口的肉搏戰。」他說。

當萬華茶室事件爆發後，固然有很多人在污名化，但是也很多NGO的從業人員在關心這些弱勢者，為她們發聲。

所以他說看到民間很多人在主動論述，幫我們釐清社會的樣貌，因而可以準備未來可以做什麼事情。

因此，林文源教授說他看到很多人像是在日常生活裡進行個人的社會運動。


許多其他學者也有相同的觀察。


杜文苓教授說：如果只看主流媒體，會只看到對立立場的相互指責，看不到社會有什麼其他自主性的力量。

但事實上，杜教授說，像社會出現對萬華茶室的污名化之後，出現很多自主性的草根力量在行動，協助街友、性工作者。她說，這是我們社會可貴而重要的力量，也是我們面對未來挑戰的韌性力量。


趙恩潔教授除了資本不平等的問題外，還提醒了大規模農業和養殖動物的問題。養殖動物從以前開始就是很多傳染病的起源，目前當然更是我們要小心的源頭。

而她看到現在許多人因為這次疫情，已經改變自己的生活方式，開始注重在地的生活圈，發展農業自主。她認為這也是公民社會裡大家在實

踐新的行動。

6.

三年疫情，雖然我們因為疫苗的出現，以及心理上接受與疫情共存而暫時告一段落，但相信大家都已經接受過去的世界是再也回不去了。

既然如此，我們就應該仔細體會這三年來病毒信差帶來的種種訊息，省思政府、社會、個人所面對種種需要調整的思維和習慣，創造一個更美好的未來。

而告別這三年疫情之前，可能還是有一件事情要做。

臺灣因為重視「加零」的成績，好處固然是人人謹慎，對防疫有所助益，但也產生一個副作用。那就是對染疫者會形成歧視，甚至產生污名化現象。結果不但造成染疫死亡者即刻火化措施的爭議，也有其家屬、親人心理創傷的問題。

劉紹華教授說，其他疾病、意外導致親人死亡的時候，家屬總有訴諸或接受外人慰籍而舒壓的機會。但是因為COVID-19而死亡的人，不但自己姓名無法顯示，只能以一個數字編號替代，甚至連家屬也不敢對外透露情況以免被歧視，結果造成額外的痛苦。

劉教授說，臺灣發生其他重大意外事故，都有宗教團體會舉行諸如超渡、祈禱等活動，但是對COVID-19的亡者，她詢問過不同宗教的意願，卻都沒得到回應。

如何讓亡者與生者各得其所安，這在2021年底當死亡人數在 800多人時固然值得我們重視，在2022年底死亡人數來到1萬3千多人時更是如此。

適當地告別哀傷，和適當地反省過去同樣重要，都是邁向新的未來的起點。

這也該是「記疫」的意義。

# 局外人

## ▌2021第四屆清華大學創意短片競賽得獎作品

### 2021 • 5 • 20

◎翁振鈞、張鈞祺、孫宜萱、鄧翔生 清華大學學生

共同編導：翁振鈞、張鈞祺、孫宜萱、鄧翔生

分鏡繪製：鄧翔生

動畫繪製：張鈞祺

【作品簡介】

疫情當下之「不平等」，以及此毀滅性的不平等現象遭到的忽視，是我們的核心關懷。透過一位社經地位高的主角，疫情下所過之理所當然的生活，一方面表現主角對疫情嗤之以鼻的態度，另一方面以主角面對他人的應對，反映不同階級、收入面臨的挑戰，呈現不平等現象當中的「貧富差距」，也是最攸關生死層面。在新冠肺炎滲進全球各個角落，且當洗手、口罩、疫苗、社交距離、居家隔離等防疫關鍵只留於口號及表象之際。我們希冀引領大家在貧富之疫中，意識到自身與世界、疫情的連結。思考為何不能只當局外人，自身又該如何回應疫情與社會現況。如法國諾貝爾文學獎得主阿爾貝・卡繆（Albert Camus）曾言：「鼠疫就如世間所有的邪惡一樣，它得以幫助人類躍升自我。」

本影片發布於2021年05月20日《國立清華大學創意短片競賽》YouTube網站，獲作者同意轉載。

https://covid19.nctu.edu.tw/article/9972

# 社區生命共同體

## 2021 • 6 • 15

◎ 陳錦煌　醫師，曾任新港文教基金會董事長

　　昨天提出「共生行動互助網」作為現階段社區防疫工作的主體主要源於「社區生命共同體」。而這「共同體」的理念在遭遇九二一大地震時大家看的比較清楚。1995年，李（登輝）總統提出「建設大臺灣從小社區做起」，臺灣開始了所謂社區工作。也是臺灣人學習當家作主、民主落實日常生活的開始。

　　1999年碰到九二一大地震，證明了民間力量協助政府解決大災難的重要。然而承平時期當行政遇見社區不易產生共識，往往拖累效率。這是後來連所謂「民主進步」的人不願提「社區」的原因，甚至光靠政府力量也擋不住病毒時，也不願借助社區民間力量的的原因。

　　然而這支世界首現的新興傳染病COVID-19發展到今天「流感化」的演變愈來清楚，加上病毒容易突變的特性，讓疫苗阻絕的效果愈來愈不明顯，社區共生是必走的路。對於正在突變中的病毒社區如何共生，光靠政府是絕對不足的。這是我思考發動全國社區共同建立「共生行動互助網」的原因與您分享。

　　太陽出來了祝福臺灣！

本文首刊於2021年06月15日《陳錦煌》臉書網站，獲作者同意轉載。

# 預告：「讓我們勇敢夢想」 18集專題

## 2021 • 6 • 28

◎ 郝明義　大塊文化董事長

1、橫掃全球的COVID-19風暴與恐慌，一方面看來是人類和病毒交手的新戰爭；但另一方面，我也相信這個名為病毒，實質上也是一種微生物的東西，也有可能是一個信差，來向人類傳達某種訊息的信差。我一直在尋找可以呼應、解釋這種觀點的書來出版。去年看到教宗方濟各寫的《讓我們勇敢地夢想》（Let's Dream），心想這就是了。

2、教宗方濟各在這本書裡要提醒大家的是：

COVID-19出現之前，許多人自以為生活在安全與舒適之中，但其實是困在一個只知自我中心的迷宮中。迷宮中的人，對其他人的痛苦視若無睹，對自己身邊的危險也麻木不覺。而COVID-19帶來的，其實是一個讓事實終於由濁而清的瞬間，把我們從置身險境卻習以為常的麻木中驚醒過來。

它也在邀請我們共同思考一些問題：會不會，我們所面對的經濟、社會與生態挑戰，其實都只是同一場危機的不同面向？會不會，這些挑戰有著同一個答案？會不會，危機中我們需要的是一個改變的機會，創造出空間來容納我們所需要的嶄新事物？會不會，我們把追求的目標從經濟成長換成人際關係的革新，反而可以創造出條件與空間，讓我們擁有一種前所未見，一種可以在地球能力範

圍內滿足所有人需求的經濟模式？

　3、為了使《讓我們勇敢夢想》這本書方便為更多人閱讀和討論，我會做以下的事情。我從7月5日起，按主題寫一系列十八篇文章，也製作同一主題的YouTube節目＋Podcast。我主要總結書裡的觀念和說明，但也補充我自己這段時間的觀察和體會，以及在臺灣當地的一些例子。


**第1集 / 當病毒是信差的時候**

　把教宗在這本書裡想傳達的訊息，概括性地重點說明，以便為後續各集比較詳細的說明提供一個藍圖。

**第2集 / 驅動世界運轉的背面**

　無止盡的商業活動，以及大家對商業成功的崇拜，使得全球化成為不可避免的發展，同時也不可避免地破壞了生存的環境、拉大貧富差距、擴大人我的冷漠。

**第3集 / 每個人都是「基本教義」派的時候**

　世界各地的政治、經濟、社會領域，在媒體的搧風點火之下，都在鼓吹各式各樣的「基本教義」，吸引追隨者，鼓動追隨者對不同意見的敵視。

### 第4集／迷宮中的人

每個人都執著於自己對財富、政治、種族信仰的「基本教義」，以自我中心而截斷與不同意見的溝通管道，每天親手製造困陷自己的迷宮。

### 第5集／別錯過的機會和行動

千萬不要繼續還想再回歸「常態」。之前的「常態」日子是製造今天問題的禍源，不是未來的出路。教宗也提供了簡單易行的解答行動。

### 第6集／為什麼要勇敢地夢想

為什麼每個人都該勇敢地夢想？為什麼渺小的個人也可能產生、推動改變？教宗以最開闊的角度解釋天主創造世界的本意。

教宗建議每個人都可以採取的行動之一，就是走向自己平時注意不到的社會「邊緣」。所以我想做一些獨立書店的報導。我希望以一些規模很小，很容易被忽視的「獨立書店」為代表，呈現臺灣許多人在如何勇敢地夢想、實踐他們的夢想。

所以從第7集開始，我們將每集介紹一家獨立書店，介紹他們的夢想、支持他們繼續走下去的勇氣，以及他們對後疫情時代的展望。

**第 7 集 / 獨立書店的夢想：新手書店**

**第 8 集 / 獨立書店的夢想：無論如河**

**第 9 集 / 獨立書店的夢想：小小書店**

**第 10 集 / 獨立書店的夢想：請進門來‧書友坊**

**第 11 集 / 獨立書店的夢想：風起人文主題空間**

**第 12 集 / 獨立書店的夢想：起點書房**

**第 13 集 / 獨立書店的夢想：月讀書咖**

**第 14 集 / 獨立書店的夢想：微光書旅**

**第 15 集 / 獨立書店的夢想：瓦當人文書屋**

**第 16 至 第 18 集 / 當臺灣遇見疫情**

許多學者專家在思考臺灣歷經疫情考驗之後如何走出下一步。我會訪問一些學者，請教他們的意見，擇要整理出可供一般大眾參考的重點。

4. 從7月5日起，每周一與每周四晚間9點，我會在臉書上發表這18集專題。每篇文章大約二千字。YouTube節目10分鐘。Podcast 10分鐘。

面對COVID-19及後疫情時代，讓我們勇敢地夢想。

本文首刊於2021年06月28日《郝明義Rex How》臉書網站，獲作者同意轉載。

後疫情共同體的
心理社會價值

國家圖書館出版品預行編目(CIP)資料

記疫：臺灣人文社會的疫情視野與行動備忘錄 /
林文源與「記疫」團隊. -- 初版. -- 臺北市：
英屬蓋曼群島商網路與書股份有限公司臺灣分公司
出版：大塊文化出版股份有限公司發行, 2022.12
468面 ; 17×23公分. -- (Change ; 12)
ISBN 978-626-7063-14-9(平裝)

1. CST: 傳染性疾病防制
2. CST: 嚴重特殊傳染性肺炎
3. CST: 文集

415.2307                    111006608